DROEMER

Dr. med. Yael Adler erklärt
fast alles, was uns peinlich ist

DARÜBER SPRICHT MAN NICHT

Weg mit den Körpertabus

Mit Illustrationen
von Katja Spitzer

DROEMER

Alle Angaben in diesem Buch wurden sorgfältig geprüft. Dennoch können Autorin und Verlag keine Gewähr für deren Richtigkeit übernehmen.
Ein ausführliches Literaturverzeichnis findet man auf Dr. Yael Adlers Homepage: www.dradler-berlin.de/darueber-spricht-man-nicht.php
Die Benutzung der männlichen Formen im Text ist nicht genderkorrekt, aber erleichtert den Schreibfluss. Ich meine natürlich immer beide Geschlechter, außer wenn ich gerade über geschlechtsindividuelle Themen schreibe. Und die Begriffe »Arzt« und »Ärzte« sind ebenfalls als Unisexbegriffe zu verstehen, die weiblich und männlich meinen.

Besuchen Sie uns im Internet:
www.droemer.de

FSC
www.fsc.org
MIX
Papier aus verantwortungsvollen Quellen
FSC® C083411

Ein Imprint der Verlagsgruppe
Droemer Knaur GmbH & Co. KG, München

Lektorat: Heike Gronemeier
Covergestaltung: Isabella Materne
Coverabbildung: Thomas Duffé
Illustrationen: © Katja Spitzer
Satz und Layout: Sandra Hacke
Druck und Bindung: CPI books GmbH, Leck
ISBN 978-3-426-27751-5

4 5 3

Für Noah und Liam

Inhalt

Einleitung

Einst kniete ein edler Freier vor seiner Angebeteten nieder, um ihr einen Heiratsantrag zu machen. Doch kaum hatte sein Knie den Boden berührt, entfuhr ihm ein lauter Furz. Das war dem jungen Adligen so peinlich, dass er sich kurz darauf vor Scham erschoss.

Die Geschichte vom Anfang des vorigen Jahrhunderts soll wahr sein, nachzulesen in der Autobiografie der polnischen Autorin Magdalena Samozwaniec. Doch ob wahr oder Legende, was erzählt uns diese Begebenheit? Ein wohlerzogener junger Mann hat nicht nur die gespannte Stille des romantischen Augenblicks gebrochen, sondern dazu noch ein gesellschaftliches Tabu: Laut furzen in Gegenwart einer Dame – in einem so bedeutenden Moment!

Furzen als akustische Untermalung sozialer Interaktion hat sich bis heute nicht durchgesetzt, wenn man von Jungs-Schlafsälen im Schullandheim einmal absieht. Immerhin ist es heute kein Grund mehr, von eigener Hand vorzeitig aus dem Leben zu scheiden. Aber sonst? Wir bringen uns vielleicht nicht mehr gleich um wegen eines Pupses, doch auch unter uns Menschen des 21. Jahrhunderts gibt es immer noch jede Menge Tabus. Schon kleine Kinder erleben das Spannungsfeld von verboten und erlaubt, wenn sie lernen, dass Kacka böse ist und stinkt – dann aber wieder Lob ernten, wenn sie ein herrliches Häufchen für Mama und Papa hergestellt haben. Unverständlich nur, warum das braune Gold dann nicht als Fingerfarbe verwendet werden darf …

Anders als Gesetze, werden Tabus selten offen oder gar öffentlich erörtert oder dokumentiert. Es sind eher tradierte, durch Familie und Gesellschaft anerzogene und stillschweigend befolgte

Regelwerke. Ihre Macht ist nicht zu unterschätzen: Tabus können unser Leben bestimmen und durchaus praktisch sein, weil sie uns einen Handlungsrahmen vorgeben. Seien wir ehrlich: Es ist manchmal auch ganz angenehm, wenn man nicht ständig darüber nachdenken muss, ob etwas nun richtig oder falsch, angemessen oder ungehörig ist.

Oft aber engen Tabus ein und können – wie bei dem vermasselten Heiratsantrag – sogar lebensgefährlich sein. Besonders dann, wenn es um unseren Körper geht: um Hygiene, um seltsame Knubbel oder Pusteln, unangenehme Gerüche und Geräusche, die unser Körper nun mal produziert, die aber auch Zeichen einer schweren Erkrankung sein können. Mit einem besonders großen Tabu ist zudem natürlich fast alles belegt, was mit Sexualität zu tun hat. Wenngleich sich gerade in diesem Bereich viel getan hat und manches Tabu gefallen ist, halten sich die meisten doch hartnäckig. Viele Tabus stammen aus uralten Zeiten. So halten sich Menschen seit Jahrhunderten an strenge Speisegesetze und meiden Schweinefleisch oder andere »unreine« Nahrung. Es gibt Leute, die schütteln dem anderen Geschlecht nicht die Hand, in manchen Gegenden der Welt grenzt man Frauen während der Menstruation aus. Auch Sex während dieser Phase ist in bestimmten Kulturen undenkbar. Manche Menschen würden nie Sperma schlucken, andere zeigen keine nackte Haut und werden rot, wenn sich ein Liebespaar im Fernsehen küsst. Wieder andere haben ein Problem mit ihrer Körperbehaarung oder waschen sich zwanghaft, weil sie sich schmutzig fühlen und besonders reinlich sein wollen.

Vielleicht haben sich manche Tabus auch deshalb so lange erhalten, weil es ohne sie keine Lust am Tabubruch mehr gäbe. Der erhobene Zeigefinger im Kopf, der »böse, böse« mahnt, verschafft uns nämlich gleichzeitig einen Kick, wenn wir laut und provokant bei Tisch rülpsen oder ohne Unterwäsche aus dem Haus gehen.

Sie werden sich jetzt vielleicht fragen, warum eine Ärztin für Haut- und Geschlechtskrankheiten eine Abhandlung körperlicher Peinlichkeiten, Schämthemen und Tabus verfasst. Tatsächlich sind Tabus in meiner Sprechstunde quasi »mein täglich Brot«. In meinem Buch »Haut nah – alles über unser größtes Organ« schreibe ich, wie umfassend die Haut mit allem in uns und um uns herum vernetzt ist. Dabei kommt bereits eine Menge an Tabuthemen zur Sprache. Weil der Mensch aber eben nicht nur aus Haut besteht, ist ein ganzheitlicher Blick gefragt.

Als Ärztin ist mir nichts Menschliches fremd. Doch jeden Tag begegne ich in meiner Praxis Menschen, die sehr fremdeln: mit sich, mit ihrem Körper und oft auch mit ihrer Psyche. Menschen, die lange still vor sich hin leiden, sich schämen und … schweigen. Da geht es um Hautausschläge an sehr privaten Stellen, um Juckreiz am Po, den Verdacht einer Geschlechtskrankheit oder Probleme im Bett. Um Körpergerüche, Blähungen und Verstopfung, um übermäßigen Haarwuchs oder um Fußpilz. Einer meiner Patienten machte monatelang einen großen Bogen um Saunen und Schwimmbäder, weil seine Zehen »so komisch« aussahen. Ein anderer verzichtete immer auf das »Frühstück danach«: Er hatte endlich eine tolle Frau kennengelernt und war total verliebt. Trotzdem stahl er sich Nacht für Nacht gleich nach dem Liebesakt aus ihrer Wohnung – in panischer Angst, ansonsten neben seiner neuen Flamme irgendwann in den postkoitalen Tiefschlaf zu fallen. Dabei nämlich wäre seine Zunge in den Rachen gesackt, und er hätte lautstark zu schnarchen begonnen. Nicht sehr romantisch und noch weniger erotisch, fand er.

Warum zögern dann viele Menschen so lange mit dem Arztbesuch? Die Antworten ähneln einander: »Das ist mir peinlich, ich konnte nicht darüber reden.« »Ich hatte Angst vor dem, was als Diagnose herauskommt.« Oder: »Ich habe gedacht, das verschwindet von selbst wieder …« Diesen Gedanken haben sehr viele Menschen besonders bei heiklen Themen: Was von allein kommt, geht auch wieder von allein. Dumm nur, dass genau das aber in vielen Fällen gerade nicht passiert. Dabei sind die Lösungen und Therapien, die wir Ärzte anbieten, oft gar nicht heikel oder kompliziert!

»Das ist alles schon erfunden«, sagt ein befreundeter Handwerker gern, wenn ich von einem defekten Gerät oder einer Havarie in meiner Wohnung erzähle und keinen Ausweg weiß. Meist im Handumdrehen hat er lässig und routiniert die Fehlerquelle gefunden, greift zu irgendeinem Spezialwerkzeug und einem mir unbekannten Ersatzteil, und schon kehrt die Waschmaschine zurück ins munter rotierende Leben, oder die Heizung heizt wieder. Das scheinbar unlösbare Problem ist eins, zwei, drei behoben.

So ähnlich machen wir Ärzte das auch. Wir müssen nur wissen, wo das Problem liegt! Und wenn wir herausgefunden haben, wo – manchmal auch im Wortsinn – der Wurm sitzt, dann gibt es fast immer eine gute Lösung. Wir Ärzte sind dabei an Ihrer Seite und hoffen auf Ihr Vertrauen. Wir wissen, dass es mitunter Überwindung kostet, den eigenen Körper und die Seele zu entkleiden. Aber Sie können fest davon ausgehen: Wir haben das alles schon mal gehört, vieles schon mal gesehen und manches sogar selbst erlebt!

Wer den Mut hat, persönliche Tabuthemen anzusprechen, nimmt ihnen die Macht. Dieses Buch soll daher ein Mutmacher sein: Ich möchte Ihnen helfen zu verstehen, was in Ihrem Körper passiert, wenn Ihrer Vagina beim Sex ein Liebespups entfleucht, Ihr Magen nach dem Essen plötzlich mit Ihnen spricht oder wenn es mit der Erektion nicht mehr klappt wie bisher. Warum viele der körperlichen Macken, für die Sie sich vielleicht schämen, in Wirklichkeit wahrscheinlich ganz normal sind – oder möglicherweise leicht zu beheben. Jedenfalls dann, wenn man sich für den Gang zum Arzt entscheidet und nicht zu absonderlichen Lösungen

Marke Eigenbau greift wie eine junge und schöne Patientin, die sich im Internet eine Ätzlösung zur Entfernung von knubbeligen Hautanhängseln und Leberflecken bestellte und nach der Selbstbehandlung fürchterliche Narben davontrug.

Wir wandern nun durch die Bereiche der Sinne, mit denen wir Körpertabus wahrnehmen: Riechen, Fühlen, Sehen und Hören. Am Ende der Lektüre werden Sie hoffentlich wissen: Sie sind nicht allein! Es gibt kein peinliches Leiden, das andere Menschen nicht auch quält. Es spricht nur niemand darüber. Deshalb: Viel Spaß beim Lesen und darüber Reden!

TEIL I

Tausendundein Duft: KörperGERÜCHE

Hinter vorgehaltener Hand: schlechter Atem und andere Gerüche aus dem Mund

In der guten alten Zeit, als uns die Werbung noch mit drastischen Bildern ängstigte, gab es eine Zahnpastareklame, in der ein Mann eine Pusteblume anhauchte. Weil er schlechten Atem hatte, kollabierte das zarte Pflänzchen vor den Augen des Millionen-Fernsehpublikums. Eine andere Variante dieses Horrors: Ein frisch verliebtes Paar, einer flüstert dem anderen zärtlich etwas zu, woraufhin der, einer Ohnmacht nahe, die Augen verdreht und sich erschaudernd abwendet.

Wie sich solche Bilder auf die Verkaufszahlen von Zahncreme, Mundwasser, Mundspray oder sonstigen Atemdopingmittelchen auswirken, kann ich nicht sagen. Fakt ist: Für die meisten Menschen ist Mundgeruch ein echter Abtörner. Hat jemand Mundgeruch, schnuppern wir, quasi naturwissenschaftlich interessiert, zunächst zwar hin. Sobald die Geruchsquelle aber geortet ist, wenden wir uns entsetzt ab: Unser archaisches Ich warnt uns vor Krankheit und Zersetzung! Das könnte unserem Überleben schaden.

Interessanterweise machen sich Frauen offenbar mehr Sorgen um ihre Geruchsabsonderungen als Männer. Zumindest verbalisieren sie dieses Thema eher in der Sprechstunde oder in privaten Runden, wo auch schon mal Tricks ausgetauscht werden. Etwa, wie man am Morgen nach der ersten romantischen Nacht mit einem neuen Partner für frischen Atem sorgt oder den »ersten Kuss am Morgen« angenehm gestaltet. Frauen berichten: Verliebte Männer wachen auf und küssen sofort drauflos. Verliebte Frauen dagegen lutschen nach dem Aufwachen erst mal ein extra scharfes »Fisherman's Friend« oder einen anderen Atemaufheller. Oder sie schleichen sich ins Bad und putzen sich rasch die Zähne, bevor er aufwacht. Sie möchten dem Adonis neben sich nur allzu gerne weismachen, dass sie zu jenen seltenen Wesen gehören, die nachts in ihrer Mundhöhle Menthol- und Eukalyptusaromen entwickeln und keineswegs »fauligen Morgenmundgeruch«, wie die Forschung diese Duftnote beschreibt.

Mundgeruch ist der gängige Oberbegriff für zwei unterschiedliche Formen: beim *Foetor ex ore* liegt die Quelle des schlechten Ausatmungsgeruchs im Mund- und Rachenraum; bei der *Halitosis* sitzt der Ursprung tiefer, man kann die üble Duftnote auch in der Nasenluft erschnuppern. Es gibt Spezialsprechstunden für dieses Problem, das sich mithilfe eines Halimeters sogar messen lässt. Dafür muss man in eine Art Strohhalm pusten, anschließend wird der Anteil der schlecht riechenden Schwefelverbindungen in der ausgeatmeten Luft bestimmt.

Schätzungen zufolge haben 25 bis 50 Prozent der Weltbevölkerung zumindest zu bestimmten Tageszeiten so starken Mundgeruch, dass sie sozial inkompatibel werden: Die Umwelt geht lieber auf Abstand. Mundgeruch ist also eigentlich ein Allerweltsphänomen und kein Grund, sich zu schämen. Dennoch ist es ein enormes Tabuthema, das bei manchen eine regelrechte Phobie auslöst. Etwa 12 bis 27 Prozent von vermeintlichen Mundgeruchspatienten, die sich in eine Spezialsprechstunde begeben, sind nämlich eigentlich ein Fall für den Psychotherapeuten. Sie leiden unter *Halitophobie,* so nennt sich diese Angst vor dem bei ihnen gar nicht existierenden Geruch.

Ob man aus dem Mund riecht, ist für die meisten wirklich Betroffenen häufig nur schwer festzustellen. Und weil wir wissen, dass wir andere mit einer Bemerkung über Mundgeruch verletzen und sogar traumatisieren können, halten viele Menschen lieber die Klappe, statt dem Gegenüber zu sagen, dass er/sie einen schlechten

Atem hat. Nicht so einer meiner Kollegen, der morgens einen anderen Arzt vor der Visite so begrüßte: »Na, ne tote Ratte gefrühstückt?« Das Blöde daran ist: Das Schweigen der anderen kann den Betroffenen nicht nur in soziale Isolation treiben, weil die Umwelt auf Distanz geht, es kann auch schwerwiegende gesundheitliche Folgen haben. Unterbleibt eine Behandlung, besteht ein erhöhtes Risiko für eine ganze Bandbreite an unterschiedlichen Erkrankungen. Mundgeruch durch eine krankhafte bakterielle Besiedlung führt mitunter zu Arteriosklerose, Herzinfarkt, Hauterscheinungen wie Nesselsucht, Juckreiz oder Schüben von Schuppenflechte, Demenz oder Frühgeburten bei Schwangeren.

Quellen des Übels

Ursachen für Mundgeruch gibt es viele, und sie lassen sich zu rund 90 Prozent im Mund- und Rachenraum finden. Nur etwa 10 Prozent kommen aus dem Magen-Darm-Trakt, der Lunge, anderen Organen oder aus dem Stoffwechsel. Um das bei der Diagnostik eingrenzen zu können, wird ein einfacher Test gemacht: Ist die ausgeatmete Luft aus der Nase geruchsfrei, kommt der schlechte Atem aus dem Mund; riecht auch die Nasenluft schlecht, muss die Ursache in einer tieferen Region des Körpers vermutet werden.

Die Übeltäter hinter den meisten schlechten Mundgerüchen sind Bakterien. Über Millionen von Jahren hat sich unser Mikrobiom, also die Gemeinschaft der uns bewohnenden Mikroorganismen, entwickelt und lebt in der Regel in friedlicher Symbiose auf und in uns. Gemeinsam formen wir einen Superorganismus, ein Gesamtlebewesen namens *Holobiont*. Allein in unserem Mund leben 100 Milliarden Bakterien, die sich aus bis zu 700 Arten zusammensetzen. Einige unterstützen die körpereigenen Verdauungsenzyme beim

Zersetzen der Speisen, andere sind einfach da und dienen als Platzhalter. Zahlreiche Mundbewohner verteidigen uns gegen die Ansiedlung krank machender Erreger, genau wie das ihre Kollegen im Darm, auf der Haut, in der Vagina oder den Atemwegen tun.

Leider kann es nicht zuletzt wegen unseres zivilisatorischen Lebensstils zu einer Störung des Gleichgewichts in unserem Mikrobiom kommen und damit zu einer Störung der bakteriellen Selbstverteidigungsmechanismen. Sie können sich das wie beim Ökosystem Teich vorstellen: ein System mit Pflanzen und Tieren, das aus dem Gleichgewicht geraten kann, wenn bestimmte Arten überhandnehmen, andere dezimieren oder diese ganz verdrängen. Aufgaben bleiben plötzlich unerledigt, zerstörerische Prozesse werden in Gang gesetzt, schlimmstenfalls kippt das Gewässer.

Wie an der Haut und allen Schleimhäuten gibt es auch in unserem Mund die lieben und die bösen unter den Bakterien und Pilzen. Wenn hier das System aus dem Gleichgewicht gerät, ist die Folge schlechter Geruch. Das hat wiederum mit dem Speiseplan der Bakterien zu tun. Schleim, abgeschilferte Schleimhautzellen und Nahrungs-Eiweiße gehören zu ihrem Leibgericht. Die frei werdenden Duftmoleküle sind Schwefelverbindungen, deren bekanntester Vertreter Schwefelwasserstoff ist; und der riecht nach faulen Eiern. Methylmercaptane riechen nach faulem Kohl oder Moder, und wenn es nach Fisch, Fleisch oder Fäkalien müffelt, sind dafür biogene Amine verantwortlich, von denen eines das Cadaverin ist – der Name spricht für sich. Sie entstehen, wenn aus Aminosäuren, den Bausteinen von Eiweiß, Kohlendioxid abgespalten wird.

Das Fiese an Mundbakterien ist, dass sie sich gern gesellig zu Biofilmen zusammenfinden. Das sind Schleimbiotope, also Beläge, in denen sich die Bakterien ein gemütliches und ziemlich geschütztes Zuhause aufgebaut haben, aus dem sie sich nicht einfach so wegspülen lassen. Es sind Verhältnisse wie im Siphon eines Waschbeckens: Auch dort haftet ein siffiger (nein, Siphon ist nicht Altgriechisch für »siffig«) Bakterienfilm, der unbeeindruckt von ständig nachfließendem Wasser und Putzmitteln einfach kleben bleibt. Wer also eine ungünstige Bakterienzusammensetzung hat, bekommt sie nur schwer wieder los.

Morgenstund' hat Duft im Mund

Der Klassiker ist sicher der Morgen-Mundgeruch: Er entsteht vor allem, weil unsere körpereigene »Spülmaschine« nachts ihre Tätigkeit herunterfährt. Dann nämlich bekommt der Satz »Da bleibt einem glatt die Spucke weg« eine wörtliche Bedeutung. In unserer Spucke leben Milliarden von Bakterien, die Gerüche freisetzen. Trocknet der Speichel weg, bleibt der alles andere als euphorisierende Geruch von alter Spucke übrig. Es ist ein wenig so wie mit Meerwasser: Fehlt der beständige Nachschub, weil gerade Ebbe ist, bleibt die Salzkruste übrig. Ein guter Speichelfluss – im Schnitt 1,5 Liter am Tag – verdünnt Gerüche und spült Bakterien fort, eben wie ein prima Geschirrspüler!

Trinkt man zu wenig und hat einen trockenen Mund, entfällt diese Verdünnung, der Geruch kann sich entfalten. Gleiches passiert nachts, wenn man ohnehin weniger Speichel produziert und auch nicht ständig irgendeine Flüssigkeit in sich hineinkippt. Die Keime nutzen das schamlos aus und vermehren sich ungehindert. Haucht man dann seiner Liebsten ein »Guten Morgen, Schatz« entgegen, gelangt der Odem des Grauens in seiner ganzen Pracht und Vielfalt nach draußen.

Gegen diese Form des Mundgeruchs kann man nicht viel tun, außer eben sich ein wohlriechendes Drops einwerfen, trinken, essen oder die Zähne putzen. Gefördert wird Mundgeruch zusätzlich durch bestimmte Medikamente, die einen trockenen Mund machen, oder auch durch eine Erkrankung der Speicheldrüsen. Gegen viele andere Formen von Mundgeruch kann man hingegen etwas unternehmen. Eine Maßnahme, Sie werden es kaum glauben, ist tatsächlich Atmen. Idealerweise tun Sie das, wenn Sie allein sind: Einen starken Anteil an der Mundflora haben nämlich anaerobe Bakterien, also solche, die sich am liebsten da aufhalten, wo wenig Sauerstoff hinkommt. Sie stecken in Gräben, Ritzen und Taschen. Wer atmet und redet, verjagt also immerhin schon mal einen Teil der Stinker.

Parodontitis, Karies und Co.

Natürlich lassen sich nicht alle Bakterien auf diese Weise vertreiben – zu viele ideale Verstecke gibt es für sie. Und der moderne Mensch trägt sein Übriges dazu bei, dass sich neue Duftnoten entwickeln können: So ist *Parodontitis* neben Karies die wichtigste bakterielle Munderkrankung. Es handelt sich dabei um eine Entzündung des Zahnhalteapparats, deren Ursachen vielfältig sind. Die Genetik spielt eine Rolle, das Immunsystem, die Pflege, aber auch das Rauchen und die moderne Zivilisationskost. Zahnärzte erkennen den süßlich stechenden Parodontitisgeruch oft schon einen Meter gegen den Wind. Wenn der Patient dann noch beim Lächeln ein entzündlich gerötetes Zahnfleisch entblößt, ist alles klar.

Vielleicht kennen Sie ja noch den blutigen Biss in den Apfel aus der Zahnpastawerbung, auf ewig verbunden mit dem Satz: »Damit Sie auch morgen noch kraftvoll zubeißen können.« Das ist bei einer massiven Parodontitis, die häufig mit einem Rückgang des Zahnfleischs verbunden ist (das ist dann die berüchtigte Parodontose), tatsächlich nicht selbstverständlich. Unsere Zähne stecken mit ihren Wurzeln in den sogenannten Alveolen, das sind kleine

Kuhlen im knöchernen Kiefer. Dort sitzen sie aber nicht auf Kante, sondern haben ein wenig Spiel. Damit sie nicht herausfallen und ein wenig elastisch sitzen, verlaufen feste Fasern von der Knochenhaut des Kiefers zum Zahn und halten ihn wie ein Zirkuszelt von allen Seiten gespannt. Von oben werden die kleinen Spalte durch ein gesundes Zahnfleisch wie mit einer Gummilippe verschlossen. Speisereste und Bakterien sollen da nämlich nicht rein. Wird diese Gummilippe aber weich und liegt nicht mehr stramm am Zahn an, ist das eine Einladung für aggressive, entzündungsfördernde Bakterien, die den Ort sofort besiedeln und den nun offenen Hohlraum mit ihrem Biofilm überziehen. Mit ihrer Entzündungsaktivität zerstören sie nach und nach den Halteapparat, Taschen entstehen um den Zahn herum, die unbehandelt immer tiefer werden. Hier kommt keine Zahnbüste, keine Zahnseide und keine Zwischenzahnbürste hin. Mundgeruch, Zahnfleischbluten, Wackelzähne und im schlimmsten Fall Zahnverlust sind die Folgen.

Hat man erst einmal so tiefe Taschen, hilft nur noch der Besuch beim Zahnarzt. Wer schon einmal bei einer professionellen Zahnreinigung war, wird wissen, dass es appetitlichere »Anwendungen« gibt. Es kann auch ein ganz schönes Gemetzel sein. Gerade was da bei manchen so aus den Backenzahntaschen nach draußen befördert wird, riecht nicht nur sehr unangenehm, es erinnert auch nicht mehr an den Schmodder des klassischen Zahnbelags, sondern an harte Klümpchen. Die kleinen Biester haben ganze Arbeit beim Verdichten ihres Biofilms geleistet. Für den Körper ist eine persistierende Entzündung eine harte Nuss, er ist ständig in Alarmbereitschaft und versucht verzweifelt, sich gegen die Ausbreitung der Krankmacher zu wehren.

Rauchen, Stress, Alkoholmissbrauch, einige Krankheiten und Medikamente sowie eine verschobene Darmflora erschweren eine erfolgreiche Abwehrarbeit. Raucher haben ein 15-fach erhöhtes

Risiko für Parodontitis. Liebe Bakterien sterben durch das Rauchen ab, böse vermehren sich. Das Warnsignal für eine bedrohliche Zahnfleischentzündung ist normalerweise Zahnfleischbluten. Bei Rauchern bleibt dieses wichtige Frühwarnzeichen allerdings aus, weil Nikotin die Blutgefäße zusammenzieht. Ein Rauchermund wird also nicht nur nach Zigarette riechen, sondern stärker als Nichtraucher auch nach süßlicher Parodontitis.

Weitere Wohnanlagen für Bakterien

Für die Bakterien ist unser Mund in wahres Eldorado. Kaputte Füllungen, schlecht sitzende Kronen und Brücken, dürftig gereinigte Prothesen und kariöse Zähne sind ideale Wohnanlagen für Bakterien und sorgen für reichlich Mundgeruch. Und wenn Sie schon einmal Ihre Zunge etwas genauer unter die Lupe genommen haben, werden Sie entdeckt haben, dass die Oberfläche zerfurcht und zerklüftet ist. Für Bakterien ist die Zunge wie ein Hochflorteppich, in dem sie sich weitgehend ungestört tummeln können. Eine sehr stark zerklüftete Zunge mit pelzigem Belag birgt also per se schon ein erhöhtes Risiko für Mundgeruch, da hier wie in einem Hochhaus mehr Bakterien Platz finden als in Flachbauten. Tatsächlich liegt die Ursache bei Personen mit Mundhöhlen-Mundgeruch in 80 bis 90 Prozent der Fälle im Bereich der Zunge.

Aber nicht nur die Zunge mit ihren Rillen und Falten hilft kräftig mit bei der Geruchsbildung, auch die Mandeln bieten kuschelige Nischen. Denn ihre Oberfläche ist nicht glatt, sondern weist viele kleine Mulden auf. In diesen Krypten sammeln sich Ablagerungen von abgestoßenen Zellen, Schleim, Nahrungsbrei und Bakterien. Beim Kauen werden die Krypten normalerweise geleert, doch Kalksalze in der Nahrung und unserem Speichel können dazu führen, dass die ganze Grütze verhärtet. Die Folge sind

Mandelsteine, die zwar harmlos sind, aber Mundgeruch bereiten können. Sie sind mal winzig klein, mal erbsengroß und von weiß-gelb-grünlicher Farbe. Ihre Konsistenz variiert von weich über krümelig bis zu steinhart, der Geruch, den gerade die größeren absondern können, erinnert an faule Eier.

Manchmal werden die Mandelsteine mit den gelblichen Eiterstippen verwechselt, die bei einer Mandelentzündung auftreten. Die sorgt – genau wie klassische Atemwegsinfekte – zwar auch für jede Menge Geruch (unangenehm süßlich), geht aber mit einer starken Rötung, einer Schwellung und Fieber einher.

Unser Essverhalten

Wer abnehmen will, um gesund und attraktiv zu sein, entscheidet sich gerne für Nichtessen oder auch die ketogene Ernährung, die nach dem Motto »no carb« ohne die Zufuhr von Kohlenhydraten funktioniert. Wenn der Körper keinen Zucker bekommt, holt er sich die Energie über die Verbrennung von Fett. Die Leber bildet daraus einen Ersatz für Glucose, sogenannte Ketonkörper. Eine solche Ernährung verzichtet dabei auf Brot, Nudeln, Kartoffeln, Getreide, süßes Obst, Milch, Hülsenfrüchte und Süßigkeiten. Ketonkörper sind sozusagen die Notration, damit Herz, Muskeln, Nieren und Gehirn auch in Hungerphasen weiterarbeiten können. Leute, die das erfolgreich durchziehen, nehmen gut ab, aber riechen dabei nach ihren abgeatmeten Ketonkörpern wie Nagellackentferner (Aceton) oder Fruchtgummi. Dies allerdings nicht nur aus dem Mund, sondern auch aus der Nase, weil der Duft ja aus dem Stoffwechsel kommt. Aber auch diejenigen, die aus Fitnessgründen eine besonders eiweißreiche Kost aufnehmen, bereiten bestimmten Bakterien im Mundraum eine große Freude: Eiweiß ist ihre Leibspeise, die Zersetzung führt zu – Mundgeruch.

Wer schon einmal für längere Zeit gefastet hat, wird wissen, dass »Hungeratem« muffig und bitter-herb, manchmal sogar nach Verwesung riechen kann. Das liegt daran, dass Essen und Trinken auf dem Bakterienrasen von Mund und Zunge für einen Abrubbel- bzw. Abwascheffekt sorgen. Die regelmäßige Aufnahme von Nahrung ist daher ein wirksamer Mundgeruchschutz. Zumindest, sofern Sie sich nicht im Übermaß von Knoblauch und Zwiebeln ernähren. Genau wie Alkohol sorgt das für Mund- und Nasengeruch. Käse, Quark, Kohl, Meerrettich, Sauerkraut, Kaffee und Sekt stinken übrigens schon direkt los, kaum dass sie im Mund angekommen sind. Beim Sektempfang anderen Gästen also bloß nicht so auf die Pelle rücken.

Wenn der ganze Nahrungsbrei seine Reise nach unten antritt, kann er ebenfalls noch für unangenehme Folgen sorgen. Aufstoßen mit ordentlich Geruchsausstoß, Blähungen und wüste Magen-Darm-Geräusche können dabei harmlos, aber auch Anzeichen einer Erkrankung sein. So macht eine Magenschleimhautentzündung (Gastritis), die manchmal auch durch ein Bakterium namens *Helicobacter pylori* ausgelöst wird, einen sauren Atem, ein Hauch wie von Erbrochenem dringt nach außen. Verstärkt wird der Magengeruch, wenn die Speiseröhre nicht ausreichend durch das stramme Zwerchfell verengt wird. Es kommt zum Rückfluss (Reflux) saurer Magenflüssigkeit. Andere innere Erkrankungen, die zu schlechtem Atem führen können, sind zum Beispiel Diabetes mellitus, Asthma, Leberversagen, eine Nierenerkrankung, ein Lungenabszess, zerfallende Tumoren oder verfaulende Bauchspeicheldrüsensäfte. Ein guter Arzt riecht daher immer parallel mit, wenn er mit Ihnen spricht oder Sie untersucht, und bemerkt entsprechende Atemgerüche nach Urin, Leber oder Aas.

Was tun gegen Mundgeruch?

Liegt der Quell des Übels im Mund- und Rachenraum, hilft als Allererstes natürlich die Mundhygiene, vornehmlich das *Zähneputzen*. Wobei es Sie überraschen mag, dass trotz entsprechender Werbung weder die Art der Zahnbürste noch der Zahncreme darüber entscheiden, ob Ihre Zähne Karies entwickeln oder nicht. Unter Laborbedingungen und bei manuell eingeschränkten Menschen sind elektrische den Handzahnbürsten zwar überlegen. Im realen Leben bieten sie jedoch keinen wesentlichen Überlebensvorteil für Zähne, zumal manchen Menschen die rüttelnden Putzhilfen eher unangenehm sind. Sie können also guten Gewissens zur guten alten Zahnbürste greifen, nur bitte nicht zu den harten Exemplaren, sondern zu jenen mit weichen oder mittelharten Borsten. Die harten Schrubber und zu starker Druck beim Putzen sorgen keineswegs für eine schöne Zahnfleischmassage, im Gegenteil. Sie sind eine Strapaze, können das Zahnfleisch verletzen und so verschrecken, dass es sich für immer zurückzieht – die Bakterien freut's, Ihre empfindlichen Zahnhälse, die dadurch freigelegt werden, signalisieren Ihnen dann schmerzhaft, was sie davon halten. Gleichzeitig schrubben Sie sich so zudem den Schmelz kaputt.

Entscheidend ist die Putztechnik: Man bürstet von Rot (Zahnfleisch) nach Weiß (Zahn), kreist oder vibriert. Die Dauer des Zähneputzens muss man dabei nicht stoppen, man muss nur überall gewesen sein und gewissenhaft auch an die Zahnzwischenräume denken. Wenn Ihnen das in zwei Minuten statt der empfohlenen drei gelingt, wunderbar.

Zahnschmelz ist die härteste Substanz des Körpers und besteht überwiegend aus dem Kristall Hydroxylapatit mit seinen Hauptbestandteilen Calcium und Phosphat, außerdem sind Fluoridverbindungen darin enthalten. Dieses kristalline Bollwerk soll unsere

Zähne vor den vielfältigen Angriffen durch Nahrung und Kaubewegungen schützen. Wird es beschädigt, ist das darunterliegende Zahnbein (Dentin) schutzlos Temperatur- und Säureattacken ausgeliefert. Bestimmte Speisen, Limonaden, Fruchtsäfte und Energydrinks können übrigens die Mineralien ebenso aus dem Schmelz lösen wie bestimmte bleichende Weißmacherzahncremes.

Eigentlich hat unser Körper hier einen Schutzmechanismus vorgesehen. Weil das Hydroxylapatitkontingent nicht mehr aufgefüllt werden kann, liefert unser Speichel immer ein wenig Calcium und Phosphat an, um kleine Macken in der Schutzschicht zu flicken. Die Zusammensetzung unseres Speichels ist aber dummerweise wieder von dem abhängig, was wir zu uns nehmen. Das ganze Kohlenhydrat-Fast-Food-Angebot unserer modernen Zivilisationskost veranlasst beispielsweise das Bakterium *Streptococcus mutans* dazu, aus Zucker Klebstoff herzustellen. Der heftet sich munter an den Zahn und bildet durch die Kohlenhydratvergärung Säure. Der pH-Wert, der sonst im Mund um die 6 liegt, sinkt auf sehr saure Werte unter 5 ab, und so lösen sich die Mineralien aus dem Schmelz, als wäre es italienischer Marmor beim Säureattentat. Und weil der Zahnschmelz genau wie das Dentin mikroskopisch feine Kanäle hat, meldet er sauer, kalt und heiß rasch ins Herz des Zahnes. Dort liegt die sogenannte Pulpa, lebendiges Fleisch, das mit vielen Blutgefäßen und Nervenfasern durchzogen ist. Hier kann man jemandem im wahrsten Sinne des Wortes empfindlich auf den Zahn fühlen … Eine schlechte Darmflora vermindert die Aufnahme von Calcium aus der Nahrung, die dann dem Zahn fehlt. (Mehr dazu später beim Thema Reizdarm.)

Nach dem Essen die Zähne zu putzen ergibt Sinn, allerdings sollte man nach säurehaltigem Essen (wie etwa einem Apfel) nicht sofort nach dem letzten Bissen ins Bad eilen. Damit die Säuren aus dem Essen nicht mehr ganz so scharf wirken und bereits durch den

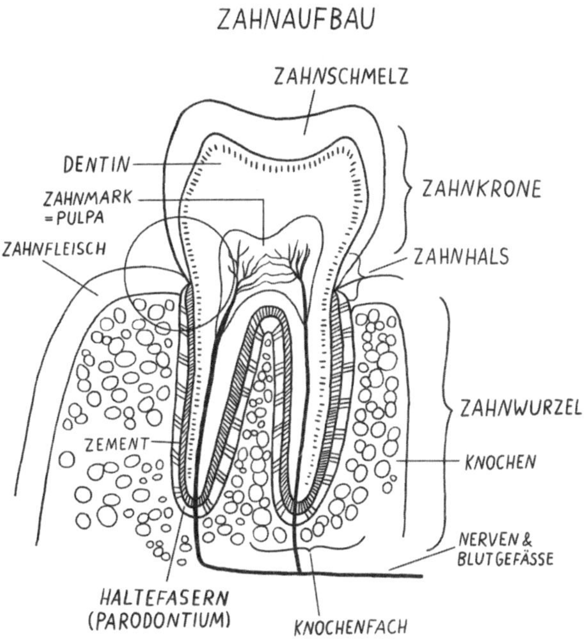

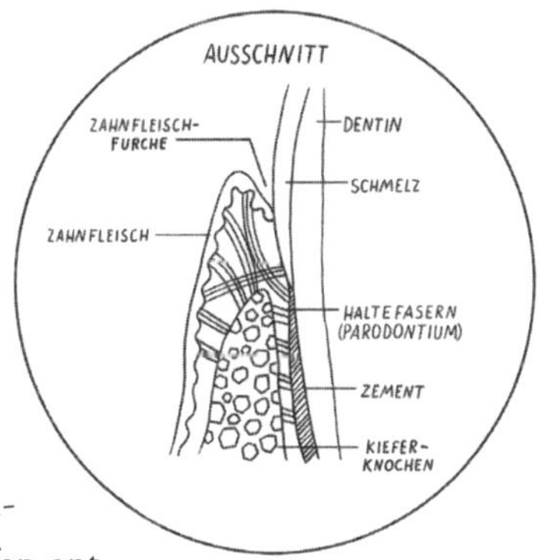

Speichel neutralisiert sind, wäre ein Abstand von 30 bis 60 Minuten nach dem Essen optimal.

Mit der Wahl der richtigen *Zahnpasta* ist es so eine Sache. In den diversen Zahnpasten und -gels sind Mischungen aus einer Vielzahl von Inhaltsstoffen enthalten: Putzteilchen, Waschsubstanzen, Wasser, Schaum-, Binde-, Feuchthalte- und Konservierungsmittel, Aromen, ätherische Öle, Farbstoffe und für die Remineralisation des Schmelzes Fluorid, Calcium und Phosphate. Diese Mineralien schützen vor Kariesentstehung und damit vor Mundgeruch-Nischen.

Fluorid ist in der Ökoecke umstritten. Es ist ein natürliches Salz, das sich überall in der Natur, in der Erdkruste und im Wasser findet, so auch im menschlichen Körper, besonders in Knochen und Zähnen. Natürlicherweise kommt Fluorid unter anderem in grünem und schwarzem Tee, Walnüssen, Hering, Butter, Vollkorn, Sojabohnen und im Mineralwasser vor. Wie immer macht jedoch die Dosis das Gift. Es kann – in zu großen Mengen aufgenommen – den Organismus belasten und giftig wirken. Das passiert, wenn ein Erwachsener rund zwanzig Tuben Zahnpasta auf einmal verspeist.

Tatsache ist: Fluorid hemmt Säurebildner, kann die Zähne effektiv härten und gegen Karies robust machen. Ein beliebter Witz unter Zahnärzten lautet denn auch: Man muss nicht alle Zähne mit Fluorid behandeln, nur die, die man behalten will. Im direkten Zahnkontakt kann Fluorid mikroskopische Schmelzdefekte besser reparieren, als es das im Speichel natürlicherweise enthaltene Calcium allein schafft. Da es aber nur »im Nahkontakt« wirkt, ist es nicht notwendig, es zwecks Zahnerhalt zu schlucken. Fluoridhaltiges Salz, fluoriertes Wasser oder gar Fluoridtabletten, die immer wieder für Babys verordnet werden, sind daher nicht zu empfehlen. Sie wirken nur in dem Moment, in dem sie sich noch im Mund befinden, und nicht mehr, wenn sie einmal geschluckt wurden. Bevor beim Baby kein Zahn sichtbar ist, ist die Gabe also erst recht sinnlos, da die Zähne schon fertig im Kiefer versteckt liegen und erst mit Fluorid gestärkt werden könnten, wenn sie rausgekommen sind. Zur Stärkung des Zahnschmelzes sind eine fluoridierte Zahnpasta oder ein -gel im Direktkontakt völlig ausreichend.

Auf dem Markt gibt es eine unübersichtlich große Anzahl an Zahnpflegemitteln. Unter uns: Sie leisten mehr oder weniger alle das Gleiche, solide Pflege und wenig Zauberei. Wichtig für gesunde Zähne sind vor allem eine gesunde Ernährung, eine gründliche Putztechnik und die passende Zahncreme: Sensitiv bei offenen

Zahnhälsen, Bleichfunktion bei gelblichen Hauern, guter Geschmack und Duft bei allen Frischefreunden.

Zahnseide kommt auch an die Stellen, an denen die Zahnbürste keine Chance hat. Man sollte sie alle ein bis zwei Tage benutzen. Die effektivste Reinigung der Zahnzwischenräume gelingt mit einer etwas rauen, idealerweise ungewachsten Zahnseide. Bei größeren Zahnabständen oder Brücken eignen sich auch spezielle Zwischenzahnbürsten. Wichtig ist, dass man an jedem Zahn entlang in die Tiefe fährt, und zwar auf beiden Seiten der rosa Papille. So entfernt man nicht nur die keimige Plaque, auch Luft kommt in den Spalt, was die anaeroben, also luftfeindlichen Stink- und Faulbakterien ärgert und unschädlich macht. Blut beim Flossen bedeutet, dass das Zahnfleisch entzündet ist und nicht, dass man zu brutal war – also weitermachen!

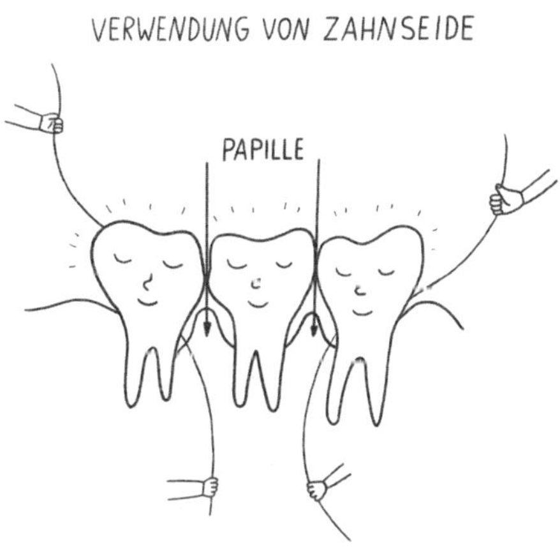

Die *Zunge* sollte man bei der täglichen Zahnreinigung natürlich auch nicht vergessen. Studien beweisen, dass eine Zahnbürste dabei weniger effektiv ist als ein Zungenschaber aus Plastik oder Metall. Am effektivsten ist eine Zungenbürste. Das erfordert ein wenig Routine, vor allem bei jenen unter Ihnen, die schnell einen Würgereiz entwickeln, sobald etwas die Zunge gerade im hinteren Bereich nach unten drückt. Wenn Sie die Zunge ein wenig herausziehen, bevor Sie mit dem Bürstchen darüberfahren, geht es leichter. Zehnmal bürsten – mit oder ohne Zahngel – ist prima.

Weitere Helfer

Mundspüllösungen	Zinkverbindungen: hemmen Geruchs-Bakterien; Antiseptika (Chlorhexidin, Triclosan): töten Bakterien; ätherische Öle: Mundparfüm
Ölziehen aus der ayurvedischen Medizin Kalt gepresstes Sesam-, Sonnenblumen- und natives Kokosöl	vermindert Hefepilz *Candida albicans,* Parodontose-Biofilme und Kariesbakterien so effektiv wie Chlorhexidin; morgens vor dem Frühstück einen Esslöffel Öl in den Mund; 10–20 Minuten durch die Zähne ziehen, dann ausspucken
Zahnarzt und Prophylaxe	Zähne, Füllungen, Kronen, Prothesen regelmäßig beim Zahnarzt kontrollieren und reparieren lassen; Professionelle Zahnreinigung: 2 x /Jahr; Beläge werden entfernt, Anheftflächen für Bakterien reduziert
Parodontitisbehandlung von Zahnfleischtaschen	ausschaben, manchmal mit operativem Aufklappen des Zahnfleischs, gelegentlich Antibiotika nötig
Darmflora	Ballaststoffe und Probiotika stärken die Mundflora, verdrängen dort Krankmacher

Wie bedeutsam gepflegte Zähne für das Zwischenmenschliche sind, erlebte ich selbst kürzlich auf dem Warm-up-Abend eines

Medizinerkongresses. Alle Redner trafen sich zum gepflegten Dinner in angenehmer Atmosphäre, zum fachlich-persönlichen Austausch. An meinem Tisch saß ein wirklich gut aussehender Chefarzt, schlank, leicht grau meliertes dichtes Haar, gepflegte Kleidung. Wir kamen rasch ins Gespräch. Doch beim ersten herzhaften Lacher legte er oben rechts eine Zahnlücke frei. Erstaunlicherweise hielt er seine Hand nicht peinlich berührt vor den Mund, und er verbalisierte die klaffende Lücke auch nicht. Ich hätte mit einem »Hey, sorry, ist mir unangenehm, aber mein Zahn, der ist gerade in Reparatur« gerechnet. Ich meine, gerade unter Ärzten, da kann man so was doch sagen … Irgendwie war das Ganze befremdlich.

Am nächsten Morgen hielt Professor Zahnlücke seinen Vortrag. Gespannt setzte ich mich in die erste Reihe, schließlich war er der Hauptredner des Tages. Und ob Sie's glauben oder nicht – der Zahn war da. Keine Lücke! Sofort verbesserte sich sein Image bei mir. Ich freute mich auf das Mittagessen und wollte ihn noch einmal mit neuen Augen sehen. Doch Sie ahnen es, pünktlich zur Suppe war die Zahnlücke zurück. Der Herr Professor hatte also einen herausnehmbaren Zahn, den er zum netten Plausch mit Kollegen entfernte und zum Vortrag auf großer Bühne wiedereinsetzte. Manche Menschen haben durchaus eigenwillige Prioritätensetzungen … aber gut, dann wurde eben nicht geflirtet.

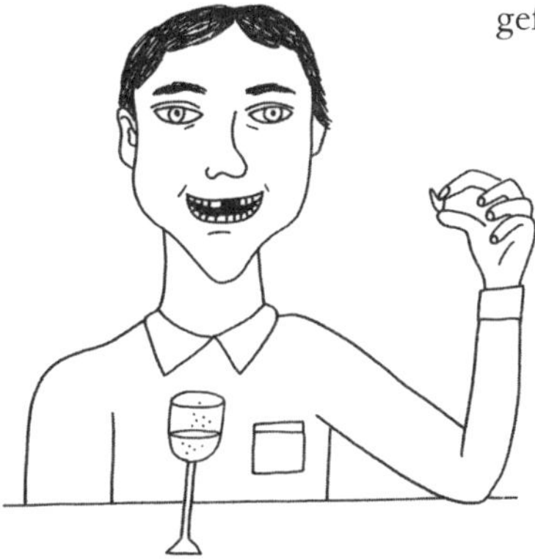

Beim Pferdekauf achtet der interessierte Käufer ja auch auf die Zähne des Vierbeiners und erfährt so wichtige Informationen über den Gesundheitszustand und das Alter des Gauls. Schöne Zähne erzählen auch bei uns

Zweibeinern von Jugend und Gesundheit und davon, ob jemand auf sich achtet und sich pflegt. Wenn dann eine Perle in der Kette fehlt oder sich die ganze Kette selbst in schauderhaftem Zustand präsentiert, ziehen wir ebenfalls unsere Schlüsse.

Und wenn Sie jetzt noch mehr über das Stinken erfahren wollen, müssen Sie eigentlich nur noch umblättern. Wobei bei diesen Düften eine vorgehaltene Hand eher weniger hilft, dafür eine wedelnde durchaus zum Einsatz kommt …

2 Vups, ein Pups: Blähboys, reizende Därme und andere markante Düfte aus der Tiefgarage

Ein Dinner im Nobelrestaurant. Plötzlich ertönt ein lauter Pups aus Richtung einer feinen Dame. Um diesen vor ihrem männlichen Gegenüber zu kaschieren, ruckelt sie laut hörbar mit dem Stuhl über den Fußboden, damit der Herr denke, es habe sich bei dem Geräusch um das Quietschen des Stuhlbeins auf dem Boden gehandelt. Sie wiederholt dies zur Sicherheit ein paar Mal. Daraufhin sagt der Begleiter: »Also das Geräusch können Sie ja ganz gut kaschieren, aber den Duft nicht!«

Blähungen, riechendes Po-Tox, laute Verdauungsgeräusche, Bauchschmerzen und manchmal auch Durchfall – das ist unangenehm und ein zwischenmenschliches Tabu. Nicht umsonst heißt es: Der größte Schritt in einer Beziehung ist nicht der erste Kuss, sondern der erste Furz … Einer meiner Patienten äußerte einmal, dass er glücklicherweise allein leben würde, da er unter Blähungen leide. So stark, dass er hin und wieder aufs Klo gehe, um dort seine Pobacken mit den Händen auseinanderzuziehen und dann jede Menge Luft abzulassen. Das Single-Dasein mag ihm manche peinliche Situation ersparen, den Umkehrschluss, dass Blähungen automatisch zum Alleinsein verdammen, halte ich allerdings für unzulässig! Wäre dem so, wäre die Welt ein Ort voller einsamer Einzelgänger …

Alarm im Darm

Ein übellauniger und gereizter Darm ist viel öfter anzutreffen, als wir vielleicht denken. Bei etwa 70 Prozent der Menschen in Deutschland murrt und bläht und schmerzt der Darm zeitweise so stark, dass es wirklich unangenehm ist. Dabei ist die Zahl der Blähgirls deutlich höher als die der Blähboys.

Dies wird bisher damit erklärt, dass die in Phasen schwankenden weiblichen Hormone dem Darm auf unterschiedliche Weise zusetzen, sowohl Östrogen als auch Progesteron können für weibliche Verstopfung sorgen. Schwangere können ein Lied davon singen. Andererseits werden etwa während der Periode Gewebehormone ausgeschüttet, die die Gebärmutter ausmelken sollen und dabei auch mal im Darm zu Krämpfen, Blähungen und Durchfall führen können. Manche vermuten auch, dass Reizdarm als psychosomatisches Symptom eher weibliche als männliche Seelenzustände widerspiegele. Wenn man das nicht als Politikum betrachtet, hieße das dann auch nicht, dass Frauen besonders gereizt sind, sondern vielmehr, dass Stress, Sorgen und Ängste bei ihnen häufiger Auswirkungen auf die Verdauung haben mögen als bei Männern. Sowohl Hormone als auch Darmflora haben im Übrigen einen Einfluss auf die Psyche. Hat SIE eine gesunde Darmflora, helfen die lieben Bakterien, Östrogen herzustellen. Umso wichtiger, dass Frauen mit Reizdarm auch ihrer Weiblichkeit zuliebe auf ihre Ernährung achten. Dazu später mehr.

Leider lässt sich so ein Darmwind nicht immer gezielt steuern. Oft drängt er in wirklich ungünstigen Augenblicken ins Freie und dann auch noch in der geruchsintensiven Variante. Wem das einmal im Zug, im Fahrstuhl oder beim Sport passiert ist, weiß, wie echte Peinlichkeit sich anfühlt. Das Internet bietet Lösungen: geruchsbindende Unterhosen mit Aktivkohlefilter und Kapseln, die dem Furz Rosenduft verleihen sollen. Ein gesunder Mensch pupst etwa zehn bis zwanzig Mal am Tag und befreit sich dabei von 0,5 bis 1,5 Litern Darmwinden. Sie bestehen aus verschluckter Luft und Gasbildung durch Verdauungsbakterien. Viel Gas entsteht bei ballaststoffreicher Nahrung. Mit Bohnen, Zwiebeln, Kohl und manchen Süßstoffen lässt sich diese Menge jedenfalls beträchtlich steigern. Schnelle laute Pupse verlassen uns mit bis zu 4 km/h, die langsamen und leisen Ausgaben schleichen sich mit 0,1 km/h davon. Dass man ihnen eine besonders aggressive Duftnote zuspricht, mag daran liegen, dass sie in detailverliebter zeitintensiver Handarbeit von Bakterien in kleinen Mengen hergestellt wurden, daher höher konzentriert sind als manche großen verdünnteren Luftmassen, die nicht ganz so in Ruhe gären und faulen konnten und sich als laute geruchsärmere Pupse davonmachen. Schwingt der Pups mit einer hohen Frequenz hervor, klingt er hoch, schwingt er langsam, klingt er tief. Nicht nur Gasvolumen und Knalldruck, sondern auch die Feinspannung des Analsphinkters (ob entspannt oder verkrampft) spielt eine Rolle für die Musikalität des Pupses. Und: Jaaa – Pupse sind brennbar! Ein guter Freund hat das einmal ausprobiert und festgestellt, dass das sogar durch die Unterhose funktioniert, nur leider stand die danach in Flammen. Für dieses Inferno sorgen die entzündlichen Gase Wasserstoff und Methan, ergänzt von Stickstoff, Kohlendioxid, Sauerstoff, stinkenden Schwefelverbindungen und kurzkettigen Fettsäuren, die ähnlich wie ätherische Öle für die besondere Duftnote sorgen. Vor allem, wenn zuvor viel Eiweiß verspeist wurde, Fleisch etwa, Ei oder auch Fisch. Aktueller Forschung zufolge kann das eigentlich als giftig verschriene Faule-Eier-Gas, das auch im Furz vorkommt, in Minimengen nun jedoch gesundheitsförderlich sein. Es wirkt zellschützend und regenerierend und bekämpft somit Diabetes, Herzinfarkt, Schlaganfall, Demenz, Arthritis und Alterung. Kranke

Körperzellen setzen zum Selbstschutz kleinste Mengen Schwefelwasserstoff frei und können sich damit selbst retten, indem die Zellfabriken, die Mitochondrien, vor dem Untergang bewahrt werden. Ob dieses Gas jedoch auch aus externen Quellen, wie Fürzen, denselben rettenden Effekt hat, ist unbewiesen, sodass man bis auf Weiteres davon absehen kann, seinen Partner zu Zwecken der Gesundheitsvorsorge aus reiner Nächstenliebe anzufurzen.

Blähungen oder *Flatulenzen,* wie der Mediziner dazu sagt, sind nicht nur unangenehm, sie führen oft zu schmerzhaften Krämpfen, wenn die Darmgase – aus welchen Gründen auch immer – nicht sofort entweichen können. Kommen dann noch Verstopfung oder Durchfall dazu, sollte in jedem Fall ein Arzt konsultiert werden, denn die Ursachen können vielfältig sein, von absolut harmlos bis hin zu einer schwereren Erkrankung. Das Symptom des falschen Freundes, wie Mediziner es nennen, also ein Pups mit Land (Stuhlabgang), kann gar Hinweis auf Darmkrebs sein. Dann kann der »Aftersensor« nicht mehr zwischen Gas oder Stuhl unterscheiden bzw. ist der Schließmechanismus des Darmausgangs gestört.

Allergien und Unverträglichkeiten

Ein möglicher Grund für Meteorismus (Blähungen, übersetzt: herumfliegende Meteoriten) wäre zum Beispiel eine Nahrungsmittelallergie. Es ist erstaunlich, wie viele Patienten mit Blähungen und Durchfall eine Unverträglichkeit vermuten und in der Sprechstunde um einen ausführlichen Allergietest bitten. Doch echte Nahrungsmittelallergien sind weniger häufig als vermutet. Untersuchungen zeigten, dass 20 Prozent der Bevölkerung annehmen, sie litten unter einer Nahrungsmittelallergie, in Wahrheit trifft das aber nur auf rund 3 Prozent der Erwachsenen zu. So einen Allergietest kann man auf verschiedene Weise durchführen. Bei einem Expositionstest untersucht man der Reihe nach, wie der Körper auf einzelne Nahrungsmittel reagiert. Verdächtige Allergene lassen sich auch direkt in die Haut ritzen: Entweder nimmt der Arzt eine Allergen-Fertiglösung oder eine kleine Stahlklinge, eine Lanzette, pikt sie zuerst in das verdächtige Nahrungsmittel, etwa einen Apfel, und dann in die Haut. Wird jetzt im Gewebe Histamin ausgeschüttet und kommt es schnell zu einer ordentlichen Quaddel mit Rötung wie bei einem Mückenstich, dann deutet das auf eine Allergie vom Soforttyp hin. Möglich, aber etwas teurer, ist auch eine Blutanalyse auf Allergie-Antikörper, die sogenannten IgE-Antikörper.

Manche Heilpraktiker und Ärzte empfehlen bei Darmbeschwerden auch die Bestimmung einer anderen Sorte von Antikörpern im Blut: Die IgG-Antikörper zeigen an, dass das Immunsystem mit einem fremden Protein (etwa aus einem Lebensmittel) in Kontakt gekommen ist. Das geschieht häufig und ist nicht unnormal, besonders bei einer geschwächten Darmflora, weshalb die Tests oft positiv ausfallen. Mit einer Allergie hat das allerdings nichts zu tun. Den Betroffenen wird aber weisgemacht, sie würden zahlreiche Lebensmittel nicht vertragen. Für gewöhnlich bekommen sie eine Liste der Nahrungsmittel mit, die sie zukünftig vermeiden sollen. Eine umstrittene Empfehlung, weil hier gar keine echte allergische Reaktion vorliegt. Allergologen-Verbände sehen in diesen Tests denn auch eine gefährliche Geschäftemacherei, die zudem zur Verunsicherung der Patienten beiträgt und auch zu einer Mangelernährung führen kann.

Wird tatsächlich eine Nahrungsmittelallergie durch die richtigen, die IgE-Antikörper nachgewiesen, sollten die entsprechenden Lebensmittel tatsächlich dauerhaft gemieden werden.

Weit häufiger als eine Allergie sind andere Ursachen für Magen-Darm-Beschwerden. Etwa eine Intoleranz von Frucht- oder Milchzucker, also Fructose oder Lactose. Können diese im Dünndarm durch Enzyme nicht ausreichend aufgespalten und aufgenommen werden, gelangen sie in großer Menge in den Dickdarm. Dort ziehen sie Wasser und werden von Bakterien vergoren, was zu Bauchweh, Blähungen und Durchfall führt. Die Aufnahmekapazität von Fructose ist bei allen Menschen begrenzt (ab 35–50 Gramm ist Schluss), sodass nahezu jeder bei zwei großen Gläsern Apfelsaft mit Bauchgrimmen rechnen kann; ist die Funktion des Fructose-Shuttleservice eingeschränkt, geschieht das bereits bei unter 25 Gramm. Dieses recht häufige Problem kann man durch eine Verringerung der Fruchtzuckeraufnahme über die Nahrung (Haushaltszucker besteht übrigens zu 50 Prozent aus Fructose) und eine Stärkung der Darmflora in den Griff bekommen. Eine genetisch bedingte Fructose-Abbaustörung durch einen Verdauungsenzymmangel (Aldolase B) ist dagegen extrem selten; diese schwere Erkrankung geht mit Erbrechen und Unterzuckerung bis hin zum Koma einher.

Eine genetisch bedingte Lactoseintoleranz durch Verdauungsenzymmangel (Lactase) besteht bei fast allen Asiaten, bei bis zu 70 Prozent der Südländer, 20 Prozent der Mitteleuropäer und bei wenigen Skandinaviern und ist eigentlich keine Krankheit. Milch ist für Erwachsene kein notwendiges Nahrungsmittel. Die Lösung heißt: Milchprodukte meiden, nur in kleinen Mengen konsumieren oder zu lactosefreien Produkten greifen. Das fehlende Enzym kann auch in Form eines Nahrungsergänzungsmittels geschluckt werden.

Angesichts der ganzen glutenfreien Produkte im Supermarktregal könnte man annehmen, dass die Autoimmunkrankheit Zöliakie sehr weitverbreitet wäre. Dabei betrifft sie nur 0,5 bis 1 Prozent der Bevölkerung. Hier richtet sich das Immunsystem gegen Bausteine des Klebereiweißes Gluten und ein körpereigenes Enzym, das es im Darm abbaut. Dabei kommt es zu einer starken

Entzündung mit einer Zerstörung der filigranen Dünndarmschleimhaut. Gluten ist in vielen Getreidesorten enthalten (Weizen, Dinkel, Roggen, Gerste, Einkorn, Emmer und Kamut) und als Bindemittel in verschiedenen Speisen. Doch wird Getreide auch ohne Zöliakie in der Menge, wie wir es heute konsumieren, nicht besonders gut vertragen. Insbesondere kann der moderne Zuchtweizen, der ein natürliches, aber massiv hochgezüchtetes Pestizid namens Amylase-Trypsin-Inhibitor (ATI) enthält, zu einer übermäßigen Aktivierung unseres Immunsystems führen. Getreide, das in der Fabrik von seiner Vollkornhülle befreit wurde, enthält zudem zu wenig Ballaststoffe und Mikronährstoffe.

Industriell schnell verarbeitetes Brot wird oft nicht gut vertragen, da es ähnlich wie Süßstoffe Kohlenhydrate enthält, die im Dünndarm nicht verdaut und aufgenommen werden, sondern unverdaut in den Dickdarm gelangen und dort gären, wenn sie von Dickdarmbakterien zersetzt werden. Wer trotzdem gern Brot isst, sollte zu traditionell hergestellten Sorten greifen: In einem guten (Sauer-)Teig, der ein paar Stunden gehen kann, werden die blähenden Kohlenhydrate von den gärenden Milchsäurebakterien und Hefen abgebaut, und die Verträglichkeit des Brotes steigt.

Tatsache ist: Da Getreide erst seit dem Sesshaftwerden der Menschen vor ca. 10 000 Jahren auf unserem Speiseplan steht, hatte die Evolution zu wenig Zeit, um sich darauf ausreichend einzustellen. Das passt eindeutig zu meiner Beobachtung, dass Patienten immer wieder erleben, wie Entzündungen der Haut, des Stoffwechsels und der Organe schnell besser werden, wenn sie ihren Getreide- und vor allem Weizenkonsum drastisch einschränken oder gar beenden. Wissenschaftliche Erkenntnisse belegen, dass Gliadin aus dem Getreide die Durchlässigkeit der Darmschleimhaut für Reizstoffe erhöht und das Entzündungssystem aktiviert. Auch, wenn keine Zöliakie vorliegt. Die Symptome entsprechen denen eines Reizdarms.

In jedem Fall ist es sinnvoll, die Darmschleimhaut zu regenerieren und sich zugleich um eine Verbesserung der Darmflora zu bemühen. Das gilt auch für Menschen, die Histamin und damit verwandte Botenstoffe nicht richtig abbauen können und deshalb Darmbeschwerden haben. Histamin-Intoleranz ist nämlich oft ein Zeichen für eine gestörte Darmflora. Die Diagnostik bei Darmbeschwerden muss also umfassend sein: Allergietests, eine Ultraschalluntersuchung der Bauchorgane, eine Blut- und Stuhluntersuchung und eine Magen-Darm-Spiegelung sind sinnvoll. Dabei fahnden die Ärzte nach Erkrankungen der Verdauungsorgane oder auch nach dem Magenkeim *Helicobacter pylori*. Er gilt, wie bereits erwähnt, als einer der Hauptverdächtigen für Magenschleimhautentzündungen, kann aber auch für Geschwüre im Magen und Zwölffingerdarm sorgen. Wenn Sie Beschwerden im Oberbauch haben, Magendrücken nach dem Essen, Aufstoßen, Sodbrennen und Blähungen, kann das an einer Besiedlung mit diesem Bakterium liegen. Es schützt sich vor der ätzenden Magensäure durch die Produktion von alkalischem Ammoniak aus Harnstoff, mit dem es sich umgibt. Dabei entsteht Kohlenstoffdioxid, das in einem Atemtest nachgewiesen werden kann, wenn man dem Patienten zuvor speziell markierten Harnstoff zum Einnehmen verabreicht. Aber auch in Stuhlproben, durch eine Magenspiegelung oder mittels Blutuntersuchung kann nach dem Quälgeist gesucht werden.

Reizdarm

Sollten alle diese Untersuchungen zu keinem Ergebnis führen, haben Sie mit hoher Wahrscheinlichkeit einen Reizdarm, also Darmbeschwerden ohne eine genaue organische Ursache. Das wird manchmal belächelt und unter »Morbus Macke« abgetan, ist aber eine ernst zu nehmende Diagnose. Inzwischen hat man einige

Faktoren ausfindig gemacht, die diese Funktionsstörung im Darm begünstigen können. Dazu zählen Stress und psychische Belastungen ebenso wie Störungen des Darmnervensystems, Infektionen mit einer auch dadurch veränderten Darmflora, Fehler in der Ernährung, zu wenig Bewegung, schlechter Schlaf usw.

Die gute Nachricht: Ein Reizdarm ist zwar sehr unangenehm, aber keine gefährliche Erkrankung. Weil Reizdarm eine Ausschlussdiagnose ist, also keine andere Ursache gefunden werden konnte, geht es bei der Behandlung um ein Wiederherstellen der Balance mit Linderung der Beschwerden. Und weil die von Patient zu Patient unterschiedlich ausfallen können, gibt es kein allgemeingültiges Rezept.

Dem Darm was Gutes tun

Versuchen Sie, Kaffee und Cola zu meiden, rauchen Sie nicht. Streichen Sie Zivilisationskost wie Zuchtweizen, Fast Food, Süßstoffe, Farbstoffe, Konservierungsmittel und pestizidbelastete Nahrung vom Speiseplan. Nehmen Sie weniger Salz zu sich, die empfohlene Obergrenze liegt bei 5 Gramm pro Tag, also nicht mehr als ein gestrichener Teelöffel voll.

Lindernd wirken gängige rezeptfreie Mittel aus der Naturapotheke: Tees (Kümmel, Kamille, Schwarztee, Fenchel, Pfefferminze, Ingwer, Melisse), Heilerde, Gerbstoffkapseln (mit Tannin) und die Papayafrucht. Manchmal werden auch rezeptfreie Medikamente empfohlen, wie Krampflöser oder Entschäumer, die im Darm Gasbläschen auflösen sollen, die dort für Schmerzen sorgen. Diese Arzneimittel lindern allerdings nur die Symptome und gehen nicht an die Ursache. Mindestens zwei Liter Wasser oder Tee täglich helfen für einen leichtgängigen Stuhl. Regelmäßige Bewegung hilft dem

Darminhalt beim Flutschen. Auch Magnesium gehört zu den beliebten Geheimtipps, da es den Nerven und Muskeln des Darmschlauchs beim Arbeiten hilft. Und tunen Sie Ihre Darmflora. Sie ist ein wichtiger Schlüssel zur Behandlung des Reizdarms und eine der vermuteten Hauptursachen für Darmbeschwerden. Der modernste Ansatz beginnt dabei optimalerweise mit einer molekulargenetischen Untersuchung unseres liebsten Stoffwechsel-Endproduktes im Speziallabor. Denn wie heißt es so schön: Ist die Darmflora aus dem Lot, merkt man das an seinem Kot. Reizdarmpatienten haben in aller Regel eine Verschiebung ihrer gesunden robusten Darmflora, zu wenig liebe Bakterien, zu viele böse, was man Dysbiose nennt. Bei Betroffenen finden sich mikroskopisch kleine entzündliche Prozesse und auch eine übermäßig durchlässige löchrige Schleimhautbarriere. Teilweise fehlen ganze Gruppen gesundheitsförderlicher Darmbewohner, Immunsystemstärker, Schleimbildner, Schleimhautstabilisierer und Schutzstofflieferanten.

Ein vorbildlicher Kothaufen ist braun, mittelfest und mit einem pH-Wert von 6 leicht sauer. Er ist ein Muster an Artenvielfalt und beherbergt viele gesundheitsförderliche Bakterienarten (40 000 Darm-Bakterienarten sind bekannt). Je höher die Artenvielfalt, desto besser für die Gesundheit. Der Vorbild-Kot dürfte wohl der eines Steinzeitmenschen sein, der sich viele Ballaststoffe einverleibt hat. Heutige Haufen sind eher ein Häufchen Elend mit oftmals einer viel zu geringen Artenvielfalt. Die Schuldigen dafür sind industriell verarbeitete Nahrung und Antibiotika.

Wichtig ist ein ausgewogenes Verhältnis aller Bewohner untereinander und eine nicht zu hohe Anzahl an Hefepilzen. Eine ausgeglichene Bakteriengesellschaft sorgt dafür, dass die Schleimhautbarriere des Darms abgedichtet ist und so krank machende Allergene, Erreger und Schadstoffe keinen zu engen Schleimhautkontakt bekommen und in die Blutbahn übergehen.

Einfluss von Stress und faserarmer Ernährung auf die Darmbarriere

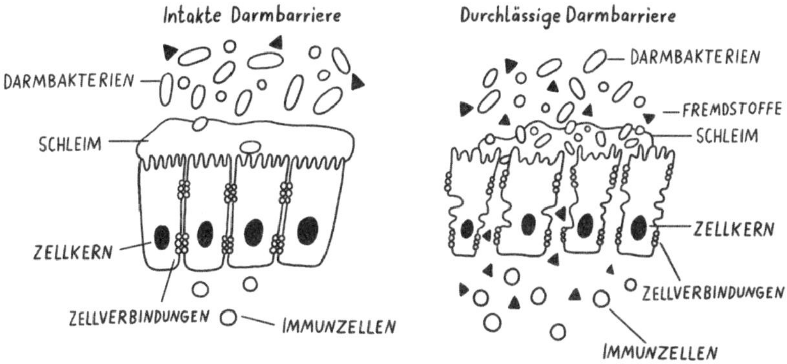

Unsere Mitbewohner im Darm stellen für uns Vitamine her, helfen bei der Aufnahme lebenswichtiger Mikronährstoffe, schützen vor Herz-Kreislauf-Erkrankungen, Krebs, Diabetes und Stoffwechselstörungen, stellen Boten- und Signalstoffe für ein starkes Immunsystem und unseren Hormonhaushalt her und wirken gegen Depressionen und Migräne. Die richtigen Bakterien bilden Schleim, der wie eine Pflegecreme unsere Darmschleimhaut geschmeidig hält, sodass die Wurst gut flutschen kann. Leider gibt es auch miese Gesellen unter den Bakterien, die mit Begeisterung den Schleim fressen, der Darmschleimhaut so ihre Schutzschicht nehmen und uns eine längere Sitzung auf dem Pott bescheren.

Die Grundlagen der Darmflora werden schon bei der Geburt gelegt. Wird ein Baby über die Vagina (super) oder per Kaiserschnitt (bitte mit Vaginalsekret einschmieren) entbunden, wird es gestillt (optimal) oder mit der Flasche ernährt – all das hat neben der Genetik Einfluss auf unsere Darmbewohner. Der größte Brocken folgt dann noch mit unserem Lebensstil.

Um die Darmschleimhaut abzudichten, geschmeidig zu pflegen und gegen Entzündung zu stärken, kann man nachhelfen: Essen Sie präbiotische Lebensmittel voller Ballaststoffe, die vom Körper nicht verdaut werden, und probiotische Lebensmittel mit lebenden Bakterien.

Präbiotische Ballaststoffe sind eine Art Düngemittel, die den lieben Bakterien als Futter dienen und ihnen beste Ansiedlungschancen bieten. Nebenbei reguliert man seinen Fettstoffwechsel, beugt Entzündungen und Krebsentstehung vor und wirkt Übergewicht entgegen. Böse krank machende Bakterien können sie hingegen nicht verdauen und werden somit verdrängt – ganz ohne Antibiotika. Um das Wachstum entzündungshemmender und schleimhautstabilisierender Bakterien (Bifidobakterien, Laktobazillen) besonders effektiv zu fördern, bieten sich folgende Lebensmittel an: Topinambur, Zichorienwurzel, Knoblauch, Zwiebel, Lauch, Artischocke, Spargel, Schwarzwurzel, Chicorée, Radicchio, Endivie, Brokkoli, Pastinake, Rote Beete, Zuckererbsen, Papaya, grünliche Banane, Melonen, Pfirsich, Cashewkerne und Pellkartoffelsalat. Gerade »in aller Munde und Därme« bei Reizdarm-Geplagten sind wegen der enthaltenen quellenden, schleimenden löslichen Ballaststoffe die beliebten Flohsamenschalen. Sie tragen zu einem großen Stuhlvolumen und gutem Flutsch bei. Nahrungsmittel mit hohem Faser-Ballaststoffgehalt sind Vollkorn, Hülsenfrüchte und Nüsse. Sie beschweren den Stuhl und unterstützen den Öffnungsreflex beim Stuhlgang. Ballaststoffe für eine fitte Darmflora werden in Apotheken auch als Nahrungsergänzungsmittel angeboten. Die heißen dann Fructo- oder Galacto-Oligosaccharide, resistente Stärke, Akazienfasern, Pektin oder Inulin. Um keine Verstopfung zu provozieren, sollte man ausreichend trinken. Bei Blähungen sollte man sich langsam an die Ballaststoffe gewöhnen. Manchen Patienten wird eine FODMAP-Diät empfohlen. FODMAP steht für »fermentierbare Oligo-, Di-, Monosaccharide und Polyole«. Man verzichtet für einige Wochen auf vergärende Kohlenhydrate aus Obst und Gemüse, Brot, Milchprodukten und Süßigkeiten. Dann führt man sie schrittweise wieder ein und beobachtet, was gut oder schlecht vertragen wird. Diese Diät widerspricht der Empfehlung, Fructo- und Galacto-Oligosaccharide zu sich zu nehmen, was wiederum vielen Reizdarm-Patienten exzellent hilft. Die Wissenschaft ist sich noch uneins.

Probiotische Lebensmittel sind »lebendiges Essen« mit großen Mengen attraktiver Darmbewohner. Sie finden sich in unpasteurisiertem Sauerkraut, koreanischem »Kimchi«, japanischem fermentierten Soja – »Natto« – und anderen fermentierten Lebensmitteln. Auch Sauermilch, Buttermilch, Joghurt mit lebendigen Kulturen, Kefir und Brottrunk tun der Darmflora gut, ebenso wie frischer Salat aus dem Garten, dessen Blätter auf natürliche Weise besiedelt sind. In Apotheken und Reformhäusern können Sie auch Präparate mit verschiedenen Bakterienmischungen als Nahrungsergänzungsmittel kaufen. Die Herausforderung bei der Einnahme ist es, diese Keime langfristig im Darm anzusiedeln. Es kann darum sinnvoll sein, sie immer mal wieder in den Speiseplan einzubauen. Gezielt kann man die passende Bakterienmischung auswählen, wenn man die oben erwähnte molekulargenetische Stuhlanalyse durchführen ließ und erfahren hat, was einem fehlt.

Doch die besten Lebensmittel nützen wenig, wenn wir sie hinunterschlingen. Nehmen Sie sich Zeit beim Essen, kauen Sie genüsslich und vermeiden Sie auch sonst jede Form von Dauerstress. Bei Stress ist der Sympathikusnerv aktiv, der Gegenspieler des Parasympathikusnervs. Ihn brauchen wir für eine gepflegte Verdauung, als den ruhigen, regenerativen Anteil des vegetativen Nervensystems. Sie wissen ja: In der Ruhe liegt die Kraft. Und das gilt auch für den Darm.

3 Neues aus der Gerüche-Küche: von Körperdüften und Schweißseen

Vor Kurzem suchte ich Verstärkung für unser Praxisteam. Nach Sichtung diverser Lebensläufe lud ich einen erfahrenen und seriös wirkenden Kollegen zum Vorstellungsgespräch. Nicht nur auf dem Foto, auch »in echt« war er von gepflegter Erscheinung, mit einem offenen, freundlichen Lächeln. Doch kaum hatte er Platz genommen, bekam ich beinahe Atemnot. Nicht wegen der Attraktivität des Herrn, nein, wegen seines Parfüms. Es war so intensiv und schwer, dass ich sofort eine Aversion gegen den Duft entwickelte und Kopfschmerzen bekam. Als er mir im Gespräch dann auch noch ungefragt erklären wollte, wie ich die Praxis noch besser und erfolgreicher aufziehen könnte, musste ich ihn leider auf der Stelle hinausbefördern. »Mansplaining« *und* enervierender Duft – das war nun wirklich eine unerträgliche Kombination!

Während der Kollege seine Selbst(duft)wahrnehmung wohl vornehmlich mit »unwiderstehlich« verbunden haben dürfte, war das aus Sicht meiner Nase gründlich missglückt. Ich konnte ihn einfach nicht riechen … Hinter diesem Satz verbirgt sich ein ganz elementarer Kern: Gerüche sind für unser Zusammenleben essenziell, daran hat sich im Laufe der Evolution nichts geändert. Geändert hat sich allerdings der Umgang mit unserer *natürlichen* Duftkomposition, die von den ganzen künstlichen Düften, mit denen wir uns besprühen oder einsalben, überdeckt wird. Und damit lassen sich wichtige Informationen nicht mehr eindeutig abrufen. Unser natürlicher Duft verrät der Umwelt nämlich allerhand über unsere Genetik, das Immunsystem und sogar die Blutgruppe (dazu gleich mehr).

Wir lieben gute Düfte – besonders die aus der Natur, von gutem Essen oder den Geruch eines geliebten Menschen. Für Eltern sind der Duft des Babyköpfchens oder der säuerliche Zehenzwischenraum-Käsegeruch des Säuglings einzigartig beglückend – ein elementares Erlebnis, das zeigt, dass wir durch Aromen und Duftstoffe beeinflussbar sind. Diese Erkenntnis hat die Kinderzimmer längst verlassen und ist ein zentraler Aspekt für die Manipulationsprofis von Werbung und Marketing geworden. Sie wissen, dass unsere Kaufentscheidung wesentlich über den Duft geleitet wird und nicht durch die Vernunft – und das gilt selbstverständlich nicht nur für den Kauf von Kosmetika oder Parfüm, wo das ja noch naheliegend wäre. Gezielte Duftverbreitung und Geruchsinszenierung macht uns auch auf anderen Feldern kaufbereiter, hungriger oder einfach begieriger: Unser Appetit wird angeregt, wenn Braten- oder Brötchenduft in die Einkaufspassage gelenkt wird. Und ein amerikanisches Klamottenunternehmen lockte durch die Kombination von sexy Duftwolken und knackigen Jungs am Eingang scharenweise junge Mädchen in die schummrig ausgeleuchteten Läden. Natürlich kann nicht nur das Kaufbedürfnis durch Duftstoffe angeregt werden, sondern auch unser Begehren. Dass wir von manchen Menschen magisch angezogen werden, hat sehr viel mit deren Körperchemie zu tun und dem optimalen Zusammenwirken mit unserer Körperchemie.

Bedenkt man, wie wichtig also unser natürlicher Duft ist, umso interessanter ist es, dass Körpergeruch fast automatisch mit negativen Assoziationen belegt ist. Wir denken an beißenden Schweißgeruch, Stinkefüße und andere Ausdünstungen und verbinden all das sofort mit einer Wertung: Geruch = unsauber. Fast schon zwanghaft wird allen Eventualitäten vorgebeugt, damit bloß nichts riecht. Wir setzen parfümierte Waschmittel mit Frühlingsduft ein und anschließend womöglich noch blumige Weich- oder Duftspüler. Unser Duschgel riecht nach Alpenaroma oder kerligem Mann, dem »Duft, der Frauen provoziert«. Die Bodylotion duftet nach Tropenfrucht, das Parfüm nach Zitrus oder Zeder. Das Deo erinnert an Meeresbrise, der Lipgloss riecht nach Erdbeeren, das Haarspray nach Vanille. Sogar das Klopapier riecht, je nach Jahreszeit auch schon mal nach Spekulatius.

Wer beschließt, einfach nur nach sich selbst zu duften, oder wer unter einer Kontaktallergie gegen Duftstoffe leidet (nach Nickel immerhin der zweithäufigste Auslöser für eine Überreaktion mit Juckreiz, Rötung, Bläschen und Pickelchen), hat in unserer olfaktorisch dauerberieselten Zeit einen schweren Stand. Und wer zugibt, sich nicht täglich zu shampoonieren, zu seifen, zu cremen und zu parfümieren, gilt schnell mal als unhygienisch und kann sogar zum sozialen Outsider werden. Obwohl dieser Mensch in Wahrheit eher einen neutralen, kaum wahrnehmbaren sanften Duft verströmen wird. Das glauben Sie nicht? Dann sollten wir uns schleunigst ansehen, wonach wir Menschen normalerweise (wohl-)riechen und warum schlechte Gerüche dennoch entstehen können.

Unser individueller Geruchs-Fingerabdruck

Die Entstehung von Körperduft und Körpergeruch geht auf eine Vielzahl interessanter Einzelkomponenten zurück. Wenn wir mal alle künstlichen Düfte außen vor lassen würden, könnten wir feststellen, dass jeder Mensch anders riecht, jeder sozusagen seinen individuellen Geruchs-Fingerabdruck hat. Auf unserer Haut tragen wir nämlich einen vielfältigen »Bakterienzoo« mit ganz unterschiedlichen Bewohnern herum. Welche Arten und wie viele unser Zoo beherbergt, hängt von zahlreichen Faktoren ab, zum Beispiel vom Geschlecht, von der Absonderung unterschiedlicher Geschlechtshormone, von der Hautbeschaffenheit (schwitzig, fettig, trocken ...) und davon, ob diese viel oder wenig Horn produziert. Das Alter spielt natürlich auch eine Rolle, weil sich Hormonkomposition und Aktivität unserer Talgdrüsen im Laufe des Lebens immer wieder verändern. Unser Gesundheitszustand und die Ernährung wirken ebenfalls auf unser Aroma, und selbstverständlich hat die Genetik, wie bereits erwähnt, ihre Finger im Spiel. So haben Asiaten in der Regel einen dezenteren Körpergeruch als Europäer. Bei ihnen ist das Transport-Protein ABCC11 inaktiv, weshalb Stoffe, die für die Geruchsentstehung nötig sind, nicht über die Duftdrüsen an die Hautoberfläche transportiert werden.

Nun möchte ich Ihnen aber die wichtigsten Einflussfaktoren für die Entstehung unseres Geruchs kurz vorstellen.

Haut-Mikrobiom

Die Mikroorganismen unserer Hautflora – Pilze und Bakterien wie Staphylokokken, Corynebakterien und Mikrokokken – haben einen riesigen Einfluss auf unseren Körpergeruch. Unsere Haut liefert ihnen eine ganze Reihe unterschiedlicher Stoffwechselprodukte als Nahrung. Neben Wasser kommen Salz, Harnstoff, Eiweiße, Botenstoffe, Kohlenhydrate und Fette auf den Tisch. Die Bakterien finden das natürlich lecker und langen kräftig zu. Und nach so einem Festmahl geht es den Bewohnern unserer Haut nicht anders als uns selbst. Bei der Verdauung entstehen flüchtige Duftmoleküle, die aufsteigen und – je nach Aroma – die Nasen unserer Mitmenschen beglücken oder irritieren.

Diese biogenen Amine und kurzkettigen flüchtigen Fettsäuren sind chemisch gesehen nichts anderes als körpereigene ätherische Öle und Duftmoleküle, nur dass sie nicht gerade nach Minze und Eukalyptus riechen, sondern schon mal nach intensiv stinkenden

Aromen wie Butter-, Ameisen- oder Essigsäure. Aromen, die sich auch im Emmentaler und im Limburger Käse, in ranziger Butter, im Ziegenstall und in Erbrochenem finden.

Bei Männern dominieren unter den Stinkern die Corynebakterien, die stechende Geruchsstoffe produzieren. Frauenschweiß hingegen riecht häufig säuerlich, was daran liegt, dass sich auf weiblicher Haut Mikrokokken besonders wohlfühlen, und die produzieren unter anderem Butter- und Essigsäure. Besonders gern setzen sie sich auch in synthetischer Sport- oder Funktionskleidung beiderlei Geschlechts fest, was erklärt, warum diese Textilien selbst nach sehr kurzer Tragezeit schnell einen strengen Geruch freisetzen. Die Mikrokokken überleben fröhlich planschend den Waschgang in der Maschine, weil man diese Klamotten ja nur bei 40 Grad waschen darf, obwohl geruchstechnisch 90 Grad angezeigt wären. Solche Temperaturen würden die Mikrokokken nicht überleben, das schicke Funktionsteilchen aber auch nicht. Bei Körpertemperatur fühlen sich die Mikrokokken dagegen pudelwohl und gehen sofort wieder an ihre duftende Arbeit, sobald der Sportdress wieder mit Ihrem Körper in Berührung kommt. Wärme, etwas Feuchtigkeit, wunderbar! Und schon wird aus dem frisch gewaschenen Shirt ein übler Stinker.

Auch wenn das etwas ökomäßig aussieht: Das klassische Baumwoll-Leibchen, das man bei hohen Temperaturen waschen kann, wäre geruchstechnisch sinnvoller. Das gilt übrigens für die meisten natürlichen Materialien, auch für Wolle, Leinen oder Leder. Sollten Sie eine Lederhose besitzen, überprüfen Sie mal, wie gut die innen riecht, obwohl Sie die ja nie in die Waschmaschine schmeißen. Für Stinkbakterien sind Lederhosen kein guter Platz, die verduften da lieber. Dasselbe Phänomen ist auch bei Fellschuhen zu beobachten. Es gibt sie inzwischen modisch-schick oder auch klassisch im Eskimostil. Selbst bei täglichem Gebrauch und sogar, wenn Sie sie den ganzen Winter über barfuß tragen, ist ihre Duftnote astrein, wohingegen Socken manchmal schon nach ein paar Stunden in die Wäsche müssen.

Mit anderen Worten: So, wie Zivilisationskost schlecht für unseren Stoffwechsel ist, ist Zivilisationskleidung schlecht für unseren Körpergeruch. Der ist quasi noch in der Steinzeit hängen geblieben, weshalb er auch mit Mode à la Familie Feuerstein besser klarkommt. Die Fetischszene hat das offenbar erkannt, jedenfalls setzt sie mit großem Vergnügen auf Lederschlüpfer und -BHs.

Und wir selbst produzieren im Übrigen Lockstoffe und deren Hormonabbauprodukte Androstenon, Androstenol, Androstadienon und Estratetraenol. Ob es sich um echte Pheromone handelt, wie man sie von Tieren kennt, ist unsicher. Pheromone sind chemische Botenstoffe, mit denen Individuen, die zu einer Art gehören, nonverbal Informationen austauschen. Die aufgeführten Hormonabbaustoffe funktionieren offensichtlich dennoch wie eine Art Signal für das andere Geschlecht. Sie entstehen durch enzymatischen Abbau von Sexualhormonen, die von den Duftdrüsen abgesondert wurden; und dieser Abbau wiederum wird von unseren Hautbakterien fortgesetzt.

Die Wissenschaft versucht, diese stimulierenden Düfte zu umschreiben: Demnach riechen Männer eher nach Mischungen aus Urin, Sandelholz, Moschus und Käse, Frauen eher nach Zwiebel, Hering, Sauerrahm und Blumen. Auf den ersten Blick nicht besonders betörend, aber unsere Nase scheint auf diese Duftessenzen zu stehen. Im vorderen Teil der Nasenscheidewand gibt es eine Art Schleimhautschlauch, an dessen Ende sich Sinneszellen und Nervenfasern befinden. Bei diesem sogenannten Vomeronasalorgan könnte es sich um die animalisch-evolutiven Reste eines Pheromon-Schnupperorgans handeln. Darüber hinaus reagiert auch die Haut auf Düfte, und zwar über bestimmte Rezeptoren. Inwieweit sie diese Informationen auch in den Körper hineinleiten kann, ist allerdings noch unbekannt.

Ob wir wollen oder nicht, die Natur hat uns so gepolt, dass wir möglichst unsere Art erhalten. Wenn wir also glauben, wir hätten kopfmäßig die Kontrolle über unser Verhalten und würden bewusst selbst entscheiden, ob der Typ gegenüber ein echter Liebespartner ist, dann stimmt das nur zum Teil, denn unser Körper hat zuvor längst biochemisch entschieden: hopp oder top. Und damit kommen wir zur Genetik, und die sollte passen.

Genetik, Gesundheit und Lebensphase

Damit wir uns auf dem Markt von unserer besten genetischen Seite präsentieren können, sondert unser Schweiß sogenannte MHC-Moleküle ab. Sie duften nicht im eigentlichen Sinne, wohl aber nehmen wir sie über Rezeptoren unserer Riechschleimhaut unbewusst wahr. Solche genetischen Duftkomponenten schützen oftmals auch vor Inzest, da hier die Duftinformationen den eigenen zu ähnlich sind – hier scheint die Natur einen Sicherungsmechanismus eingebaut zu haben, damit die möglichen Nachkommen nicht gefährdet werden.

Allerdings gibt unser Eigengeruch der Umwelt oder zumindest der Arztnase verschlüsselte Hinweise auf unseren Gesundheitszustand. Die Arztnase riecht immer mit. Schwere Organerkrankungen, Wunden, sich zersetzendes Gewebe und Krebserkrankungen können den Körpergeruch merklich ändern. Auch Hautkrankheiten haben ein charakteristisches Aroma: Menschen mit Neurodermitis riechen oft leicht süßlich, weil ihre Haut an den betroffenen Stellen stärker mit Staphylokokken besiedelt ist. Erkrankungen, die mit fettiger Haut einhergehen, wie fettige Ekzeme, Kopfschuppen, Akne oder fettige Rosazea riechen eher bitter-herb. Medikamente, die wegen einer Erkrankung eingenommen werden müssen, werden ebenfalls ausgedünstet.

Auch werden Sie eindeutig erschnuppern, wenn jemand raucht, Alkohol getrunken oder Knoblauch verzehrt hat. Abbauprodukte unserer Nahrung gelangen über die Darmwand ins Blut und von dort in die Schweißdrüsen. Die Sensibleren unter Ihnen werden Vegetarier als angenehmer riechend empfinden als Fleischfresser. Das hat zumindest eine Studie ergeben, bei der männlicher Achselschweiß auf seine Attraktivität hin überprüft wurde. Frauen, die nicht die Pille einnahmen (das hätte ihr Duftbeurteilungsvermögen gestört), befanden die Düfte vegetarischer Männerachseln als angenehmer, anziehender und maskuliner als die Düfte jener Achseln, deren Besitzer rotes Fleisch verzehrt hatten. Überraschenderweise schnitten die männlichen Knoblauchesser vergleichsweise gut ab: ihr Achselschweiß war ebenfalls »zum Anbeißen«. Ganz anders dürfte es sich da mit dem Atem verhalten haben … Dieser Superschweiß verrät unserem Ur-Ich, dass sich hier jemand gesund ernährt, deshalb bestimmt ein guter Genlieferant ist und vermutlich auch über den Akt der Zeugung hinaus als Elternteil noch länger zur Verfügung steht.

Jede unserer Lebensphasen hat eine eigene Geruchswelt. Babys, die Milch trinken, duften mild, Kinder riechen insgesamt schwächer, weil sie noch keine Pubertätshormone abdampfen. Teenagerhaut hingegen sondert jede Menge Talg ab und verströmt beträchtliche Mengen von Sexualduftstoffen. Die Kids benehmen sich nicht nur so, sie riechen auch nach Pubertät. Doch auch im mittleren Alter, solange unsere Sexualorgane fleißig arbeiten, verströmen wir die Information »jetzt Eisprung«, »gerade schwanger«, »Ich will mich paaren« oder, etwa bei frischgebackenen Vätern, »Ähm, jetzt mal gerade kein Interesse an anderen Frauen, bin grad frisch Papa« (der Testosteronspiegel sinkt da nämlich für die erste Zeit und macht ihn wenigstens da echt treu …). Ältere Menschen riechen anders als Menschen mittleren Lebensalters, weil bei ihnen die Hormonzusammensetzung verändert ist, die Hormone sinken, die Hautfettproduktion zurückgeht; die Haut wird trockener, der Bakterienzoo stellt sich um. Das Mikrobiom, unser treuer Begleiter in allen Lebenslagen, verändert sich also mit uns im Sturm des Lebens.

Und täglich ächzt das Mikrobiom

Für unsere Umwelt wäre unser natürlicher Eigenduft theoretisch wie ein offenes Buch. Praktisch verhindern wir jedoch eine ausführliche Lektüre. Wir leiten fehl, verwirren und überdecken mit allerlei Duftstoffen und künstlichen Aromen. Heißt das nun, dass Sie sich nie wieder waschen sollen? Natürlich nicht! Aber Sie sollten wissen, was Seifen, Duftstoffe und Co. Ihrem Körper antun. Für uns Hautärzte erfüllt das Duftstoffgemetzel inklusive obsessivem Reinheitskult nämlich den Tatbestand der Körperverletzung.

Tägliches Duschen ist zwar erlaubt, aber nicht nötig. Im Gegenteil, man hat bei mehrwöchigen Nichtduschern festgestellt, dass sich auf der Haut keine Krankmacher vermehren, sondern quasi bereits ausgerottete Bakteriensorten wieder ansiedeln. Solche etwa, die vor Asthma und Ekzemen schützen. Das Mikrobiom der Haut gerät nämlich vor allem aus dem Tritt, wenn wir es täglich, manchmal sogar mehrfach am Tag, attackieren. Das Abseifen mit Waschsubstanzen wäscht unsere schützenden Hautfette aus und macht die Haut trocken. Das Verwenden alkalischer Seifen sorgt dafür, dass der Säureschutzmantel alkalisch wird, und zwar bis zu acht Stunden. Genauso lange braucht die arme Haut, um den Schutzmantel mühselig wieder von pH 10 auf pH 5 herunterzusäuern. Ein Zeitintervall, in dem unsere schützende und Säure liebenden Türsteherbakterien auf der Haut außer Gefecht gesetzt sind. Für Krankmacher wie Viren, Pilze und schädliche Bakterien – auch jene, die unschönen Körpergeruch erst freisetzen – ist das eine Einladung, die sie nur zu gerne annehmen.

Bioseifen sind hier übrigens keine Alternative. Auch wenn sie natürliche Öle als Rückfetter und keine künstlichen Duftstoffe enthalten, sind sie dennoch alkalisch und schaden damit der sauren Hautbarriere. Sauer macht lustig – das gilt auch für einen angenehmen gesunden Körpergeruch, getragen von einem schlagkräftigen Hautmikrobiom. Sauer (das heißt, der pH-Wert liegt unter 7) sind in unserem Körper alle Regionen, die Abwehrarbeit leisten müssen: die Haut mit pH 5, die Vagina mit pH 4, der Magen mit pH 1,5 und der Darm mit pH 6.

Also: Duschen Sie gerne täglich, dann aber mit klarem Wasser. Nur an den Geruchskrisenherden – Achseln, Leisten, Analfalte und Füße – setzen Sie, falls Sie sich dann besser fühlen, ein saures Duschgel (also ein Syndet, ein synthetisches Tensid) ohne Duft-, Farb- und Konservierungsstoffe aus dem Bioladen ein, mit einem sauren pH-Wert von um die pH 5 und am besten mit ganz milden Zucker- und Kokostensiden. Ein solches Duschgel trocknet die Haut weniger aus, die Schutzbarriere wird nicht angegriffen. Solche Syndets gibt es auch für die Handwäsche.

Ein weiterer Trick für guten Duft ist die Verwendung von Apfelessig. Geben Sie einen Esslöffel Apfelessig in einen Liter Wasser und benetzen Sie damit nach dem Duschen die zu Geruch und Infektionen neigenden Krisenareale. Schwitzige Körperfalten wie die Achseln, die Leistengegend, aber auch Kopfhaut und Haar werden sich freuen. Diese selbst gemachte Spülung stärkt den Säureschutzmantel, besänftigt Hautentzündungen, bekämpft

Hautinfekte und sorgt für ein gutes Körperaroma. Die Essigkomponente verfliegt von selbst, also nicht unbedingt wieder abspülen.

Gegen ein Deo ist nicht allzu viel einzuwenden, solange es vertragen wird. Deodorants übertünchen das Achselaroma mit anderen Düften und enthalten Bakterienhemmer, also Antiseptika. Sogenannte Antitranspirantien enthalten Aluminiumverbindungen, die die Ausführungsgänge der Schweißdrüsen verengen. Sie wirken am effektivsten, jedoch steht Aluminium unter Verdacht, Demenz und Brustkrebs auszulösen. Letzteres ist bislang unbewiesen, und bis zu einem gewissen Grad kann man das Risiko, das von Antitranspirantien ausgehen soll, auch relativieren. Insgesamt stehen nämlich ganz andere Aluminiumquellen viel weiter oben auf der Skala für Gesundheitsrisiken. Aluminium ist das dritthäufigste Erdkrustenmetall. Es findet sich auch im Wasser und in Gemüse, es ist in Impfstoffen enthalten, in Magentabletten, in Alugeschirr und Alufolie. Wenn Sie zu Hause Reste vom Mittagessen gerne mal mit Alufolie bedecken, bevor Sie sie in den Kühlschrank stellen, bitte Vorsicht: Wird saures und salziges Essen mit Alu bedeckt oder in einem Alugeschirr aufbewahrt, lösen sich nennenswerte Aluminiummengen heraus, die anschließend über das Lebensmittel direkt in den Körper gelangen.

Eine intakte Hautbarriere aber hält Alu aus dem Antitranspirant weitgehend draußen. Wer auf Nummer sicher gehen will, trägt es nicht auf frisch rasierte Haut auf oder nutzt eben Produkte ohne Aluminium, sprich ein normales Deo. Weil Sprays die Atemwege reizen können, rate ich hier eher zu Rollern, Stiften oder Cremes.

Für starke Schwitzer sind die Antitranspirantien jedenfalls eine segensreiche Erfindung. Auch Botox, in die Achselhaut gespritzt, blockiert für etwa ein halbes Jahr die Übertragung des Nervenbotenstoffes auf die Schweißdrüsen, sodass man in dieser Zeit

»trocken« ist. Recht gute Erfolge gegen schwitzende Achseln lassen sich auch mit eingelegten nassen Schwämmen erzielen, durch die schwacher Gleichstrom geleitet wird (Leitungswasseriontophorese); er verändert den Transport von Ionen in der Schweißdrüse und sorgt für eine Verengung der Schweißdrüsenausführungsgänge. Außerdem ist die chirurgische Schweißdrüsen-Absaugung eine Option. Die operative Durchtrennung des großen Sympathikusnervs bzw. das Anlegen eines Clips im Inneren des Rumpfes sind dagegen mit reichlich Nebenwirkungen belastet. Wer die vermeiden will, ist vielleicht auch schon mit speziellen Tabletten gegen starkes Schwitzen gut beraten.

Wissenschaftler versuchen derzeit, einen neuen Weg zu gehen. Viele der herkömmlichen Therapien (Antiseptika, Desinfektionsmittel und Antibiotika) gegen Stinkbakterien und Krankmacherbakterien töten als Kollateralschaden auch die lieben Bakterien. Um das zu vermeiden, wird an biofreundlichen Lösungen gearbeitet. Eines Tages gelingt vielleicht sogar die Verpflanzung eines lecker riechenden Mikrobioms und die Ansiedlung von Anti-Stink-Bakterien von einem Menschen auf den anderen. Erste Biotherapien sind in der Erforschung und Entwicklung: Dabei geht es um Bakteriensprays oder probiotische Cremes mit dem Ziel, das Hautmikrobiom zu stärken, wovon die Abwehr und der Duft der Haut profitieren. Schon jetzt findet man auf dem Markt erste Pflegeprodukte, die von Bakterien produzierte Signalstoffe enthalten. Sie stimulieren gesund machende Bakterien wie *Streptococcus epidermidis* und drängen die krank machenden Kollegen wie *Staphylococcus aureus* zurück.

Bis uns all diese neuartigen Therapieformen in Töpfchen und Tiegeln für diverse Beschwerden im Apotheken- oder Drogeriemarktregal erwarten, wird allerdings noch etwas Zeit vergehen. Bis dahin müssen Sie sich mit den herkömmlichen Tricks behelfen.

In jedem Fall sollte man bei einem Arzt vorstellig werden, wenn man – besonders nachts – plötzlich stark zu schwitzen beginnt. Möglicherweise gilt es, nach einer Krankheit, wie einer Entzündung, Infektion, Herz-Kreislauf- oder Stoffwechselstörung, einer Organerkrankung oder auch Krebs zu fahnden. Nächtliches Schwitzen, bei dem mehrmals das Nachthemd gewechselt werden muss, ist ein Alarmzeichen, manchmal begleitet von Fieber und ungewolltem Gewichtsverlust. Mediziner nennen es »B-Symptomatik«, weil es begleitendes Symptom einer schweren inneren Erkrankung sein kann.

In der Käseabteilung: von stinkigen Socken und heißen Füßen

Vor ein paar Wochen war ich bei der Massage. Ich hatte mich gerade genüsslich auf der Liege ausgestreckt, Gesicht und Nase zeigten durch das bequem gepolsterte Loch in der Liege nach unten, und der Masseur begann, sanft meinen Nacken durchzukneten. Der Alltag fiel ab von mir, ich konnte loslassen und träumen. Doch da stieg ein strenger Geruch zu mir auf, der mich stark an den Tilsiter in meinem Kühlschrank erinnerte. Mit der Entspannung war es erst mal vorbei.

Warum DER Käsefuß männlich ist, erschließt sich erst auf den zweiten Blick. Tatsache ist, größere Menschen haben eine höhere Schweißproduktion als kleinere. Ein großer Mann schwitzt mehr als eine kleine Frau. Aber dies gilt auch umgekehrt. Die Schweißmenge steigt bei beiden Geschlechtern im Sommer, um der Überhitzung des Körpers qua Klimaanlage über die Verdunstungskälte Abkühlung zu verschaffen.

Dass wir hin und wieder auch auf feuchtem Fuß leben, ist ein

Überbleibsel aus Zeiten, da unsere Vorfahren noch ohne High Heels oder Budapester durch die Savanne streiften. Ein leicht feuchter Fuß ist nämlich eine Antirutschbeschichtung für den Barfuß, wenn er auf der Flucht ist. Dann steigert das Stressnervensystem die Schweißproduktion. In der Steinzeit war das wichtig, heute dient der feuchte Film genau wie die Hornhaut an der Fußsohle als köstlicher Tummelplatz für allerlei Geruchserreger.

Isovaleriansäure ist eine von mehreren stark stinkenden kurzkettigen Fettsäuren, die dann entsteht, wenn *Staphylococcus epidermidis,* ein normaler Hautbewohner, die Aminosäure *Leucin* im Schweiß abbaut. Sie riecht nach Käse. Männer scheiden deutlich mehr dieser Aminosäure aus als Frauen. Doch damit nicht genug: Andere Bakterien sorgen für eine faulige oder säuerliche Note. Darüber hinaus wird bei stark riechenden Füßen regelmäßig *Bacillus subtilis* gefunden, dessen Geruchsproduktion jedoch alles andere als subtil ist.

Ähnlich wie bei Zivilisationskleidung ist es auch mit Zivilisationstretern: Turnschuhe hat die Evolution nicht vorgesehen, denn sie lassen wenig Luft an unsere Füße. Aber auch ein eleganter Lederslipper kann übel müffeln. Hier liegt es nicht am Material, sondern am Schnitt der Schuhe. Sind sie so eng, dass die Zehen aneinandergepresst werden, sammelt sich Fußschweiß in den Zehenzwischenräumen. In diesen dunklen, feuchten und salzigen Ritzen beziehen zum Beispiel Bakterien der Gattung *Brevibacterium epidermidis* gern Quartier, deren enger Verwandter *Brevibacterium linens* bei der Herstellung von Limburger Käse Verwendung findet und dessen Duftprofil ganz nebenbei Malaria-Mücken magisch anzieht.

Ötzi, unser Steinzeitvorfahre, litt sicher nicht an Käsefüßen. Seine Latschen mit einer Sohle aus Bärenleder ließen den Zehen Platz, sie waren durch die Einlage von Heu und Lindenfasern zugleich luftig und wärmeisolierend, boten also ein optimales Fußklima. Richtige Bär-Bequemschuhe eben … Ledersandalenträger haben übrigens auch heute noch ein sehr geringes Fußkäserisiko. Viel Luft und Platz, Verdunstungsmöglichkeit und keine Sockenfasern, die den Abtransport von Feuchtigkeit hemmen und bakterienfreundlich sind.

Was lernen wir daraus? Freiheit für die Füße, lassen Sie mal Luft ran und verzichten Sie bitte (schon aus modischen Gründen) unbedingt auf die Socken in den Sandalen.

Weitere Optionen gegen Fußgeruch

Schuh-Einlagen	Zedernholz, Zimt, Aktivkohle, Silberfäden	für Geruchsbakterien unattraktiver Wohnraum
Leitungswasser-iontophorese	verengt Schweißdrüsenausführungsgänge	verordnungsfähiges Gerät
Fußbad	Sud aus Eichenrinde mit Salbei	natürlicher Gerbstoff, zieht die Schweißdrüsen-Ausführungsgänge über Eiweißfällung zusammen (da ballen und verknäulen sich Proteine, was zu einer Schrumpfung des Gewebes führt), bekämpft Entzündungen, trocknet die Haut
Tee dazu trinken	Salbei	die ätherischen Öle wirken als pflanzliches Medikament an den Nerven schweißhemmend
natürliche ätherische Öle	Citral, Citronellol, Geraniol	hemmen die Bildung von Isovaleriansäure; Kontaktallergien selten möglich

Apropos Kontakt: Sollten Sie einen Partner oder eine Partnerin mit köstlich wohlriechenden Füßen haben, füßeln Sie regelmäßig miteinander. So können Sie auf angenehme Weise und sehr preisgünstig ein wenig von seinem oder ihrem Mikrobiom einheimsen. Und der Kampf Gut gegen Böse kann beginnen. Möge die Macht mit Ihnen sein und den Käse in den Kühlschrank verbannen.

Alles fit im Schritt?

Der deutsche Fußball-Bundestrainer hat es uns allen vorgemacht. Vor laufenden Kameras schob sich der Trainer der Nationalmannschaft während eines wichtigen Fußballspiels gedankenverloren die Finger in die Hose. Als sie wieder zum Vorschein kamen, schnupperte er ausgiebig daran. Die Aufnahmen landeten in den sozialen Netzwerken, einige Kicker kamen in Verlegenheit, diesen Vorgang vor Journalisten bewerten zu müssen, und alle machten sich lustig. Dabei war es für den Trainer offenbar sehr beruhigend, in einer spannenden sportlichen Situation, in einem stressigen Moment ganz bei sich zu sein. Was seine Finger da ertastet hatten, schien ihm gefallen zu haben, und auch die Geruchsprobe fiel sichtbar zu seiner Zufriedenheit aus: Testosteron pur. Ja, so konnte dieser Ur-Kampf gelingen, den er und seine Mannen auf dem Platz ausfochten!

Was der Trainer da getan hat, war unbeabsichtigt sehr medienwirksam, aber vor allem sehr menschlich. Wer hat sich noch nicht den Finger mal in irgendeine Körperöffnung oder -falte gesteckt und anschließend daran geschnuppert? Manchmal verzückt, ob des Duftes, manchmal aber auch verbunden mit der Feststellung: puh, bäh. Vor allem, wenn es um die Gebiete unterhalb des Nabels geht. Da kommt schnell die Frage auf: »Ich rieche untenrum nicht gut, was kann das sein?«

Die Ursachen dafür können ganz verschieden sein. Manchmal ist es aber nur die eigene persönliche Wahrnehmung. So zweifeln viele Frauen am guten Duft ihrer Vagina, obwohl eine gesunde Vagina niemals unangenehm riecht. Die meisten Männer würden vermutlich sogar sagen, sie duftet anziehend. Also fragen Sie als erste Kontrollinstanz am besten den Menschen, mit dem Sie das Bett teilen …

Duftdrüsen und Geschlechtshormone

Der charakteristische Geruch des Intimbereichs entwickelt sich in der Pubertät, wenn die Geschlechtshormone über die Duftdrüsen signalisieren: »Hallo, es ist so weit, hier kommt ein potenzieller Geschlechtspartner!« Die geniale Vorkehrung der Natur bei dieser freudigen Meldung: Unser erotisches Duftmarketing lockt, wie bereits erwähnt, nur den an, der zu einem passt und der über eine vielversprechende genetische Ausstattung und eine möglichst intakte Gesundheit verfügt. Wenn man sich gegenseitig gut riechen kann, auch im Intimbereich, dann heißt das, es könnte klappen mit der Liebe, vor allem aber mit gesunden, robusten Nachkommen.

Ein effektiver Duftverstärker ist dabei unser Schamhaar, weil es unser Körperparfüm aufnimmt und zerstäubt. Ob sexuelles Geruchssendungsbewusstsein oder eine modebewusst enthaarte Genitalzone uns persönlich wichtiger sind, muss nun jeder für sich entscheiden. Allerdings: Schamhaar ist nicht nur einfach oller Wildwuchs, es hat neben der Duftverteilung noch weitere wichtige Funktionen. Es legt unsere Körperfalten trocken und hilft bei der Belüftung, andernfalls wird es schneller muffig, schwitzig und feucht. Man könnte sagen, Schamhaare sind so eine Art natürlicher Baumwollschlüpfer, der Luft an intime Stellen lässt und verhindert, dass die sensible Haut dort durch Schweißansammlungen aufgeweicht wird.

Was aber könnte nun wirklich unangenehm riechen? Wie wir wissen, machen es sich Milliarden von Bakterien auf unserer Haut gemütlich. Unser kleiner Hautbakterienzoo mag es geschützt und gehegt, optimalerweise bei einem sauren pH-Wert. Im Intimbereich dagegen sorgen die Duftdrüsen für etwas weniger saure Stimmung, das heißt, das Milieu ist stärker alkalisch. In dieser dunkelschwülen Umgebung versammeln sich andere Bakterien als zum Beispiel auf unserem gut beleuchteten und trockenen Handrücken.

Diesen geruchlichen Intim-Fingerabdruck bezeichnen Romantiker gern als den Duft der Liebe. Bei der Morgentoilette dominieren dann aber die Nichtromantiker. Da wird geschrubbt und geseift, auf dass da ja nichts rieche. Doch das ist im wahrsten Sinne des Wortes verlorene Liebesmüh: Nach jedem Waschen ist das »alte« Aroma schnell wieder da, denn die Duftdrüsen und unsere Bakterienflora liefern unermüdlich Nachschub, auf dass ihre durch Seife dezimierte Population wieder die alte Stärke erlange. Wenn unsere Intimflora im Gleichgewicht ist, wenn wir also nicht zu sehr von außen eingreifen, riecht da nichts unangenehm. Unangenehm wird es erst, wenn wir unserem Schritt mit alkalischen Seifen zu Leibe rücken und den Wohlriechbakterien den Lebensraum zerstören. Deshalb gilt auch im Intimbereich: Wer zu viel seift, der stinkt! Für ähnliche Effekte sorgen übrigens auch schwitzige Slipeinlagen und Unterwäsche aus Synthetik, die wie ein Brutkasten wirken. Also lieber den klassischen Feinripp-Schlüpfer aus Baumwolle tragen und im Leistenbereich zu milden sauren Waschsubstanzen (synthetisches Tensid ohne Duftstoffe) greifen.

Ein ganz besonderes Milieu

Nicht nur der äußere Intimbereich hat seinen eigenen Geruch, auch die Schleimhaut duftet, und das naturgemäß recht zart. Riecht es hier dagegen ungewöhnlich, kann das ein Zeichen für ein ernsthaftes Problem sein, das nichts mit mangelnder Hygiene zu tun haben muss. Es könnten sexuell übertragbare Erkrankungen dahinterstecken, die nicht immer mit weiteren erkennbaren Beschwerden wie Ausfluss oder Brennen einhergehen. Deshalb kann man solche Infektionen auch unbemerkt beim Sex weitergeben. Ein Abstrich, eine Urin- und beim Mann zudem eine Spermauntersuchung sind hier wichtige diagnostische Mittel.

Leiden Frauen unter einem unangenehmen Geruch aus ihrer Vagina, kommt der nur selten allein. Immerhin dreißig Prozent aller Frauen im fortpflanzungsfähigen Alter klagen hin und wieder über Fischgeruch, einhergehend mit gräulichem Ausfluss, ohne dass sie eine klassische sexuell übertragbare Erkrankung haben. Sie leiden unter einer bakteriellen *Vaginose*. Ein Zustand, der sehr belastend sein kann und besonders dann auftritt, wenn Sperma die Vagina durchlaufen hat, oder – aus der anderen Richtung – Menstruationsblut. Beide Flüssigkeiten liefern eine große Menge an abbaubarem Eiweiß und heben den sauren pH-Wert der Vagina von rund 4 auf über 4,5 an. Man geht von einer Immunstörung mit einer Verschiebung der natürlichen Vaginalflora aus. Ist der pH-Wert der Schleimhaut zu hoch, vermehren sich die falschen Erreger. Sie bauen Eiweiß ab und bilden Verwesungsstoffe, die den fischigen Geruch bewirken. Einer dieser Stoffe ist das bereits beim Thema Mundgeruch erwähnte Cadaverin …

Um das gesunde saure Vagina-Milieu kümmert sich eine große Gruppe von Milchsäurebakterien (Laktobazillen), die sogenannten Döderleinbakterien. Sie reichern bis zu 18 mg Milchsäure in der Vagina an, stellen aber auch H_2O_2 (Wasserstoff-Peroxid) her und, mit den Bakteriozinen, eine Art natürliches Antibiotikum. So entsteht ein saures Milieu, das für auf welchem Weg auch immer eingeschleppte Infektionserreger toxisch wirkt und sie effektiv wegätzt. Sollten ein paar standhafte Keime diesen Säureangriff überstehen, errichten die Laktobazillen an der Vaginawand eine Biobarriere. So kann sich kein böser Erreger dort festsetzen.

Dennoch findet man auch in einer gesunden Vagina ein paar wenige potenziell krank machende Bakterien und Hefepilze, die von der Haut oder aus dem Darm kommen oder von Besuchern eingeschleust werden. Doch erst wenn die Abwehrkräfte samt Döderleins geschwächt sind, können diese Eindringlinge wirklich Schaden anrichten. Psychosozialer Stress, eine verlängerte Periode, Antibiotika, die Pille, Rauchen und sehr häufig wechselnde Sexualpartner können die Bakterienbalance empfindlich stören. Diskutiert wird auch ein Vitamin-D-Mangel und eine aus dem Lot geratene Darmflora. Tür und Tor für allerlei Bakterien öffnen aber auch Vaginalspülungen mit Wasser, da Wasser mit einem pH-Wert von 7 viel zu alkalisch für den Vaginalschlauch ist. Daher sollte man nur die äußere Schleimhaut (Vulva) mit warmem Wasser und ganz ohne Waschzusätze reinigen. Ziehen Sie bei der Wäsche sorgfältig alle Läppchen und Fältchen auseinander und spülen Sie die gesamte von außen sichtbare Schleimhaut von Sekretresten und abgeschilferten Zellen ab. Das selbstreinigende System der Vagina bleibt davon unberührt und im Gleichgewicht. Das Gegenteil ist der Fall, wenn Sie der Vagina mit Intimlotionen, Sprays, parfümierten Feuchttüchern und dergleichen zu Leibe rücken.

Bei einer verschobenen Vaginalflora wurden lange Zeit ausschließlich Vaginal-Zäpfchen mit Döderleinbakterien eingesetzt. Inzwischen gibt es heilende Scheidenbakterien auch als Probiotikum zum Einnehmen: Sie wandern über den Darm in die Vagina, sorgen dort wieder für Ruhe und Ordnung – und für einen angenehmen Duft. Das Einfüllen saurer Gele und Vitamin C in die Vagina ist ebenfalls beliebt. Das kann schlechte Gerüche zwar schnell bekämpfen, wirkt aber nicht sicher gegen eventuell vorhandene Biofilme mit *Gardnerella vaginalis* und *Atopobium vaginae* – so heißen jene Erreger, die den Fischgeruch erzeugen … Selbst mit Antibiotika kann man den Dingern kaum beikommen, weshalb Rückfälle gehäuft vorkommen. Hat so ein penetranter Keim erst mal die Macht übernommen, wird man ihn nur schwer wieder los. Bisher setzte man auf die Stärkung des Immunsystems, den Wiederaufbau einer sauren Vaginalflora und die Impfung mit Laktobazillusvakzinen. Aktuell wird erforscht, welche weiteren Optionen es gibt. So hoffen Forscher auf den Einsatz ungiftiger Stoffe – Enzyme, Anti-Bakterien-Eiweiße, ätherische Öle oder die Substanz Ethylpyruvat –, die unerwünschten Biofilm-Bildnern ohne Resistenzen und Nebenwirkungen den Garaus machen könnten.

Übrigens: Jeder Biofilm im Untergeschoss kann beim Sex weitergegeben werden. Dennoch wird eine Partnerbehandlung bei der bakteriellen Vaginose im Gegensatz zu »echten« Geschlechtskrankheiten bisher nicht empfohlen.

Apropos Partner: Falls Sie, liebe Männer, sich nun entspannt zurücklehnen und denken, das geht mich alles nichts an – auch Sie können von Gardnerella vaginalis befallen werden, und auch Ihr bestes Stück kann übel riechen. Daher ist ihm und damit verbunden auch der Hygiene ein ganz eigenes Kapitel namens »Männer-Spezial« gewidmet, mit dem es auch gleich weitergeht. An dieser Stelle nur so viel: Es gibt da unten jede Menge Schleimhäute, in denen es gewaltig kreucht und fleucht. Meist sind es liebe Mikroben, manchmal kehren aber auch Krankmacher in dieses einladende Klima ein. Doch bei einer guten Abwehr und regelmäßiger Reinigung mit warmem Wasser sollte es normalerweise keine Probleme geben: warmes Wasser marsch, Vorhaut zurückziehen, waschen, Vorhaut wieder vorschieben. Fertig. Danach kurz das Schamhaar kraulen und in die Feinrippunterhose schlüpfen. Besser geht's nicht, zumindest nicht aus Sicht Ihres Mikrobioms im Schritt. Männerpenisse, die mit vielen Anaerobiern besiedelt sind, also Bakterien, die ohne Luft unter einer üppigen Vorhaut leben, haben ein erhöhtes Risiko, sich mit HIV anzustecken. Beschnittene Penisse sind stärker belüftet, diese Männer leiden daher seltener unter HIV. Sie tragen ohnehin insgesamt weniger Mikroben auf der trocken gelegten Eichel, geben seltener lästige Keime weiter (auch wenn das keine Garantie ist). Frauen beschnittener Partner haben seltener eine bakterielle Vaginose.

TEIL II

Wenn Sex und Liebe uns wirklich jucken: gemischte GEFÜHLE untenrum

4 Männer-Spezial

Waren das schöne Zeiten, als es noch den Penisknochen gab, wie bis heute bei anderen Säugetieren. Gorillas, Wölfe, Bären, Walrosse und viele andere männliche Wesen diverser Gattungen haben Penisknochen. Der des Walrosses ist stolze 60 cm lang! Unsere direkten Vorfahren, die Affen, haben nur noch einen 1 bis 2 cm langen, der Schimpanse sogar nur noch ein lächerliches Knöchelchen in seiner Eichel. Leider hat die Evolution den Penisknochen für den modernen Mann abgeschafft – und damit das Thema Erektionsschwäche aufs Tapet gebracht.

Woran liegt's? Die Antwort wird Sie vielleicht überraschen: an unserer mehr oder weniger monogamen Lebensweise. Der Mann muss heute nicht mehr allzeit begattungsfähig und -bereit sein, um das Weibchen in hektischer Eile zu befruchten, bevor die Konkurrenz auf den Plan tritt. Das war dereinst besonders dann wichtig, wenn nicht so oft ein Weibchen zur Verfügung stand, jede sich bietende Gelegenheit genutzt werden musste und durch den im Penis integrierten Knochen immer ein Volltreffer, sprich der spontane Vollzug auch unter Zeitdruck möglich sein musste. Außerdem schützte der Dildo-Knochen unserer Vorfahren die schlauchförmige Harnröhre im Inneren des Penis vor mechanischen Schäden.

Der heutige vergleichsweise monogam oder zumindest seriell monogam lebende Mann kann sich in seiner Beziehung meist auf die Anwesenheit seiner Partnerin verlassen. Er kann sich Zeit nehmen, in Erregung zu kommen, ohne Angst zu haben, dass gleich der Nachbar vorbeikommt und ihm die Frau wegbalzt. Er kann in

Ruhe und gegenseitigem Einvernehmen kopulieren. Evolutionstechnischer Vorteil der Monogamie ist, dass der Mann sich nicht ständig und an jeder Ecke Geschlechtskrankheiten einfängt, mit denen er sonst womöglich seinen gesamten Steinzeit-Stamm angesteckt und gefährdet hätte. Dafür muss der heutige Menschenpenis ohne Knochen im Bedarfsfall die Versteifung aber auch ganz allein in Szene setzen. Das macht er mit einer Art Hydraulikpumpe zur Aufrichtung des Kolbens. Gelingt das eindrucksvoll, signalisiert es dem archaischen Anteil im Weibchen: Hier steht ein kerngesunder Mann, mit dem die Vermehrung sich lohnt. Richtet der Penis sich hingegen nicht auf, könnte ein ernsteres Leiden dahinterstecken – aus evolutionsbiologischer Sicht kein guter Start für die Produktion von Nachwuchs. Also regelt es die Natur von selbst, die Vermehrung findet nicht statt.

Der von Frauen mitunter in tröstender Absicht ausgesprochene Satz: »Das ist doch jedem schon mal passiert«, kann wissenschaftlich nur bekräftigt werden. Nahezu jeder Mann kennt diesen Moment, der zwar unangenehm ist, aber eigentlich kein Anlass zu Sorge. Erst wenn die Stehschwäche über einen Zeitraum von mehr als sechs Monaten immer wieder auftritt und einen Koitus in über 70 Prozent der Versuche verhindert, besteht medizinischer Handlungsbedarf. Aber bevor wir uns die erektile Dysfunktion genauer ansehen, sollten wir die Frage klären, was bei einer Erektion eigentlich passiert.

Die Erektion ist die Wünschelrute des Herzens

Damit sich der Penis wie eine aufblasbare Hüpfburg aufrichtet und dann auch ausreichend lange steht, ist die Grundvoraussetzung erst einmal Entspannung. Dazu kommen schöne Gedanken und erregende Sinneseindrücke. Berührungen des Penis und der erogenen Zonen an der Haut stimulieren das Erektionszentrum am unteren Ende des Rückenmarks. Von dort gelangen schließlich Nervenimpulse zum Penis. Der Nerv, der das bewerkstelligt, ist der bereits erwähnte Parasympathikus. Er ist eine der Komponenten des vegetativen Nervensystems und damit beteiligt an der unwillkürlichen Steuerung der inneren Organe und des Blutkreislaufs. Der Parasympathikus wird nicht von ungefähr als »Erholungs-« und »Ruhenerv« bezeichnet, denn er ist für den Aufbau körpereigener Reserven, die körperliche Entspannung, Verdauung und Erweiterung der Blutgefäße zuständig.

Der Erregungsreflex wird vom Hirn wesentlich beeinflusst. Wenn die Atmosphäre stimmt, darf es weitergehen, wenn aber Stress und andere Störungen auftreten, kommt der Penis im wahrsten Sinne des Wortes nicht zur Entfaltung. Gibt das Gehirn jedoch grünes Licht, erweitern sich die kleinen Blutgefäße, die die Schwellkörper im Penis wie einen Küchenschwamm aufquellen lassen. Damit das funktionieren kann, braucht es Stickstoffmonoxid; dieser Botenstoff entsteht aus der Aminosäure L-Arginin und lässt die Penisgefäße durch Entspannung der Gefäßmuskeln weit werden, der Penis lässt sich dann so richtig volllaufen. Wenn man das weiß, wird auch klar, dass alles, was die Gefäßqualität beeinträchtigt, zu Impotenz führen kann: Übergewicht, erhöhte Blutfettwerte, Bluthochdruck, Rauchen, Diabetes mellitus und natürlich Stress. Die bekannten Stresshormone Adrenalin und Noradrenalin sind wahre Potenzkiller. Sie steigern Blutdruck und Herzschlag, der Penis zieht den Kürzeren.

Läuft alles nach Plan, wird die derbe Penishülle, die man durch die Haut bei Erregung gut fühlen kann, bei einem blutvollen Glied gespannt. Es kommt zum Druckanstieg wie bei einem vollgepumpten Reifen. Der Penis wächst, wird steif und schaut abenteuerlustig nach oben. Da das Blut nur langsam über die abgedrückten Venen in den Körper zurückströmt, kann der Penis auch längere Zeit steif bleiben. Bei einer Gerinnungsstörung, durch manche Medikamente, Veränderungen im Blutbild, neurologische Erkrankungen, Tumoren und Penisverletzungen, aber auch durch Kokain, kann es vorkommen, dass das Blut im Penis zum Gerinnsel verklumpt und eine Dauererektion auslöst. Das klingt vielleicht für manchen verlockend, kann aber zu einer sehr schmerzhaften und nicht ungefährlichen Angelegenheit werden. Sie ist dann auch keinesfalls mehr von Lustgefühlen begleitet.

PENIS UND EREKTION

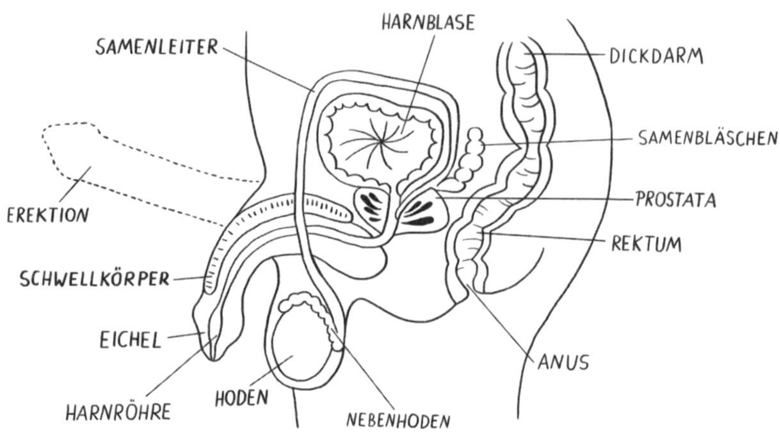

Der Parasympathikus stimuliert die Harnröhrendrüsen, der Lusttropfen bildet sich. Er ist eine Art Putztruppe, die die Harnröhre für den eigentlichen Spermienstrom hübsch macht. Daneben ist der Lusttropfen das eigenproduzierte ideale Biogleitmittel für den

Eintritt in die Vagina. Allerdings kann er bereits Spermien enthalten, die noch vom letzten Mal übrig sind, auch wenn das schon länger zurückliegt. Die Partnerin kann schwanger werden, selbst wenn vor dem eigentlichen Showdown ein Kondom ins Spiel kommt.

Der Parasympathikus reagiert übrigens auch bei Durchfall und Erbrechen überaktiv. Wer also über der Schüssel hängt und plötzlich eine Erektion verspürt, mag glauben, dass Kotzen glücklich macht. Aber das nur nebenbei …

Bei zunehmender mechanischer Reizung der Eichel wird nun auch der Sympathikusnerv aktiviert, der als Gegenspieler des Parasympathikus auf den Plan tritt. Im Ejakulationszentrum des Rückenmarks wird dann irgendwann Alarm ausgelöst, und die unwillkürliche glatte Muskulatur des Nebenhodens, des Samenleiters, der Prostata und der Samenbläschen zieht sich zusammen. Die Harnröhre wird gedehnt, der Dammmuskel kontrahiert rhythmisch, und schon schleudert die Samenflüssigkeit heraus. Parallel werden Herzschlag und Atmung heftiger, die Pupillen weiten sich, Schweiß wird abgegeben, und die Muskulatur verhärtet sich. Nach dem Orgasmus erfolgt die Rückbildung. Der Beischlaf-Reflex hat Pause und muss sich erholen.

Wofür braucht man seine Erektion sonst noch so? Nachts beispielsweise zum Training der Penisfunktion. Tagsüber – wie bei einem meiner Patienten – zu Demonstrationszwecken:

In meiner Sprechstunde zeigte mir der Mann besorgt eine braune Veränderung auf seinem Phallus. Ich betrachtete die Stelle mit dem Mikroskop und meinte, dass er sich keine Sorgen machen müsse, es handele sich nur um eine gutartige oberflächliche Hornvermehrung, eine *Seborrhoische Keratose,* ein Lebensknubbel, etwas uncharmant Alterswarze genannt. Er war schon bei einem anderen Arzt gewesen und blieb weiter skeptisch: Ich hätte bestimmt nicht gründlich genug geschaut … »Moment bitte«, sagte er, »ich mache ihn mal eben hart.« Ruckzuck war der Hornknubbel mit wenigen Handgriffen aufgespannt auf einem nun stehenden Phallus und erneut bereit für die kritische Beurteilung. Eine erektile Dysfunktion lag also eindeutig nicht vor, aber der Hornknubbel blieb weiterhin ein Hornknubbel.

Kleiner Freund, was nun?

Was aber, wenn der Penis aus der Pause gar nicht mehr herauskommt? Wenn sich nichts mehr aufrichtet, egal, wie sehr stimuliert wird? Eine solche über einen längeren Zeitraum gehende erektile Dysfunktion nimmt mit steigendem Alter zu. Bei den 30- bis 39-Jährigen sind es bis zu 4 Prozent der Männer, bei den 70- bis 80-Jährigen betrifft es schon mehr als die Hälfte. Bis zum Alter von 40 Jahren spielen nach groben Schätzungen in 50 Prozent der Fälle psychische Gründe eine Rolle. Im weitesten Sinne zählen dazu Stress, Biorhythmus, Tagesform und Sorgen, die auch die Penisseele bedrücken. Wenn Depressionen, Ängste und Überforderung den Stressnerv Sympathikus zu früh überaktiv werden lassen, hat der Parasympathikus keine Chance und der Ständer einen Hänger. Gerade dann, wenn man endlich die lang ersehnte neue Flamme klargemacht hat und sie sich hingebungsvoll bereit macht, streikt ER vor lauter Aufregung.

Potenz, ein prächtiger Phallus und sexuelles Stehvermögen sind die Urbereiche männlicher Selbstdefinition. Ein schlaffes Glied ist dementsprechend ein gigantisches Stigma und ein Tabu. Die Dunkelziffer derer, die mit Potenzstörungen zu kämpfen haben, dürfte daher vermutlich höher liegen als in Statistiken erfasst. Das kann man auch daran erahnen, dass manche Männer unter dem

Vorwand einer Vorsorgeuntersuchung zum Arzt kommen, aber eigentlich Tabletten für eine bessere oder überhaupt eine Erektion verschrieben bekommen wollen …

Der Umgang mit Potenzstörungen muss – auch seitens des Arztes – sensibel, einfühlsam, geduldig und möglichst zurückhaltend erfolgen. Und die Partnerinnen sollten bei akuter Penis-Weichheit am besten selbst auch weich reagieren und erst einmal für Entspannung sorgen, damit ER vielleicht wieder Spannung bekommt. Wenn sie hingegen Druck auf die Männerseele ausüben, wird der Stress immer größer und die Wiederauferstehung immer unwahrscheinlicher … Das Schlimme ist, dass sich die Männerpsyche selbst genug unter Druck setzt und den nächsten Einsatz fürchten wird. Wenn das der Fall ist und die Potenz sich über einen längeren Zeitraum verkrümelt hat, ab zum Arzt und nach möglichen Ursachen suchen lassen! Die mangelnde Stehfähigkeit kann nämlich auch ein Alarmsignal für eine ernst zu nehmende Erkrankung sein. Denn nicht in allen Fällen ist es Stress oder Testosteronmangel, der den harten Tatsachen entgegensteht. Oftmals können sich dahinter erste Anzeichen einer koronaren Herzerkrankung verbergen oder auch eine Folgeerkrankung aufgrund eines Diabetes.

Natürlich wird der Urologe zur Sicherheit nach organischen Störungen suchen, die die Penisfunktion beeinträchtigen, nach Nervenschäden und Störungen des Hormonhaushalts. Körperliche Ursachen oder die Einnahme von Medikamenten sind weitere mögliche Gründe für die Standschwäche, etwa Betablocker gegen hohen Blutdruck und Psychopharmaka. Und schließlich können auch Schäden an den Schwellkörpern oder eine Prostatavergrößerung eine Rolle spielen. Der häufigste organische Auslöser einer erektilen Dysfunktion ist eine krankhafte Veränderung der Blutgefäße. Die schlappe Wünschelrute kann daher auch ein erster

Hinweis auf eine Durchblutungsstörung des Herzens oder der Schlagadern sein. Besonders gefährdet sind Raucher, Diabetiker, Alkohol-Missbräuchler, Übergewichtige sowie Männer mit Fettstoffwechselstörungen und Vitaminmangel. Lassen Sie also hin und wieder mal einen großen Blutcheck machen und abklären, ob hier alles im Lot ist. Denn ist zum Beispiel die Aminosäure Homocystein zu stark im Blut vertreten, schädigt sie die Gefäße und erhöht das Risiko für hohen Blutdruck, Herzinfarkt, Thrombosen, Schlaganfall und Demenz, aber auch für eine erektile Dysfunktion. Gesenkt wird sie durch ausreichende Blutspiegel an Folsäure, Vitamin B_6 und B_{12}. Interessanterweise scheint auch regelmäßiger Sex (mindestens einmal pro Woche) den Homocystein-Spiegel zu senken. Sex ist also gesund!

Was tun bei schlapper Rute und Lattenrost?

Wie so oft ist die Änderung ungesunder Lebensgewohnheiten auch bei diesem Problem Tipp Nummer 1. Stress abbauen, Bewegung, eine gesunde Ernährung und vor allem: in Ruhe darüber reden, und zwar bei länger anhaltenden Schwierigkeiten auch mit dem Arzt, damit gravierendere Ursachen ausgeschlossen werden können. Und was ist jetzt mit den Gegenmitteln? Etwa jenen, die in nahezu jeder TV-Zeitschrift angepriesen werden? Da stößt man auf Bilder hoffnungsvoll lächelnder Senioren neben fetten Überschriften: »Erektionsstörungen? Wirksame Hilfe bei nachlassender Potenz!« Angepriesen werden homöopathische Pillen, Heilkräuter und Nahrungsergänzungsmittel. Zwar mit schwankender Kundenzufriedenheit, aber da die Erektion stark von Versagensängsten mitgesteuert wird, können selbst allerlei halbmedizinische Heilmittel und sogar Placebos erfolgreich sein. Der Glaube an die Wirkung, wo gar keine ist, kann manchmal eben nicht nur Berge versetzen – bei Erektionsstörungen kann der Placeboeffekt in bis zu 30 Prozent der Fälle helfen.

In vielen Fällen ist die bereits erwähnte Aminosäure L-Arginin nützlich, die in hoher Dosis von etwa 3–5 Gramm pro Tag eingenommen werden kann. Sie verbessert die Penisdurchblutung im Erregungszustand. Am beliebtesten sind in der Urologenszene aber bekannte Klassiker, Viagra und Co., deren Wirkstoffe Sildenafil, Tadalafil, Vardenafil und Avanafil heißen. Sie können je nach Produkt entweder kurz vor einem anstehenden Sexualevent geschluckt werden oder, wie Tadalafil, in niedriger Dosis (5 mg) täglich für Spontaneinsätze und mit einer Dosierung von 20 mg als »Weekend Pill« eingesetzt werden, weil der Wirkstoff lange im Blut bleibt. Diese Mittel hemmen ein Enzym, das den Abbau von Erregungsstoffen fördert. Sie können dadurch länger wirken. Zwiebel und Knoblauch setzen im Organismus übrigens Natur-Viagra frei: Schwefelwasserstoff; es senkt den Blutdruck und erweitert die Penisgefäße.

Wenn sich nachts der Penis noch regt und die Morgenlatte steht, aber beim Sex der Gedanke an die Steuererklärung die Erregung plattmacht, dann sind diese Mittel besonders erfolgreich einsetzbar, denn dann liegt keine größere organische Ursache vor.

Eine neue, noch wenig verbreitete Methode, um den Penis wieder stoßfähig zu bekommen, ist die Stoßwellentherapie. Getestet wurde sie zunächst an impotenten Ratten, deren Penisse durch die kleinen Stoßwellen wieder stehfähig und hart gemacht wurden. Gute Erfolge erzielte man später bei Patienten, die einen krummen Penis haben, weil sich das Gewebe meist an der Oberseite plattenförmig oder knotig verhärtet hat. Die Ursache dieser Erkrankung, die naturgemäß zu Problemen und Schmerzen beim Sex führen kann, ist bisher unbekannt. Ähnlich wie beim Rütteln zum Auflockern schmerzender verhärteter Muskeln beim Orthopäden, wird in sanfter Form auch der Penis behandelt. Bei Gewebeverhärtungen, die noch nicht länger als sechs bis zwölf Monate bestehen, stellen sich sehr gute Erfolge ein. In den meisten Fällen reicht pro Woche eine 15-minütige Sitzung, damit sich nach insgesamt fünf Wochen die Verhärtung löst und der Penis wieder gerade werden kann. Keine Angst, die hochenergetischen Stoßwellen tun nicht weh. Man nimmt an, dass die Wirkweise über eine Verbesserung der Elastizität des Bindegewebes funktioniert, was sich gleichzeitig positiv auf die Durchblutung und somit die Erektionsfunktion auswirkt und daher auch bei funktionsgeschwächten Penissen einen Heilversuch wert ist.

Use it or loose it: Schwellkörpertraining

Was rastet, das rostet, und das gilt auch für den Penis. Gerät Mann aus der Übung, neigt er zu Erektionsstörungen. Die Gründe dafür sind vielfältig. Zunächst einmal ist ein Drittel der Schwellkörper mit dem Beckenboden des Mannes verbunden. Der sollte möglichst stahlhart sein, damit das durch Erregung in den Penis geleitete Blut nicht direkt wieder abfließt und die Schwellkörper leerlaufen. Frauen sagt man im Beckenbodentraining, dass sie die Scheide nach innen ziehen und mit ihr »Aufzug fahren« sollen. Erste Etage, zweite, dritte, vierte und wieder runter. Männern kann man hier als Pendant raten, nun einfach mal »gefühlt« die Penisspitze in den Leib zu ziehen. Probieren Sie das doch mal aus – eine einfache, kleine Übung, die eine große Wirkung haben kann. Auch Elektrostimulation, wie man sie aus dem Sport kennt, mit kleinen auf den Damm und auf den Penis geklebten Elektroden, trainiert den Beckenboden mit seinen Potenzmuskeln, stimuliert Muskelzellen und Nerven des Liebesapparates und verbessert die Explosivität der Performance, übrigens auch bei Normalpotenten ohne bisherige Einschränkungen. Das übernehmen mitunter auch Krankenkassen. Beckenbodentraining mittels Pilates oder Yoga oder auf einem medizinischen Reha-Gerät ist für weibliche und männliche Beckenböden gleichermaßen liebesfördernd.

Außerdem sollten Sie von Zeit zu Zeit flirten, sozusagen präventiv. Denn das treibt Ihren Testosteronspiegel sofort messbar in die Höhe, und Testosteron macht nun einmal potent. Regelmäßige Sauerstoffzufuhr ist ein Jungbrunnen für den Penis. Damit meine ich nicht, dass Sie ihn soundso viele Stunden am Tag aus dem Hosenstall hängen müssen, damit er an die frische Luft kommt. Er erhält seinen Sauerstoff über das einströmende Blut. Ist der Penis unbenutzt schlaff, ist der Sauerstoffgehalt des Blutes vor Ort recht niedrig. Das ändert sich schlagartig, wenn die Schleusen offen sind und frisches sauerstoffhaltiges Blut in die Schwellkörper strömt und die regionalen Sex-Nerven und Gewebestrukturen pflegt. Wer gerade kein anregendes Gegenüber hat, kann seine Schwellkörper auch im Handbetrieb regelmäßig mit einer Extraportion Blut-Sauerstoff versorgen. Deshalb kümmert sich Ihr Penis zusätzlich auch um sich selbst. Dass er es gut mit Ihnen meint, zeigt sein autonomes Training, das er für Sie durch drei bis fünf nächtliche Erregungen und mit der prachtvollen Morgenlatte erledigt. Denn er weiß, im Wachzustand ist jederzeit ein Einsatz denkbar, dafür muss man trainiert und fit sein!

Wussten Sie, dass fünfmal in der Woche Ejakulieren laut Studien vor Prostatakrebs schützt? Und die Damenwelt ist sich einig, ohne dass es dazu allerdings ernsthafte Studien gibt: Frisch-Sperma ist bekömmlicher, sowohl was die Konsistenz betrifft (flüssig versus zäh) als auch den Geschmack (Salzigkeit und Aroma nach Kastanienblüten, Götterbaum oder Berberitzenblüten). Den Samen also redlich zu verschwenden steht zwar im Gegensatz zu frommen religiösen Auffassungen, ist aber medizinisch absolut indiziert. Und wer den Geschmack zusätzlich tunen will: frische Ananas essen und viel Wasser trinken sollen sehr hilfreich sein.

Manche Männer haben den Geschmack ihres eigenen Spermas noch nie gekostet, weder mal so mit sich allein, noch nachdem es ihre Geliebte getan hat. Manche wollen nach erfolgreichem Oralverkehr ihre Liebste auch nicht küssen, sie ekeln sich davor, dass sich möglicherweise noch etwas Sperma an ihren Lippen befindet. Fragt sich, ob diese Scheu Resultat einer verklemmten Sexualerziehung ist, die den salzigen Saft als böse und unmoralisch abstempelt, wenn er nicht ausschließlich dazu genutzt wird, Leben zu zeugen? Oder ob die Geschmäcker einfach verschieden sind, das soll ja auch Frauen betreffen. Beziehungspflege ist immer sinnvoll – das gilt für Paare genauso wie für die autoerotische Variante. Denn wer mit seinem Penis auf Du und Du steht, leidet auch nicht so schnell an Versagensängsten. Zeit für Entfaltung sollte sich also jeder Mann regelmäßig nehmen. Quasi auf Rezept. Alle Warnungen, dass Onanieren angeblich blind macht oder Rückenmarksschwund verursacht, sind längst widerlegt …Und wenn Sie dann hin und wieder mal kosten, lernen Sie Ihren eigenen Geschmack kennen, merken, wann Sie wie schmecken, und mit der Zeit werden Sie feststellen: Ja, das bin ich, lecker und liebenswert.

Wenn es eng wird für den Penis: Phimose

Was klingt wie eine zarte, empfindliche Blume, bezeichnet in Wahrheit eine lästige und sehr beeinträchtigende Verengung der Vorhaut. Die Vorhaut hat bekanntlich verschiedene Formen und Längen, genau wie der Penis, den sie umhüllt. Zärtlich sprechen manche auch vom Socken oder Zipfel. Sie dient dem Schutz der sensiblen Eichel (der urzeitliche Mann auf der Jagd, nur mit einem

Lendenschurz bekleidet, war froh, dass nicht jeder längere Grashalm seine Eichel peitschte, kratzte oder schrammte), außerdem eignet sich die Vorhaut gut als Spielzeug für den Eigentümer und/oder alle weiteren Beteiligten. Vorausgesetzt natürlich, das gute Stück ist nicht beschnitten (dazu gleich mehr).

Bis zum Alter von etwa sechs Jahren ist es ganz normal, dass die Vorhaut eng ist und als rüsselförmiger Zipfel den (unbeschnittenen) Penis ziert. Der evolutive Sinn dahinter: Die Eichel der Kids unserer Vorfahren wurde durch die natürliche Vorhautverengung geschützt. Interessanterweise fanden Forscher nur genau zwei Tastkörperchen pro Quadratzentimeter auf der Vorhaut. Zum Vergleich: Auf der Fingerbeere, den Tastballen auf der Innenseite unserer Finger, befinden sich 150 pro Quadratzentimeter und sie sind auch fünfmal so groß. Ab einem Alter von etwa 15 Jahren bildet sich die Sensitivität der Vorhaut parallel zum Anstieg der sexuellen Nutzung des Penis drastisch zurück, die Tastkörperchen werden noch weniger. Die Vorhaut wird elastisch und weitet sich, sodass sie problemlos über die Eichel zurückgezogen und wieder vorgeschoben werden kann. Schon bei 95 Prozent der 16-Jährigen flutscht das ganz gut. Manchmal bleibt die Vorhaut aber zu eng oder verengt sich im Laufe des Lebens: Man empfindet Engegefühl und Schmerzen, der Urin kann nicht richtig ablaufen, bläht die Vorhaut auf wie einen Wasserbombenballon. Ständige Infektionen mit Rötung, Schwellung oder Nässen begleiten das Geschehen. Eine unelastische, entzündete Vorhaut lässt sich manchmal vielleicht noch über die Eichel zurückziehen, aber dann nicht mehr zurück nach vorne schieben. Ist die Eichel derart im festen Würgegriff, kann sie stranguliert werden und sogar absterben. Ein Notfall – sofort zum Urologen!

Um eine leichte Verengung erst mal konservativ zu heilen, verordnen Ärzte für rund vier Wochen eine stärkere Kortisoncreme.

Sie soll die Entzündungen beruhigen und die Haut erweichen. Bei Anzeichen einer Infektion wird außerdem mit Antibiotika, Antipilzmitteln, Ölen und antiseptischen oder antientzündlichen Penisbädern gearbeitet. Genau wie Frauen profitieren Männer mit Untenrum-Infekten von einer Sanierung der Darmflora mit lieben gesundheitsförderlichen Bakterien. Die Abwehr muss einfach stimmen! Wie bei allen Körperkrisen ist es daher sinnvoll, auf die Mikronährstoffe (Vitamine, Spurenelemente, Fettsäuren) im Blut zu achten. Diabetiker müssen ihren Blutzucker perfekt einstellen, Rauchen ist natürlich verboten. Im Übrigen sollte man der zarten Vorhaut generell und erst recht im vorgeschädigten Zustand nicht maßlos Gewalt antun: Sie kann bei zu ausgelassener Mechanik reißen und Narben entwickeln, was die Situation weiter verschärft. Besonders leicht passiert das dem Penisbändchen (Zügel) an der Unterseite im Eifer des Gefechts. Sollten alle konservativen Therapien nicht mehr helfen, muss die Vorhaut chirurgisch entfernt werden.

Schnapp, ab: Beschneidung

Die Beschneidung ohne medizinischen Grund ist ein sehr hitzig und kontrovers diskutiertes Thema. In den USA und bei Juden erfolgt sie kurz nach der Geburt, bei Muslimen im Kindesalter. Praktiziert wird sie seit vielen Tausend Jahren. Man nimmt an, dass ein Drittel der männlichen Weltbevölkerung beschnitten ist. Theorien und Mythen, ob beschnittene oder unbeschnittene Männer nun die größere sexuelle Standfestigkeit haben und die besseren Liebhaber mit den stärkeren Empfindungen sind, gibt es in beide Richtungen, die meisten Studien zeigen aber, dass es keine großen Unterschiede gibt. Das ist besonders wichtig für Männer, die sich aufgrund einer Verengung oder chronischen Entzündung die Vorhaut abnehmen lassen müssen und sich Sorgen um ihr zukünftiges Gefühlsleben machen.

Studien, die Männer vor und nach Beschneidung »durchgemessen« haben, belegen: Männer hatten nach einer Beschneidung keine Einschränkungen ihrer Sexualfunktionen, Gefühlswelt, Befriedigung oder Lust. Die überwiegende Anzahl bewertete den Eingriff als vorteilhaft für ihren sexuellen Genuss oder gleichbleibend. Nur eine Minderheit bewertete ihn als schlechter. Rein wissenschaftlich gibt es keine signifikanten Unterschiede, was die sexuellen Funktionen und den Spaß am Sex angeht. Die Berührungsempfindlichkeit der Eichel weist bei Beschnittenen und Unbeschnittenen keinen Unterschied auf, bei beiden Gruppen nimmt sie bei Erregung interessanterweise zudem ab, vermutlich um schmerzfrei Sex haben zu können. Bei Männern mit Vorhaut wird der Penis beim Sex an den Stellen etwas unsensibler, wo sich die Vorhaut zusammenballt. Außerdem sind Männer von der Natur mit einem Belohnungssystem in der Eichel bedacht worden. Sie findet nämlich Wärme schön. Der vermutete Sinn ist, dass der Penis die Wärme in der Vagina als angenehm empfindet und diesen Ort sonstigen Alternativen zum Herumstehen vorzieht. Und immer wenn er dann diese wohlige Atmosphäre wieder spürt, weiß er: Ja, hier bin ich richtig! So fördert die Natur wieder mal heimlich die Fortpflanzung.

Viele Frauen finden beschnittene Penisse besonders ästhetisch. Auch der Hygieneaspekt wird von ihnen immer wieder betont. Doch sind sauber gepflegte unbeschnittene Penisse mit einem kräftigen Vorhautmikrobiom genauso hygienisch. Und auch die Frauen sollten bedenken, dass ihre eigene schleimhäutige Faltenlandschaft der weiblichen Muschel auch kein steriler Ort ist. Glücklicherweise. Allerdings gibt es zahlreiche Studien, die bei beschnittenen Männern einen Rückgang des Risikos für sexuell übertragbare Erkrankungen und HIV festgestellt haben. Eine Vorhaut ist nicht unhygienisch, allerdings setzen sich Infektionen dort hartnäckiger fest.

Als Ärztin sehe ich die Vorhaut dennoch als sinnvolle Einrichtung der Natur, die man auch belassen könnte. Die Beschneidung ist und bleibt ein operativer und nicht wieder rückgängig zu machender Eingriff. Komplikationen sind wie bei allen anderen Operationen möglich.

Den Pimmel einfach mal Pimmel sein lassen

Eine lange Arztodyssee hatte mein Patient schon hinter sich, ohne Erfolg. Er machte sich große Sorgen. Seine Eichel war krank. Sie war staubtrocken, Ekzeme und Rötungen traten auf, besonders nach dem Sex. Es bestand Juckreiz. Eine echte Hänge-Partie. Er war Mitte zwanzig und hatte eine feste Freundin. Die Arztkollegen veranlassten eine umfassende Diagnostik auf Geschlechtskrankheiten. Auch die Freundin geriet in Verdacht, schließlich traten die Beschwerden immer verstärkt nach dem Sex mit ihr auf! Alle Labortests verliefen unauffällig. Dennoch wurde der junge Mann – vergeblich – mit allerlei Antipilz-, Antibiotika-, Gerbstoff- und Kortisoncremes, Zinkpasten und desinfizierenden Penisbädern sowie Olivenöl-Reinigung behandelt. Man riet ihm zu mehr Hygiene: seinen Penis immer gründlich zu waschen, auch nach dem Sex, und ihn anschließend – ja, Sie lesen richtig – trocken zu föhnen. Alles an sich probate Mittel für infizierte und nässende Körper-Endglieder. Nicht aber in diesem Fall, denn hier präsentierte sich eine ramponierte, überpflegte, viel zu trockene Eichel, geknickt und ratlos.

Nach so viel hingebungsvoller Pflege beschlossen wir, das gute Stück einfach mal in Ruhe zu lassen. Beim Duschen einmal am Tag die Vorhaut zurückziehen und ausschließlich mit warmem Wasser ohne Duschgel reinigen. Abtrocknen oder den Penis mit zurückgezogener Vorhaut noch eine Weile frei schwingen lassen, bis das Duschwasser weggetrocknet ist. Und nach dem Sex einfach gemütlich liegen bleiben, nicht mehr aufspringen und zur Dusche eilen, sondern die Sekrete trocknen lassen.

Dieses »komplizierte« Therapiekonzept erlaubte der körpereigenen Penis-Pflegecreme des Mannes, endlich ihre Arbeit zu vollführen: Als das talghaltige Smegma begann, die Region wieder geschmeidig zu schmieren, regenerierte sich sogleich die schützende Türsteher-Bakterienflora der Schleimhaut. Das ständige Penisentfetten mit Seife hatte ein Ende. Und siehe da: Nach vier Wochen war der Penis wie neu, und alle Krankheitszeichen waren verschwunden. Und die einst angeblich toxische Vagina der Freundin wurde plötzlich wieder zur beliebten Wellness-Stätte.

Nicht immer gelingt die Heilung so leicht. Wenn gar nichts mehr hilft, kann eine Vorhautentfernung Heilung bringen.

Achtung: Wenn Sie über einen längeren Zeitraum Beschwerden haben, die trotz Therapien nicht abheilen, sollten Sie zur Sicherheit eine kleine Gewebeprobe entnehmen lassen. Die feingewebliche Untersuchung des Pathologen sorgt dafür, dass eine mögliche Entartung nicht übersehen wird.

Das kleine Hoden-Ei-Mal-Ei

Alle reden vom Penis, aber kaum einer von den Hoden. Dabei haben es die richtig in sich. Hier die wichtigsten Hard-Facts über die vernachlässigten und oft totgeschwiegenen Anhängsel. Ich bin sicher, hier finden auch Hodenkenner noch ein paar Neuigkeiten, die sie noch nicht wussten.

Form: Eiförmig

Gewicht eines Hodens: ca. 20 Gramm

Volumen: Zur Messung der im Schnitt pflaumengroßen Hoden nutzt man den Ultraschall, aber auch handfeste Orchidometer: eine Kette mit Holz- oder Plastikperlen in Eierform zum Dranhalten und Vergleichen von 1 bis 25 Millilitern. Bei Erwachsenen beträgt die Ei-Länge 4 bis 5, die Dicke 2 bis 3 Zentimeter und das Volumen 20 bis 25 Milliliter. Haben Sie weder Ultraschall noch Eierkette zur Hand, nehmen Sie ein Lineal zur Berechnung des Hodenvolumens: Länge x Breite x Höhe x 0,5 = Hodenvolumen. Übrigens: Ein Ei gleicht nicht dem anderen, noch nicht einmal innerhalb des eigenen Hodenpaars.

Hauptaufgaben: Der Hoden ist ein echtes Kraftwerk. Er produziert bei einem voll im Saft stehenden jungen Mann rund 1000 Spermien pro Sekunde, das sind fast 100 Millionen pro Tag. Um dieses Pensum zu schaffen, hat er 250 bis 300 Produktionskammern, deren Produktionskanälchen zusammen 300 Meter lang sind. Damit das Sperma schön frisch bleibt, wird es im Hodensack gelagert, der bewusst außerhalb des warmen Körpers angebracht wurde. Hier ist es nämlich ganze zwei Grad kälter als im Körperinneren, und im Außenlager hat das Sperma seine für die Vermehrung optimale Temperatur. Es bleibt nach Ausstoß im weiblichen Körper bis zu drei Tage befruchtungsfähig. Bei Frauen, die in dieser Zeitspanne mit mehreren Männern Sex haben, gibt es durchaus zeitliche Überschneidungen der in ihr herumschippernden Spermien. Dass so etwas häufiger vorkommt, als man denkt, zeigt sich übrigens auch an der Architektur des Penis. Seine sich pyramidenförmig verjüngende Eichel dient nicht nur dazu, pfeilartig in die Vagina hineinzufahren. Sie soll mit der Eichelbasis, also da, wo die ringförmige Einziehung (Eichelkranzfurche) sitzt, mögliches vom vorigen Sexualpartner platziertes Fremdsperma wie ein Rechen nach außen befördern und so der allein befruchtende Spermiensieger werden. Wissenschaftler vermuten übrigens, dass diese unaufhörliche Strapaze, ständig Sperma und Testosteron zu produzieren, ein Grund dafür ist, dass Männer im Durchschnitt nicht so alt werden wie Frauen; die Energie, die sie dafür aufwenden müssen, könnte ihnen dann an anderer Stelle fehlen – und der Satz »Ihm ist der Saft ausgegangen« somit eine wirklich finale Bedeutung erlangen. Die Auswertung von Familienchroniken zeigte, dass Eunuchen, die ohne Hoden durchs Leben gingen, über 14 Jahre länger lebten als ihre Altersgenossen mit Eiern. Ähnliches fand man bei Ratten und Hunden bestätigt. Das »Siegerspermium«, das die Eizelle befruchten darf, hat bis dahin einen langen Weg vom Hoden über Kanälchen bis in den weiblichen Leib zurückgelegt – an die sieben Meter! Spermien bewegen sich durch peitschenartige Schläge mit ihrem Schwanz drei bis fünf Millimeter pro Minute vorwärts. Schön ist, dass die Ejakulation da im wichtigsten Moment Anschubhilfe gibt. Eine exquisite Spermienqualität erreicht man nach Studienlage durch gesunde Kost, reich an Betacarotin und Lycopin, L-Carnitin, Selen, Vitamin C und Vitamin E. Alkohol hemmt übrigens die Spermienproduktion und kann unfruchtbar machen. Das Sperma des modernen Mannes nimmt seit Jahrzehnten signifikant an Qualität ab. Wissenschaftler haben festgestellt, dass sich in den letzten vierzig Jahren die Spermienmenge bei ansonsten ge-

sunden Männern halbiert hat. Das finnische Sperma gilt noch als recht reichhaltig, doch in Europa, Nordamerika, Australien und Neuseeland setzt sich der Abwärtstrend fort. Bei Männern aus Südamerika, Asien und Afrika gibt es hingegen keine schlechten Nachrichten diesbezüglich. Die Ursache ist unbekannt, man munkelt, es könne an Weichmachern, Giften, Fast Food, Zigaretten in der westlichen Welt liegen und dem Handy in der Hosentasche, das einerseits die Hoden zu warm macht (also quasi die Eier kocht), aber andererseits durch elektromagnetische Strahlung die Spermien schädigt. Und das bis zu einem Abstand von einem halben Meter! Doch Vorsicht! Handys sind kein verlässliches Verhütungsmittel. Also bitte nicht aufs Kondom verzichten und nur dem »Ei-Phone« vertrauen.
Im Mittel tummeln sich in einer Portion Sperma (2 bis 6 ml) zwischen 40 und 400 Millionen Spermien. 20 bis 120 Millionen pro Milliliter gelten als normal. Das Ejakulat selbst enthält Spermien aus den Hoden, außerdem Flüssigkeit aus Samenblase, Prostata und Cowperschen Drüsen. Die sitzen unterhalb der Prostata und steuern eine klare, schwach alkalische Flüssigkeit bei. Im Sperma finden sich Wasser, Eiweiß, Harnsäure, Fructose, Fette und einige Vitamine und Säuren. Außerdem Gewebshormone, die die Gebärmutter zum Zusammenziehen bringen. Es liefert rund 5 Kalorien pro Portion.

Baumelfaktor: Das Hodenpaar ist im Inneren des Hodensacks an Samensträngen aufgehängt. Der linke Hoden baumelt platzsparend meist etwas tiefer als der rechte. Das sieht zwar immer etwas unordentlich aus, hilft aber natürlich, weil Sitzhaltung und Gang sonst noch breitbeiniger werden müssten. Die schmale Aufhängung stellt aber auch ein gewisses Risiko dar, nämlich dass der Hoden sich verdreht. Das ist dann urologisch ein absoluter Notfall, weil der Blutfluss zum Erliegen kommt und der Hoden abgeschnürt wird.

Ein weiterer Grund für tieferes Hängen der linken Seite ist der Verlauf der Hodenvene seit Zeiten der Embryonalentwicklung. Rechts leitet sie das Blut direkt in die große Hohlvene des Körpers ab, die Blutautobahn zum Herzen. Links dagegen nimmt das Blut erst noch den Umweg über die linke Nierenvene. Weil die linke Hodenvene im rechten Winkel in die Nierenvene mündet und weniger Schleusenklappen hat, gestaltet sich der Blutrücktransport etwas schwieriger. Das Blut staut sich manchmal, und eine Hodenkrampfader kann entstehen. Auch die muss man behandeln, denn das gestaute Blut erwärmt den Hoden zu sehr und kann die Spermienproduktion dauerhaft stören. Also, liebe Männer, verzichten Sie lieber auf Sitzheizungen, ausgiebige heiße Bäder und schlagen Sie die Beine nicht übereinander. Und bitte auch Laptops runter vom Schoß, wenn Sie eine Vaterschaft planen. Lassen Sie frei schwingen, das verschafft Kühlung und somit gute Produktionsbedingungen.

Schmerz: Damit die Wirkstätte der Männlichkeit auf ihrem gefährlichen Außenposten keinen Schaden nimmt, ist sie mit sehr vielen Schmerzfasern ausgestattet. Dass ein Tritt in die Kronjuwelen bis ins Körperinnere Schmerzen und Übelkeit hervorruft, erklärt man mit der ehemaligen Lage der Hoden, die erst während der Fetalzeit aus der Bauchhöhle in den Hodensack hinabwandern.

Hoden-Aufzug: Aus dem Bauchraum kommend, legen sich Ausläufer der Bauchmuskulatur um Samenstrang und Hoden und formen den Kremaster-Muskel. Wird es untenrum plötzlich zu kalt, springt ein Reflex an, der den Hoden etwas höher in Richtung Körper zieht (Kremaster-Reflex). Damit kann er besser vor zu großer Auskühlung geschützt werden, denn die Spermaproduktion soll ja unbedingt ungestört weiterlaufen. Außerdem fährt der Muskel die Eier nach oben, wenn der Mann im Lendenschurz über die Steppe jagt und dabei Gräser und Zweige seine Oberschenkelinnenseiten berühren und dem sensiblen Sack gefährlich nah kommen. Also rauf mit ihm in die oberste Etage! Frauen spielen übrigens ganz gerne mit dem Kremaster-Reflex. Sie streicheln die Oberschenkel, und schon kommt Leben in den Hodensack, er wird schrumpelig-faltig und bewegt sich samt Inhalt wie von Zauberhand in Richtung Rumpf.

Spielzeug: Manche Männer können Berührungen am Hoden nicht ertragen. Andere lieben sanfte Berührungen mit Händen, Zunge oder Mund, und manche wünschen sich, dass man ihn beim Liebesspiel knetet, zieht, melkt und schon mal fester zudrückt. Der Fachbegriff »Genital Spanking« umfasst dabei sogar Draufhauen. Der Sex-Toy-Bereich hält allerlei Werkzeug für noch brachialere Methoden bereit, um die sensiblen Teile zu dekorieren oder mit Schmerz die Lust zu steigern. Falls Sie sich damit gar nicht auskennen, lohnt sich für Ihre Allgemeinbildung ein Blick ins Internet: Da gibt es Penisringe mit integriertem Hodenteiler, Penis-Plugs zum Einführen in die Harnröhre mit Eichelring und passendem Hodenstretcher aus Silikon oder Stahl, mit oder ohne Gewicht, Brustnippelklemmen mit Verbindungsketten zum Penis oder Hodenring, Hodenvibratoren, Hodenringe starr oder elastisch mit Analkette, Hodenledermanschetten mit Leine, Peniskäfige, Hodenkäfige, Elektrohodenpressen …

Farbe: Intimbereiche und somit auch die ganzjährige Eierfarbe sind brauner als der Rest unserer Haut. Das liegt an der hohen Anzahl an Pigmentzellen und deren Stimulierbarkeit durch Sexualhormone wie Testosteron und Östrogen. Mit anderen Worten: Erst erwachsene Sexualität trägt Farbe. Das hin und wieder von Patienten nachgefragte Bleichen spielt mit dem Symbol kindlicher Genitalien und ist daher nicht gerade ein Reifezeichen.

Alter: Ab fünfzig wird der Hoden kleiner und die Menge der in seinen Produktionshallen hergestellten Spermien geringer. Die Hodenhaut wird schlaffer, und alter Sack ist hier keinesfalls als Schimpfwort zu verstehen.

»Blue balls«, blaue Eier: Sie bezeichnet man auch als Kavaliersschmerz: Wer beim Sex nach maximaler Erregung seinen Orgasmus einbehält und sich die Ejakulation verkneift, weil er vielleicht nur das Wohl der Frau im Auge hat, dem staut sich das Blut in den Hoden. Das färbt die Eier manchmal bläulich, außerdem tut es für ein paar Stunden im Hoden und in den Leisten ziemlich weh. Also, besser auf dicke Eier verzichten, keine halben Sachen machen und das, was man begonnen hat, beenden. Was du heute kannst besorgen …

Vorsorge: So, wie bei Frauen das selbstständige Abtasten der Brüste eine unerlässliche Vorsorgemaßnahme ist, sollte die manuelle Selbstuntersuchung an den Hoden fest zum Aftershower-Ritual gehören. Gerade junge Männer zwischen zwanzig und vierzig Jahren sollten sich die Eier mit der innerlich glatten, recht stabilen Hülle, die die Hoden umschließt, durch die Fingern flutschen lassen. Ein Hodentumor wächst nämlich still und heimlich, ohne sich durch Beschwerden oder Schmerzen bemerkbar zu machen. Schwillt der Hoden einseitig an, kann dahinter Hodenkrebs stecken, obwohl es natürlich auch andere, weit harmlosere Diagnosen gibt. Ein Risikofaktor für die Entwicklung von Hodenkrebs ist übrigens der Konsum von Marihuana, denn genau wie das Gehirn hat der Hoden Cannabis-Rezeptoren. Die Steuerung der Spermienproduktion über das Gehirn wird außerdem gestört. Hodenkrebs ist, sofern rechtzeitig erkannt, gut heilbar. Verbieten Sie daher Ihren Kindern bloß nicht, mit ihren Genitalien zu spielen. Je besser man seinen Körper kennt, desto schneller entdeckt man Krankheiten.

5 Mein Gott, ich komme: der weibliche Orgasmus

Liebe Herren der Schöpfung, bleiben Sie dran, zwar geht es jetzt kurz um Frauenorgane, aber es ist bestimmt auch für Sie was dabei. Versprochen!

Ob gemeinsam oder allein, ob mit Hilfsmitteln oder ohne, Menschen streben sexuell gerne den Höhepunkt an. Für Männer ist er die Voraussetzung, um sich überhaupt zu vermehren, für Frauen ein Service der Natur extra plus, der so gut wie ausschließlich dem Lustgewinn gilt. Umso absurder erscheint die Tatsache, dass die weibliche Lust viel stärker tabuisiert ist als die männliche, obgleich die Frau von der Natur das einzige reine Lustorgan des Menschen geschenkt bekommen hat: die Klitoris.

In unserer Welt, in der Frauen so lange um Gleichberechtigung kämpfen mussten und noch immer weiterkämpfen, scheint die Lust der Frauen etwas Beängstigendes, Bedrohliches, schwer zu Kontrollierendes zu sein. Weshalb man sie wohl besser totschweigt oder reglementiert und Frauen kaum ermutigt, sie zu suchen, zu wecken und zu entdecken. Während Männer in fast allen Gesellschaften angehalten werden, sich »die Hörner abzustoßen«, gelten Lustempfinden und Sexualität aus Spaß an der Freude bei Mädchen und Frauen oft als sündhaft.

Dabei würde es sich gerade für sie lohnen, den eigenen Körper zu erforschen. Denn wenn nichts raushängt oder -steht, steckt umso mehr drin. Schauen, Spielen, Staunen! Das gilt besonders für Mädchen und Frauen, die nicht so leicht zum Orgasmus kommen. Die Studienlage ist nicht eindeutig, einige gehen jedoch davon aus, dass bis zu 67 Prozent der Frauen Orgasmusstörungen haben. Die

Ursachen können wie bei Männern körperlicher, psychischer und natürlich auch technischer Natur sein. Vor allem aber gibt es soziokulturelle Faktoren. Wer weniger offen erzogen wurde, nicht gelernt hat, in seinen Körper hineinzufühlen und auch sexuellen Fantasien, Wünschen und Vorstellungen freien Lauf zu lassen, weil diese als unschicklich gelten, kann es schwerer haben. Wer sich dann auch noch unter Druck setzt, gerät in einen Teufelskreis. Schließlich kennt jede Frau das Stigma der »frigiden Zicke«. Und dann wird vorgespielt und fleißig gestöhnt, obwohl es dafür keinen Grund gibt. Sex kann natürlich auch ohne Orgasmus schön sein. Aber immer so ganz ohne? Schließlich sind bei einem Orgasmus gleich mehrere Hirnareale sehr aktiv, ein Feuerwerk an Botenstoffen ist daran beteiligt. Dopamin, Serotonin, Noradrenalin, Endorphine, Schilddrüsenhormone, Oxytocin, Prolaktin, Testosteron und Östrogen sorgen für Gefühle, die die Wissenschaft mit dem Effekt einer Heroininjektion, mit Trance und Bewusstseinsveränderung umschreibt. Rein mechanisch spielt der richtige Rhythmus mit passender Dauer eine große Rolle, außerdem muss die optimale anatomische Region getroffen werden, was wiederum ein gewisses Maß an erotischen Kenntnissen bei den Beteiligten voraussetzt.

Wer es beim Selbermachen hinbekommt, aber noch nicht mit dem Partner, hat schon ganz gute Karten. Über Wünsche und Fantasien mit dem Partner bzw. der Partnerin zu reden, auch wenn es erst mal vielleicht peinlich ist, wäre dann der nächste wichtige Schritt. Frauen haben ganz unterschiedliche Wege, um zum Orgasmus zu kommen. Durch Masturbation, Oralverkehr oder Penetration, durch Zuhilfenahme von Spielzeug mit Männern oder Frauen. Manche brauchen eine bestimmte Atmosphäre, da muss alles stimmen, andere – so ungerecht ist die Orgasmuswelt – bekommen ihn bereits durch erotische Träume oder wenn die Jeansnaht drückt, manche sogar schon, wenn sie eine volle Urinblase haben.

Das Vier-Phasen-Modell bei Frau und Mann

So, wie jeder Mensch unterschiedlich ist, variiert auch der Orgasmus. Dennoch haben die Wissenschaftler William Howell Masters und Virginia Johnson, die in den 1950er- und 1960er-Jahren das menschliche Sexualverhalten untersuchten und dabei mit vielen überkommenen Vorstellungen aufräumten, versucht, den Ablauf des Orgasmus wissenschaftlich in vier Phasen einzuteilen: in die Erregungs-, die Plateau-, die Orgasmus- und die Rückbildungsphase.

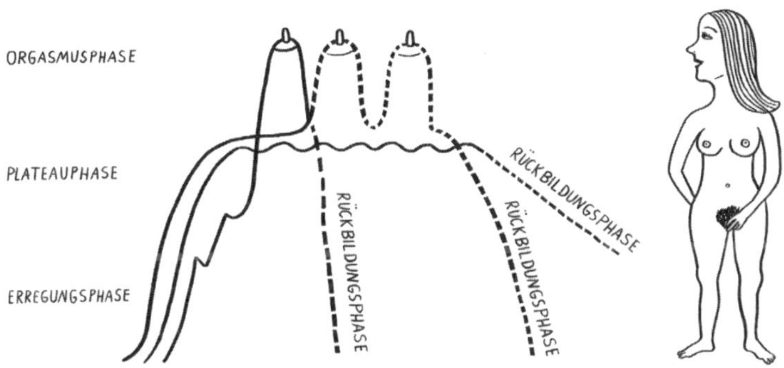

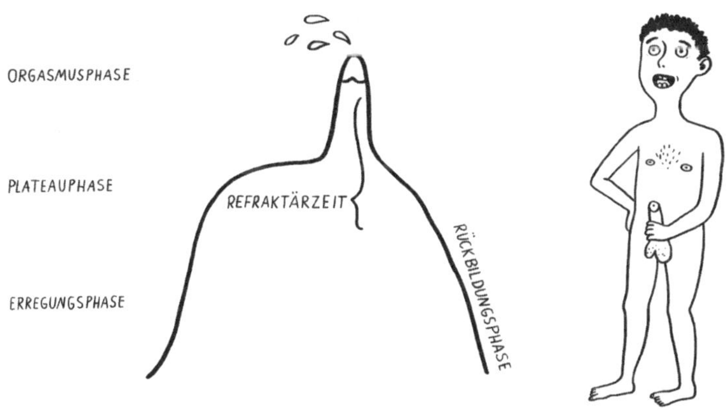

Als Erstes steigt die Erregung. Hat sie ein gewisses stabiles Niveau erreicht, geht sie nach einer Weile in eine Art Selbstläufer über, der schließlich in einer orgastischen Spitze mündet und sich dann zurückbildet. Auf diese Rückbildungsphase folgt beim Mann eine Refraktärzeit, also eine Zeit, in der kein neuer Orgasmus erreicht werden kann; die Frau könnte dagegen eigentlich schon wieder. Der zeitliche Ablauf dieser vier Phasen variiert von Mensch zu Mensch, wobei die Wissenschaft den Reaktionszyklus des Mannes als stereotyp beschreibt, also als ziemlich gleich von Mann zu Mann und im Ablauf berechenbar, die Erregung steigt steiler an und fällt steiler wieder ab. Bei der Frau variiert das Ganze in Dauer und Intensität weit mehr. Und sie ist zu multiplen Orgasmen fähig, das heißt, die Refraktärzeit entfällt, die Rückbildung dauert länger und ermöglicht es der Frau bei weiterhin angenehmer Blutfülle, noch ein paar Mal mehr zu kommen. Statistisch gesehen gelingt das erfahreneren Frauen mit ausdauernden Männern häufiger als Anfängerinnen. Übung macht auch hier die Meisterin.

Frauen sagt die Wissenschaft nach, sie hätten beim Orgasmus besonders intensive Empfindungen und seien so in ihrer sonstigen Wahrnehmung vorübergehend eingeschränkt, ganz nach dem Motto: »Ich komme und bin dann erst mal weg.« Ein Orgasmus verbraucht ordentlich Kalorien und ist ein ausgesprochenes Ganzkörperevent: Atemfrequenz, Puls und Blutdruck gehen in die Höhe, der Beckenboden und das Po-Loch kontrahieren. Die Brustwarzen stellen sich auf und schwellen an, als wollten sie es dem Genital gleichtun. An der Haut kommt es zum »Sex Flush«, mit einschießender Röte und Erregungsschwitzen. Die Muskulatur zieht sich zusammen, auch das Gesicht ist zu erstaunlichen Grimassen fähig. Das Sexgesicht entzieht sich weitgehend der willkürlichen Kontrolle, weshalb es ein sehr intimer Moment ist, es bei einem anderen Menschen zu beobachten.

Die beachtlichen Veränderungen des männlichen Genitals beim Sex sind aufgrund der deutlichen Sichtbarkeit bestens bekannt. Das weibliche Genital ist dabei aber mindestens genauso aktiv. Durch sexuelle Stimulation füllen sich über Reflexe im Rückenmark die Schwellkörper der Vulva und der Klitoris. Manche vergleichen die Klitoris daher mit einem Minipenis. Die großen Schamlippen weichen auseinander und legen das Innenleben der Vulva frei. Ähnlich wie beim Penis des Mannes staut sich das Blut, und die kleinen Schamlippen vergrößern sich auf das Zwei- bis Dreifache, um sodann keck und einladend aus der Vulva herauszuschauen. Auch die Klitorisperle bläht sich durch Schwellkörper auf. Sie wird in Richtung Schambein gezogen, das im weiteren Verlauf die Klitoris beim Sex von innen walkt und massiert. Alle Haut- und Schleimhautareale werden zu einer gigantischen erogenen Zone, die Zunahme der Durchblutung färbt die Vulva von Rosa zu Hellrot.

Schon 10 bis 30 Sekunden nach Beginn der Erregung wird die Vagina feucht, die Drüsen arbeiten, Sekret wird abgepresst – echtes

DIE WEIBLICHEN GESCHLECHTSORGANE

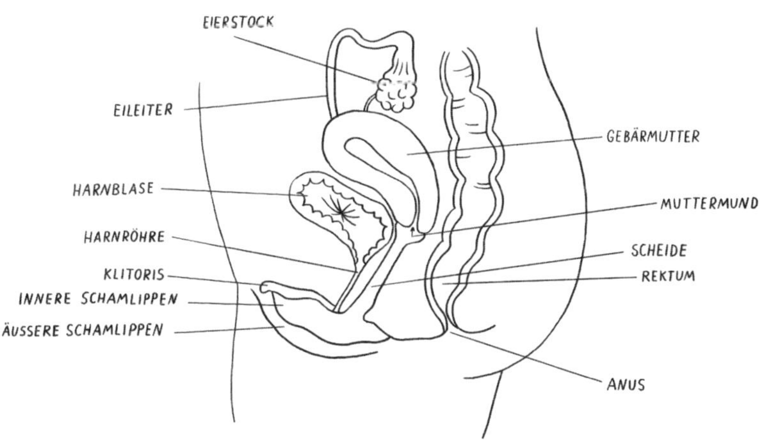

Biogleitgel für einen glücklich flutschenden Penis, das zudem den pH-Wert der Vagina weniger sauer macht und so die Spermien länger leben lässt. Eine besondere Rolle spielen in dieser Phase die Skene-Drüsen. Neben der Harnröhre erkennt man deren winzig kleine Öffnungen in der Schleimhaut. Die Drüsen befeuchten beim Sex die Scheidenöffnung und erleichtern dem Penis den Zutritt. Bei entsprechender Stimulation stoßen manche Frauen aus diesen Drüsen vermehrt Sekret aus, geschieht dies in Verbindung mit einem großen Flüssigkeitsschwall, ist zudem Urin beigemischt. Dieses Phänomen wird auf einschlägigen Seiten mit dem beliebten Suchbegriff »Squirting« bedacht.

Mechanisch zieht sich die Vagina nun in die Länge: Im unteren Drittel wird sie enger, sodass die Massageleistung für den Penis optimiert wird. Mediziner nennen das »orgastische Manschette«. In der Tiefe weitet sie sich und schafft Platz für den Besucher und sein Ejakulat. Die orgastische Manschette pulsiert beim Orgasmus 3 bis 25 Mal und beansprucht dafür bis zu 40 herrliche Sekunden. Wenn Sie selbst mal mitzählen möchten: Am Anfang müssen Sie schnell sein, denn da folgen die Kontraktionen im Abstand von nicht einmal einer Sekunde.

Die Gebärmutter vergrößert sich ebenfalls, um stolze 50 Prozent, sie richtet sich auf und tunkt mit dem Muttermund rhythmisch in den Spermasee vor ihrer Nase. Um die Chancen für eine erfolgreiche Befruchtung zu erhöhen, bleibt der Muttermund auch nach dem Orgasmus für gut eine halbe Stunde erweitert.

Und übrigens: Man darf sich getrost von der Vorstellung freimachen, es gäbe einen klitoralen und einen vaginalen Orgasmus. Die Klitoris ist nicht nur die kleine Perle vorn an der Vulva, sie ist die Spitze des glühenden Eisbergs und enthält bis zu vier Mal so viele und auch mehr unterschiedliche Rezeptoren wie die Eichel. Sie ist eine rund 11 Zentimeter lange Medusa, die von vorn nach hinten durch die Schamlippen bis hinein in die Vagina verläuft, wo sie auch die raue Fläche im vorderen Vaginalschlauch versorgt, den sogenannten G-Punkt. Es hängt also alles miteinander zusammen, was wiederum erklärt, warum Frauen durch diverse Arten von Stimulation zum Höhepunkt gelangen können. Mal hinten, mal vorn oder in der Mitte, mal leicht, mal stark, mal langsam und mal schnell – alles ist möglich. So bleibt es unterhaltsam.

6 Ist die Monatsblutung ein Männerthema?

Kürzlich las ich an einer Häuserwand das Graffito: »Krieg ist Menstruationsneid: Männer wollen auch mal bluten!«

Obwohl ich dieser Deutung nicht unbedingt folgen mag, glaube ich, dass Männer in der Tat einiges über jenes Phänomen wissen sollten, das so lange und spürbar in das Leben ihrer Mütter, ihrer Partnerinnen und ihrer Töchter eingreift – und damit ein Stück weit auch in ihr eigenes. Und wer weiß, vielleicht gelingt es mir ja mit meinen Ausführungen, den per Häuserwand aktenkundig gemachten Menstruationsneid zu lindern und nebenbei sogar die kriegerische Neigung mancher Männer. Mein Beitrag für den Weltfrieden, ha!

Obwohl die Hälfte der Weltbevölkerung etwa 3000 Tage ihres Lebens blutet, also etwa 8,2 Jahre, ist die Menstruation in vielen Gesellschaften immer noch ein kulturelles Tabu. In manchen Regionen der Welt werden blutende Frauen von der Gemeinschaft separiert, müssen in speziellen Menstruationshütten ausharren, dürfen nicht berührt werden und ihrerseits keine »heiligen« Gegenstände berühren, weil sie als unrein gelten. Ein Drama. In vielen armen Ländern können Mädchen während ihrer Periode nicht zur Schule gehen, die Menstruation zwingt sie zum Hausarrest – auch, weil sie keinen Zugriff auf Binden und Co. haben und nur wenige Schulen über genügend sanitäre Einrichtungen verfügen. Nach einem UNESCO-Report betrifft das in Subsahara-Afrika bis zu zehn Prozent der Mädchen, die damit insgesamt ein Fünftel jedes Schuljahres versäumen. Und eine UNICEF-Studie belegt, dass nur ein Drittel der Mädchen in Südasien weiß, was die Periode ist, bevor sie sie zum ersten Mal im wahrsten Sinne des Wortes am eigenen Leib erfahren. 48 Prozent der iranischen Mädchen halten es für eine Krankheit. Leider führt gerade die mangelnde Erörterung oder Tabuisierung des Themas dazu, dass auch die Hygiene zu kurz kommt und entsprechende Artikel und Entsorgungsmöglichkeiten nicht ausreichend zur Verfügung stehen. Das quält gerade junge Mädchen. In Indien haben nur 12 Prozent der Mädchen überhaupt Zugriff auf Hygieneartikel. Die andern behelfen sich mit Lumpen.

Wenn Sie jetzt denken – na ja, das mag in Afrika und Indien so sein, aber bei uns ist die Menstruation doch längst kein Tabuthema mehr, möchte ich Ihnen eine Frage stellen: Liebe Frauen, wenn Sie im Restaurant aufs Klo gehen, nehmen Sie Ihre Binde oder Ihren Tampon offen aus der Tasche und tragen das Menstruationsequipment wie einen feschen Sportartikel für jedermann sichtbar in Richtung Toilette?

Nein, natürlich nicht: Sie schleppen die gesamte Handtasche als Tampon-Taxi zum Klo (Alibi: auch Ihr Schminkzeug ist ja in der Tasche – »Ich geh mir mal eben die Nase pudern!«). Oder Sie friemeln den kleinen Baumwoll- bzw. Viskosesauger je nach Begleitung und Zeugen halbwegs diskret und verschämt aus der Handtasche und bugsieren ihn eilig in die Hosentasche. Es soll auch Frauen geben, die Tampons und dünne Binden im BH verstauen, und zwar nicht, weil sie die aufpolsternde Wirkung schätzen … Auf der Toilette angekommen, schält Frau die Binde oder den Tampon dann so leise wie möglich aus der Plastikverpackung, damit die Dame auf der Nachbartoilette ja nicht mitbekommt, was sie da treibt.

Ja, auch wir westlichen Frauen gehen keineswegs offen und entspannt mit dem Thema Periode um: Rund 60 Prozent der jungen Frauen fühlen sich unwohl dabei, ihre Menstruation zu erwähnen.

Interessanterweise geht es uns Ärztinnen da nicht anders. Die meisten von uns tragen bei der Arbeit weiße Hosen. Und währenddessen ereilt uns – wie alle anderen Frauen auch – hin und wieder die Monatsblutung. Nicht immer auf den Tag zu berechnen, kündigt sie sich manchmal durch Schmierblutungen an (okay, Männer, durchhalten, euer Teil kommt gleich!), manchmal trifft sie uns aber auch in Form eines heftigen Schwalls! Durchgeblutete Ärztinnenhosen waren Alltag während meiner Zeit in der Klinik, wo Nachtdienste den Biorhythmus ohnehin durcheinanderbrachten und lange Schichten keine Zeit für einen Gang zur Toilette ließen. Nur der eilig übergestreifte weiße Kittel konnte dann verhindern, dass die Visite gemeinsam mit den männlichen Kollegen für die Ärztinnen zur Schmach und zum optischen Spießrutenlauf wurde.

Die etablierte Medizinzeitschrift *The Lancet* berichtet von einem originellen Versuch, das Tabu zu brechen und die Menstruation endlich ins Gespräch zu bringen: einem Wettbewerb zur Wahl eines Perioden-Emojis! Mir fällt dazu spontan ein roter mehr oder weniger freundlich dreinblickender roter Blutstropfen ein oder ein Tampon mit rotem Kopf. Gewonnen hat – auch schön – eine weiße Unterhose mit zwei Blutstropfen drauf.

Und nun zu Ihnen, liebe Männer! Was halten Sie vom Foto einer attraktiven Frau, die auf ihrem Bett lümmelt, während sich auf ihrer Hose und dem Laken unter ihr deutlich sichtbar Blutflecke abzeichnen? Na? Finden Sie das eklig? Instragram jedenfalls hat ein solches Foto gelöscht. Danach gab es einen Aufschrei der Empörung, Instagram geriet in einen feministischen Shitstorm.

Wenn Sie nun der Auffassung sind, dass das Löschen des

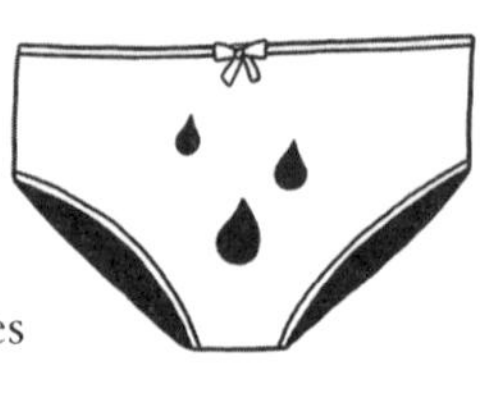

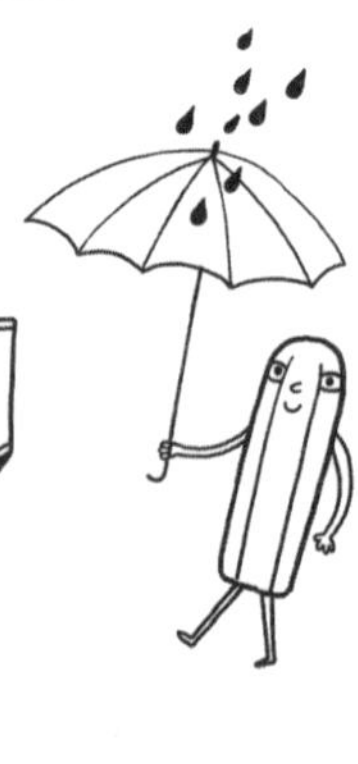

Fotos schon ganz richtig war, halten Sie einen Moment inne: Denn Sie wissen schon, dass Sie Ihr eigenes Leben nicht zuletzt auch diesem biologischen Prozess verdanken?

Was passiert da eigentlich?

Seit es die Menschheit gibt, tritt bei den geschlechtsreifen weiblichen Vertretern dieser Spezies alle 21 bis 35 Tage (im Schnitt also alle 28 Tage) die Menstruation auf, die wiederum drei bis sechs Tage dauert und mit etwa 60 bis 80 Milliliter Blutverlust einhergeht. Die erste Menstruation (die sogenannte Menarche) haben Mädchen in unseren Breiten etwa mit zwölf bis fünfzehn Jahren. Das Ende der Blutungen (die Menopause) erleben sie im Alter um die fünfzig. In dieser Zeitspanne hat eine Frau 400 bis 500 Eisprünge und Perioden. Schwangerschaft und Stillzeit sind periodenfrei.

Solange die Frau Monatsblutungen hat, ist sie fruchtbar. Aber was passiert da genau? Selbst Profis kommen manchmal ins Stammeln, wenn sie erklären sollen, wie das »Abbluten« funktioniert. Die Gebärmutter ist eine Art umgedrehter Beutel mit dickem Flaschenhals, dem Muttermund, der über die Vagina mit der Außenwelt verbunden ist. In den Beutelboden münden – wie zwei Hörner – rechts und links die Eileiter, an deren Enden die Eierstöcke sitzen. Im Schnitt alle 28 Tage ploppt aus einem der beiden Eierstöcke ein Ei. Wird es befruchtet, nistet es sich in die Beutel-(Gebärmutter-)Schleimhaut ein, und wenn alles gut geht, entsteht ein Embryo, der sich zu einem Baby auswächst. Wurde das Ei nicht befruchtet – ein Schicksal, das die meisten ereilt –, muss es weg. Dazu wird es mitsamt der eigentlich für die Einnistung schön eingerichteten Schleimhaut ausgespült. Die Menstruation wird ausgelöst, wenn das Ei in der Uterusschleimhaut nicht befruchtet wurde und die Eierstöcke eingeschnappt ihre Hormonabsonderung herunterfahren. Setzt dieser Hormonentzug ein, leiden Stoffwechsel und Durchblutung der Schleimhaut, und alles bricht zusammen – etwa so, als hätte der Vermieter Strom und Wasser abgedreht. Es kommt zum Räumungsverkauf der Schleimhaut: Alles muss raus! Kurz darauf werden die Regale natürlich wieder mit neuer Schleimhautware gefüllt.

Warum der ganze Aufwand, alle zwei Wochen diese Schleimhaut komplett neu aufzubauen und dann wieder komplett abzustoßen – darüber wird noch diskutiert. Eine Theorie besagt, die Menstruation sei eine Art Großreinemachen, um mögliche Krankheitserreger herauszuspülen, die das Schicksal, Finger, Zungen oder ein Penis eingeschleppt haben. Eine andere These lautet, es handle sich um eine Art Training des Immunsystems vor Ort – für den Fall, dass es doch mal zu einer Schwangerschaft kommt. Man ist dann schon geübt und hat ein umbau- und stoffwechselaktives Gewebe. Das braucht es auch, denn die Schwangerschaft ist für Immunsystem und Stoffwechsel die Königsdisziplin schlechthin. Andere Vermutungen gehen in die Richtung, dass der Abbau eine Art Energiesparmodus durchsetzt: raus mit gerade nicht genutztem Gewebe, dann muss es der Körper nicht aus eigener Energie in Schuss und allzeit bereithalten. Eine Sauna auf Dauerstrom heiß zu halten verschwendet auch mehr Energie, als sie erst bei Bedarf auf Temperatur zu bringen. Und wieder eine andere Erklärung ist schließlich, dass die Zellen unter Hormoneinfluss während des weiblichen Zyklus ihre Form verändern, damit nicht mehr ins Gefüge passen und wie nicht kompatible Legosteine davonpurzeln.

Stigmata und Vorurteile rund um die Mens

Welche Theorie auch immer recht hat, fest steht: Die Menstruation ist ein völlig natürlicher Vorgang und absolut notwendig, damit wir uns fortpflanzen können. Dennoch gilt sie allgemein als eklig, unhygienisch, unsexy. Zeit, einmal mit diesen Stigmata und Vorurteilen aufzuräumen!

»Menstruieren ist unhygienisch«

Was genau ist eigentlich dieses Blut, das jeden Monat aus uns Frauen fließt? Ist es anders? Unsauber? Oder gar gefährlich? Menstruationsblut besteht aus: Wasser, Eiweiß, abgeschilferten Zellen der Gebärmutterschleimhaut, Immunzellen, Vaginalflüssigkeit, Blut und den vaginalen Milchsäurebakterien. Es ist insofern anders und einzigartig, als sich im Menstruationsblut 385 Eiweiße finden, die im Körperblut nicht vorkommen. Im Gegensatz zum übrigen im Körper zirkulierenden Blut ist es aber ungerinnbar, ansonsten könnte sich ja schnell ein großes Blutgerinnsel in der Gebärmutter bilden, das den kleinen Muttermund verschließt und so verhindert, dass das Menstruationsblut nach außen abfließen kann. Wenn trotzdem manchmal neben der Flüssigkeit Klumpen aus der Scheide kommen, sind das keine Gerinnsel, sondern puddingartige Schleimhautbrocken, vermischt mit roten Blutkörperchen.

Ansonsten handelt es sich bei Menstruationsblut um eine völlig ungiftige und gänzlich ungefährliche Flüssigkeit, zumindest ist sie nicht gefährlicher als das übrige Blut einer gesunden Frau. HIV und Hepatitis können hingegen wie bei anderen Körperflüssigkeiten übertragen werden, sofern die Frau infiziert ist. Die menstruierende Frau selbst ist in dieser Zeit etwas gefährdeter, wenn sich nämlich Krankheitserreger ihren Weg bahnen, weil der pH-Wert in der Vagina durch das Blut ansteigt.

Und wie sieht es mit unliebsamen Gerüchen aus? Menstruationsblut schmeckt leicht metallisch. Auch der Geruch des frischen Blutes ist durchaus angenehm. Erst wenn der Tampon zu lange im Mülleimer vor sich hin kompostiert oder seine Trägerin unter krankhaften Veränderungen der Vaginalflora leidet, entfalten sich andere Duftaromen – in letzterem Fall sollte das als Warnzeichen verstanden werden, möglichst bald einen Arzt aufzusuchen.

Und wie sieht es mit dem Thema Tamponwechsel aus? Sie erinnern sich an meine Frage, wie Sie, liebe Leserin, sich im Restaurant verhalten, wenn Sie Ihre Tage haben und mal wohin müssen? Tatsache ist, dass sich – sofern Sie keine Einführhilfe verwenden – nach dem Tamponwechsel Blut an den Fingern befindet, das sich mit Toilettenpapier nicht vollständig entfernen lässt. Unter Umständen gelangt dieses Blut an die Klinke der Klotür, den Seifenspender und den Wasserhahn. Die Nächste, die den öffentlichen Lokus besucht, greift unbedacht hinein (Türgriff, Seifenspender, Wasserhahn). Wer sich mit Mikrobiologie beschäftigt, weiß, dass es hier gleich zu einer Reihe von Kontaminationen mit hoffentlich und meist gesundem Vaginalsekret und Blut kommen kann. Doch dank eines guten Immunsystems passiert dadurch meist überhaupt nichts.

Ganz wichtig ist, dass Sie sich nicht nur danach die Hände waschen, sondern vor allem davor! Andernfalls kann es leicht passieren, dass Sie sich unerwünschte Keime einverleiben und damit die gerade schwer arbeitende Vagina belasten. Übrigens: Der regelmäßige Tamponwechsel alle paar Stunden minimiert das Risiko einer besonderen Form der Infektion, die durch Tampons gefördert werden kann. Die trendigen Menstruationstassen erhöhen das Risiko für toxische Bakterien dagegen um ein Vielfaches, erst recht, wenn sie nicht jedes Mal heiß ausgekocht werden, denn die Bakterien haften sich als Biofilm hartnäckig an die Wand der Tasse. Einfaches Ausspülen reicht leider nicht!

»Die hat ihre Tage«: PMS und andere Quälgeister

Wir alle kennen diese Sprüche, wenn Frauen schlechte Laune haben, reizbar oder niedergeschlagen sind: Die hat mal wieder ihre Tage. Sprüche, die häufig, aber nicht nur von Männern kommen. Was ist also dran an dem Vorurteil, dass Frauen schlecht drauf sind, wenn sie ihre Menstruation haben?

Dass der Zyklus bei uns Frauen überhaupt so läuft, wie er läuft, verdanken wir den Eierstockhormonen: In der ersten Hälfte des Zyklus (man zählt ab dem ersten Tag der Blutung) dominiert das Östrogen; in der zweiten Zyklushälfte – nach dem Eisprung – das Gelbkörperhormon Progesteron. Progesteron soll mit dem von Männern so gefürchteten PMS, dem Prämenstruellen Syndrom der Frau in Verbindung stehen. Es stürzt einen Teil der meist über dreißigjährigen Damenwelt kurz vor ihren Tagen in Übellaunigkeit oder Aggression.

Die Wissenschaft legt sich nicht fest, wann welche Frau warum PMS bekommt. Es scheint eine Dysbalance von Nervenimpulsen, Hormonen und der Psyche zu sein. Bei manchen Frauen erkennt man die Zyklusphase auch uncharmant direkt an der Haut: etwa wenn ein fetter Pickel wächst (oder mehrere). Als Schuldiger für dieses Sprießen gilt Progesteron, das sich in diesem Zusammenhang wie ein männliches Hormon aufführt, etwa wie Testosteron, das die Talgdrüsen überstimuliert, den Talgfluss hochdreht und Aknepickel auslöst. Womöglich hat die PMS-Frau auch einfach einen Hauch mehr männliche Aggression, die man als Mann erschrocken wahrnehmen mag.

Begünstigt wird das PMS wieder mal durch klassische Zivilisationssünden: Zucker, Koffein, Alkohol, Nikotin und zu wenig Bewegung, aber auch durch Stress mit sich oder dem Partner. Ein Phänomen, das nicht bis auf den Grund erforschbar ist und auch nicht jede Frau heimsucht.

Tatsache ist allerdings, dass Frauen in dieser Phase mehr Wasser einlagern und plötzlich mehr Gewicht auf die Waage bringen – auch ein Grund für PMS-Depression. Die Brüste spannen, sie sind jedoch runder und praller, was immerhin ein schöner Trost sein kann. Weil Serotonin, das Glückshormon, in dieser Zeit schwächelt, steigt dann die Lust auf Schokolade als Kompensation. Ein

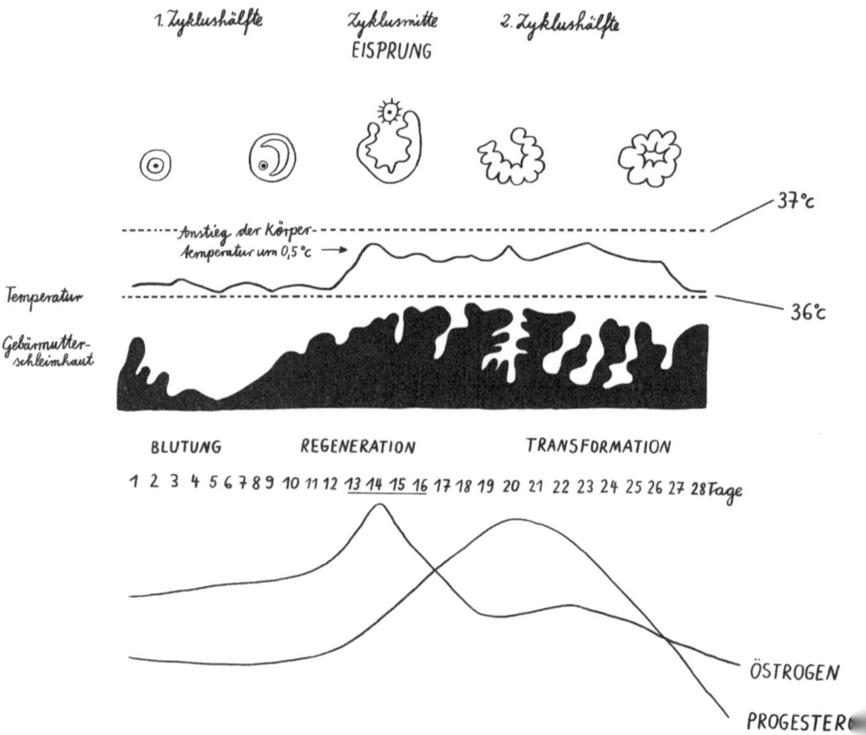

Phänomen, das allerdings nur in unserer insgesamt etwas verfresseneren Zivilisation zu beobachten ist. Schokoladenlust, Akne, Diabetes und Übergewicht kommen bei Naturvölkern nicht vor. Bei Völkern mit ursprünglicherer Lebensweise wird auch kürzer und schwächer geblutet als bei uns.

Unser Körper denkt ja, dass er noch in der Steinzeit lebt, evolutiv hat sich seither auch diesbezüglich nicht viel getan. »Damals« war es so, dass Frauen häufiger schwanger waren und länger gestillt haben, als es heute der Fall ist. Dank moderner Verhütungsmethoden bluten Frauen im modernen Leben aufs Leben gerechnet mehr als in der Steinzeit. Deshalb leiden sie auch häufiger unter Eisenmangel. Eisen wird nun mal zum Aufbau der roten Blutkörperchen benötigt. Wer heftig und lange blutet und womöglich einen kurzen Zyklus hat, der wird wegen Blutarmut schnell blass um die Nase, klagt über Kopfweh, Haarausfall und Hautprobleme.

Und dann ist da leider noch die Migräne, ein zusätzlicher Quälgeist rund um die Periode. Die Migräne ist nicht nur eine beliebte Ausrede für »keinen Sex haben wollen«, sondern ein übles Leiden. Sie entsteht hier durch das rasche Absinken des Östrogenspiegels. Belastend für die Betroffenen ist zudem, dass Migräne von Durchfall und Magenkrämpfen begleitet sein kann. Das Gehirn und der Magen-Darm-Trakt sind über Nervenbahnen und den Austausch von Botenstoffen miteinander verbunden. Weil hierbei einige Darmbakterien ihre Finger im Spiel haben, kann eine Sanierung der Darmflora, wie im Kapitel »Uups, ein Pups« beschrieben, ein möglicher Weg zur Besserung sein.

Ja, es gibt PMS, und es gibt Frauen, die während der Menstruation schlecht drauf sind, aber a) betrifft PMS längst nicht alle Frauen und b) gibt es auch noch 100 000 andere Gründe dafür, dass Frauen schlechte Laune haben können. Frau kann ihr PMS lindern, indem sie sich sportlich oder gar sexuell betätigt, sich gesund ernährt, und wenn es mal sehr unangenehm zieht, helfen auch krampflösende und schmerzstillende Medikamente.

»Menstruation ist unsexy«

Zu welcher Kategorie Mann gehören Sie: Haben Sie Sex mit Ihrer Freundin oder Frau, während sie menstruiert? Oder bleiben Sie dann lieber abstinent?

Und zu welcher Kategorie Frau gehören Sie: Haben Sie Lust während Ihrer Periode, oder eher nicht?

Es wird unter Ihnen, liebe Leserinnen und Leser, solche und solche geben. Schade nur, wenn in einer Beziehung jeder einen anderen Standpunkt vertritt. So gibt es Frauen, die Sex in dieser Phase, wo der Uterus zur Menstruationszeit stark durchblutet ist und auch etwas krampft, um das Blut loszuwerden, als besonders intensiv, schmerzstillend und entspannend empfinden. Dumm nur, wenn der Partner mit dem Ausruf »Hilfe – wie eklig!« die präkoitale Bettflucht antritt. Ganz gleich, wie aufregend die große Lust seiner Liebsten ist, das Gummilaken wird nicht entrollt.

Stattdessen mögen alternative Methoden ohne Blutkontakt zum Einsatz kommen oder auch die Einlage eines saugfähigen Schwämmchens, das zumindest das ganz große Blutbad verhindern soll. Wer kein Blut sehen kann, aber Sex während der Tage will, sucht nach einem Kompromiss: Bei eingeführtem Tampon können geeignete Aktivitäten mit Fingern, Zunge, Spielzeugen oder anderen Ersatzgegenständen bzw. Körperteilen erfolgreich praktiziert werden.

Ein Womanizer belehrte mich einst, der Mann müsse immer eine Alternative in petto haben: die Zweitfrau. Allerdings gab er schmunzelnd zu, dass schon manches Mal, wenn seine Frau mit dem blauen Faden im Schritt zu Hause herumrannte, weshalb er sich zu seiner Geliebten verdrückt hatte, auch dort ein solcher Faden einen Fehltritt verhinderte. Wenngleich beide Frauen in diesem Fall nichts voneinander gewusst haben dürften, gibt es tatsächlich wissenschaftliche Untersuchungen zum Thema »Wir menstruieren gemeinsam«: Frauen, die im »Rudel« oder einer WG zusammenleben, synchronisierten womöglich über den Einfluss von Pheromonen ihren Eisprung bzw. die Menstruation. Warum die Natur das so eingerichtet haben mag, könnte etwas mit Frauen-Solidarität und Chancengleichheit zu tun haben. Geklärt ist es bisher nicht.

Mein Fazit zum Thema Sex während der Periode: Jede/r soll es handhaben, wie er/sie mag. Nutzen Sie Mittel, um das Bett sauber zu halten, weil Blut aus Textilien so schwer rausgeht. Aus medizinischer Sicht ist es jedenfalls absolut unbedenklich und kann definitiv besonders die Gebärmutter entspannende und lustvolle Aspekte haben.

Bleibt die Frage: Warum ist die Menstruation ein solches Tabu? Warum sind Frauen von jeher gehalten, diesen Zustand nach außen hin möglichst zu verschleiern? Darüber wurde in Feuilletons und Büchern viel spekuliert. Die vielleicht archaischste aller Erklärungen könnte die rote Signalfarbe sein: Sie alarmiert und erinnert an Gefahr! Oder sie erinnert an eine Verletzung, sodass man als einfühlsamer Mann nicht noch den Penis in die Wunde legen mag.

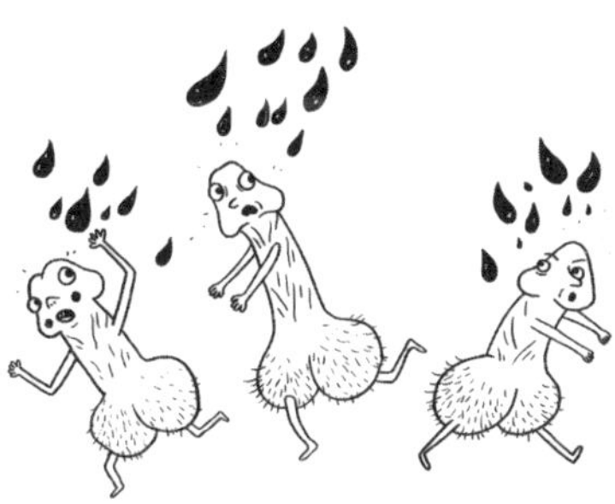

Für Männer, vermutete ein Psychoanalytiker, sei mit dem Menstruationsblut gleich eine ganze Gefahrenkaskade verbunden. Wenn sie peinlich berührt das Vergnügen ausschlagen würden, mit einer menstruierenden Frau zu schlafen, habe das nämlich auch eine tiefere psychologische Bedeutung. Wenn er »dabei« das Blut auf seinem Gemächt sehe, würde ihn das an ein Gemetzel erinnern, und schon suchten ihn Schreckensfantasien heim – bis hin zur ureigenen Kastrationsangst!

Wie war das noch mal mit Männern und bluten? Ich glaube, der Menstruationsneid hält sich eher in Grenzen. Nicht so die Häme der Kerle, die sich über blutende Frauen lustig machen: »Wie nennt man eine Polizistin, die ihre Tage hat? Red Bull.«

Die Menstruation ist also ein echtes Unisexthema. Let it flow!

Nicht nur die Menstruation, sondern auch, dass wir sind, wer wir sind, hat nennenswert mit unserer Hormonausstattung zu tun. Hormone sind körpereigene Botenstoffe, die uns fest im Griff haben. Auch Haarausfall, Sexualität, Alterung, Verhütung, Meno-

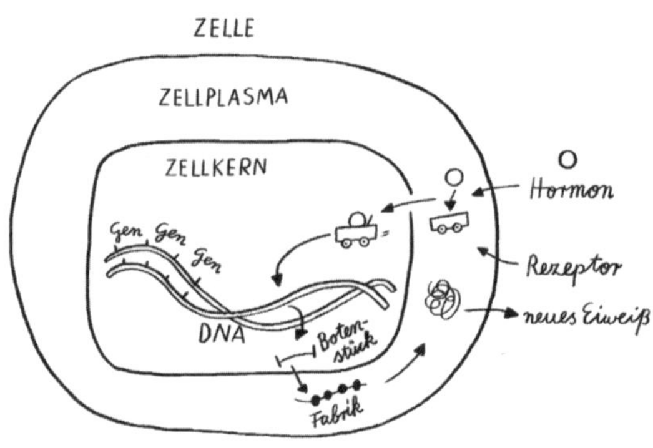

pause, Andropause, unsere Psyche – alles Themen in diesem Buch, die ohne Hormone nicht existieren würden. Und wie funktionieren all diese Hormone nun in unserem Körperhaushalt? Sie sind

Dienstleister und werden auf Anordnung von ganz oben gebildet: Zwischenhirn und Hirnanhangsdrüse. Sind genug Hormone im Blutkreislauf unterwegs, bremsen sie die weitere Stimulation aus der Kopfzentrale. Sexualhormone verschaffen sich als fettfreundliche Stoffe problemlos Zutritt in die Zielzelle, wo eine Art Shuttle auf sie wartet. Der fährt mit dem Hormon auf der Rückbank direkt in den heiligen Zellkern, um dort an Gene im Erbgut anzudocken und die Aufträge, also die Hormoneffekte, die Produktion von Eiweißen, umsetzen zu lassen.

Nehmen wir nun synthetische Hormone in Form von Pille, Creme, Spritze, Hormonspirale und dergleichen zu uns, manipulieren sie ebenfalls das Erbgut unserer Zellen. Sie hemmen die Steuerungsmechanismen im Kopf und wirken überall in unserem Körper. Wie körpereigene Hormone sorgen sie auch für ähnliche Wirkungen, jedoch auch für Nebenwirkungen, die ein natürliches Hormon so nicht bewirken würde! Was das bedeuten kann, lesen Sie jetzt.

7 Verhütung

Männer finden es herrlich, dass sie einen Penis haben, und lassen jene, die von der Natur vermeintlich nicht so großzügig beschenkt wurden, gerne daran teilhaben. Damit meine ich jetzt nicht die beliebten Vergleiche, wer jetzt hier den größeren hat. Nein, sie lassen uns Frauen mit Freuden in den Genuss ihres besten Stücks kommen, mit allem, was dazugehört. Nur vergessen sie recht gerne, dass da eben auch ein Thema dazugehört, das sie bereitwillig an die Frauen delegieren. Anders formuliert: Während Männer die offensichtlichen Instrumente für Sex mit sich herumtragen, tragen Frauen die offensichtlichen Konsequenzen, wenn nicht ordentlich verhütet wird.

Männer haben heutzutage die Möglichkeit, sich die Samenleiter abbinden zu lassen. Das ist psychisch für manchen Mann schwierig, da er dann nicht mehr »scharf schießen kann«, wie ein Freund es einmal formuliert hat. Die Scharfschützen können zudem immer zum Kondom greifen. Doch ansonsten ist das Thema Verhütung fest in weiblicher Hand oder in weiblichem Leib, je nachdem. Rund Dreiviertel der sexuell aktiven Bevölkerung in Deutschland wenden Verhütungsmittel an. Das erste Mittel der Wahl ist die Pille (53 bis 55 Prozent), gefolgt vom Kondom (36 bis 37 Prozent). Hormon-Vaginalring und Dreimonatsspritze sind jeweils zu 2 Prozent vertreten, Temperatur- und Urin-Methode zu je 1 Prozent. Die Sterilisation von Mann oder Frau machen weitere 3 bzw. 2 Prozent aus, bedeutsam eher bei Ü-40-Jährigen. Bei Frauen zwischen 30 und 39 verschiebt sich die Statistik zugunsten der Spirale, die dann von 10 Prozent der Verhütenden genutzt wird.

Verhütung an sich ist in unserer Gesellschaft zum Glück kein Tabu mehr. Was aber sehr wohl noch mit einem Tabu belegt ist, ist die Frage, was bestimmte Verhütungsmethoden mit den Frauenkörpern machen. Gerade die hormonelle Verhütung ist ein Eingriff in die Biologie des weiblichen Körpers, deshalb sollte ihr Einsatz reiflich abgewogen werden. Häufig ist jedoch das Gegenteil der Fall, der Griff zur Pille auch für junge Mädchen fast schon so selbstverständlich, als würden sie sich ein Bonbon einwerfen. Was sie sich da teilweise über Jahre und Jahrzehnte antun, wie heftig die körperlichen und vor allem psychischen Nebenwirkungen sind, ist vielen nicht bewusst.

Hormoneller Keuschheitsgürtel: die Pille

Die Pille gibt es entweder als Kombipräparat mit Östrogen und Gestagen oder aber als Monopräparat nur mit Gestagen. In der Regel sind die enthaltenen Hormone synthetisch. Blutdruckerhöhung, Arteriosklerose, Schlaganfall, erhöhtes Risiko für Thrombose und Lungenembolie, Anstieg der Leberwerte, erhöhtes Risiko für einige Autoimmunerkrankungen und ein etwas erhöhtes Risiko für Brustkrebs sind bekannte ernste Nebenwirkungen. In Aufklärungsgesprächen wird aber in der Regel nur das Thromboserisiko ausführlicher thematisiert: Die Pille lässt das Blut schneller gerinnen. Ist sie erst einmal geschluckt, durchläuft der Wirkstoff zunächst die Magen-Darm-Passage und wird dann in der Leber verstoffwechselt. Dabei wird die Gerinnungskaskade angestoßen, und es kann zu den gefürchteten Blutgerinnseln in den Venen kommen, die in die Lungengefäße schießen und dort eine lebensgefährliche Lungenembolie auslösen können. Dieses Risiko ist zu Beginn der Einnahme besonders hoch. Und Achtung, wer sich nach längerer Zeit mal eine Pause von der Pille gönnen möchte, sollte wissen: Bei der Wiederaufnahme setzt man sich dem gleichen Thromboserisiko aus wie beim ersten Mal.

Während solche Aspekte weitgehend bekannt sind und zugunsten einer sicheren Verhütung in Kauf genommen werden, dürften die wenigsten Frauen Scheidentrockenheit, Gewichtszunahme, Wassereinlagerungen, Kopfschmerzen, Pilz- und Blaseninfektionen, braune Flecken im Gesicht und Schmierblutungen mit den Hormonen in Verbindung bringen, obwohl es alltägliche Nebenwirkungen sind. Zudem führen Hormonprodukte durch die enthaltenen künstlichen Gelbkörperhormone bei manchen zu einer Vermännlichung mit öliger Haut, großen Poren, Mitessern, Pickeln, Haarausfall und Damenbart.

Für viele Frauen beginnt ihre eigene Geschichte mit der Pille in der Pubertät. Bei einigen wenigen, die besonders unter Menstruationsbeschwerden oder üblen Aknebeschwerden leiden, kann eine medizinische Indikation bestehen. Auch bei gynäkologischen Erkrankungen wie Zysten in den Eierstöcken oder Endometriose ist die Pille als Medikament wirksam. In der Regel aber soll sie gesunden Frauen sexuelle Freiheit ermöglichen und das Risiko einer ungewollten Schwangerschaft bannen. Sex ohne Reue, wie viele Präparate versprechen. Der Preis ist in vielen Fällen hoch: Das Gefühl, spontan Lust, Gier und sexuellen Trieb zu empfinden, was man ja Männern (die nicht hormonell geplättet sind) als genuin zuschreibt, empfinden viele Frauen unter Einfluss der Pille nicht. Sie haben zwar Sex, doch müssen sie sich mehr dazu motivieren, es ist weniger der körperliche Trieb als eine Kopfentscheidung, für die sie bewusste Impulse benötigen oder deutliche äußerliche Stimuli. Erst nach dem Absetzen der Pille spüren sie sexuelles Begehren, das als Bauchgefühl ganz ohne Trigger entsteht. Ist es nicht absurd, dass die Pharmaindustrie also mit im Bett liegt und die triebgesteuerte sexuelle Selbsterkundung hemmt, die die Pille doch eigentlich erst ermöglichen sollte? Dass dem so ist, sagt einem aber vorher niemand.

Sex und Lust haben ohne Pille eine ganz andere Dimension als unter hormoneller Verhütung. Viele Frauen erleben sogar komplette Lustlosigkeit, den Verlust ihrer Libido, Depressionen, Ängste, Antriebslosigkeit. Die Pille, das Symbol sexueller Befreiung der Frau, verkommt in der Realität oft zu einem chemischen Keuschheitsgürtel. Forschungsstudien zur Pille für den Mann wurden übrigens genau wegen solcher Nebenwirkungen wie Libidoverlust und Depressionen abgebrochen. Wenn der Penis nicht steht, ist das Warnzeichen sichtbarer, als wenn die Scheide nicht feucht wird …

Und wussten Sie, dass die Pille den Körpergeruch verändert? Eine Frau unter der Pille verändert nicht nur ihren eigenen, sie nimmt auch den Duft ihres (potenziellen) Partners anders wahr. Der Duft der Haut und unserer Duftdrüsensekrete sind dafür entscheidend, ob man sich gut riechen kann. Ist das so, landet man möglicherweise miteinander in der Kiste, und wenn es besonders gut läuft, wird man ein Paar und bekommt gesunde Nachkommen.

Selbstverständlich manipulieren wir die Nase des anderen auch mit parfümierten Waschmitteln, Bodylotions, Deos, Parfüms und allerlei anderen Duftstoffen. Doch spätestens nach einer durchschwitzten Nacht ist das alles runter vom Körper. Manchmal kommt hier das böse Erwachen, wenn der Kerl sagt: »Süße, gestern Abend hast du aber noch besser gerochen.« Wenn das nur ein One-Night-Stand war, ist das nicht so schlimm, doch was passiert, wenn Sie glauben, den Mann Ihres Lebens schon gefunden zu haben? Stellen Sie sich vor, Sie leben ein paar Jahre zusammen und sind an dem Punkt angelangt, an dem Sie gemeinsam Kinder haben wollen. Sie setzen die Pille ab – und können sich plötzlich nicht mehr riechen. Sie sind völlig ratlos, haben keine Ahnung, was da gerade mit Ihnen beiden passiert. Er hat Sie bislang nur mit Pillenduft erlebt, und Sie haben ihn nur durch Ihre Pillennase wahrgenommen.

Wie groß der Einfluss von Hormonen auf die Duftwahrnehmung ist, wissen alle, die schon mal schwanger waren. Ist frau sonst ein Kaffeefan, empfindet sie den Duft der charakteristischen Röstaromen plötzlich als widerlich. Die »Ausdünstungen« des geöffneten Kühlschranks, das Essen auf dem Herd oder ein Parfümgeruch lösen mit einem Mal Übelkeit aus. Oder denken Sie daran, wie Pubertät riecht.

Ich weiß nicht, ob ich die kühne Aussage wagen sollte, dass die Pille möglicherweise ein Grund für die hohen Scheidungsraten heutzutage sein könnte. So ganz abwegig ist das tatsächlich nicht. Wenn ich zum Beispiel einen Vortrag über diese besondere Form des »Pillenknicks« halte, kommen im Anschluss regelmäßig Pärchen zu mir: »Wissen Sie, genauso ist es auch bei uns. Ich habe die Pille abgesetzt, und seither kann ich ihn nicht mehr riechen. Ich finde seinen Körpergeruch einfach nicht mehr anziehend.« Die Herren der Schöpfung stehen meist wie begossene Pudel daneben und nicken stumm. Ein Paar hat sich deshalb tatsächlich getrennt.

Funktionsweise und Risiken

Die Antibabypille sendet die Information an die Hirnanhangsdrüse, dass sich bereits ausreichend Hormone im Körper befinden, also keine weiteren mehr produziert werden müssen. Heißt im Klartext: Die Eierstöcke werden nicht stimuliert, der Eisprung wird unterdrückt, ähnlich wie bei einer Schwangerschaft, wo der hohe Hormonspiegel keinen weiteren Eisprung mehr erlaubt. Moderne Kombipillen enthalten niedrigere Östrogenspiegel als die Hormonbomben der 1950er-Jahre. Sie heißen daher Mikropillen.

Reine Gestagenpillen ohne Östrogen, Minipillen genannt, unterdrücken den Eisprung zwar nur zu etwa 50 Prozent, dafür stören sie aber den Aufbau der Gebärmutterschleimhaut, ein befruchtetes Ei kann sich so nicht einnisten. Außerdem verdicken sie den Schleim am Muttermund, sodass Spermien nicht mehr hineingelangen.

Die diversen Pillen-Gestagene haben sehr verschiedene Teilwirkungen. Manche steigern den Blutdruck, andere schwemmen Wasser aus, manche haben einen vermännlichenden Effekt, andere einen antimännlichen Hormoneffekt. Daher nutzt man letztere bei krankhaften Vermännlichungserscheinungen einer Frau mit fettiger Haut, Akne, Haarausfall am Kopf und übermäßiger Behaarung am Körper oder einem Damenbart. Sie treten auf, wenn eine Frau erhöhte Männerhormon-Blutspiegel hat oder ihre Zellen zu empfindlich auf die normalen Blutspiegel reagieren. (Die antimännlichen Gestagene heißen Dienogest, Chlormadinonacetat, Cyproteronacetat und Drospirenon.)

Eine ganze Reihe von Gestagenen, die den Frauen in ihren Verhütungsmitteln untergejubelt werden, wirken hingegen genau andersherum, nämlich selbst wie das Männerhormon Testosteron. Diese Frauen vermännlichen, bekommen ölige Haut, große Poren, Pickel, Haarausfall und leiden verstärkt unter einer Behaarung an männlichen Körperstellen – fertig ist der Damenbart oder das zarte Brusttoupet. Dafür sorgen die Wirkstoffe Desogestrel, Levonorgestrel, Gestoden und Norgestimat. Vielleicht werfen Sie mal einen Blick auf Ihre Pillenschachtel und prüfen, was da so enthalten ist …

Nicht nur der Östrogenanteil in einer Pille erhöht das Thromboserisiko, verstärkt wird es leider auch durch das synthetische Gestagen. Bei den Wirkstoffen Desogestrel, Drospirenon und Gestoden ist es um das Zehnfache erhöht; das geringste, jedoch immer noch um mehr als das Dreifache gesteigerte Risiko hat Levonorgestrel, das allerdings wieder mit Vermännlichungserscheinungen und Libidoverlust aufwartet.

Kombipillen sagt man eine Senkung des Risikos für Krebs der Eierstöcke, der Gebärmutter und des Darms nach, aber ein erhöhtes Risiko für Brust- und Gebärmutterhalskrebs. Statistisch gesehen gleicht sich das Krebsrisiko am Ende wohl aus, aber die Wissenschaft diskutiert auch hier kontrovers. Pillen haben nach neuen Erkenntnissen zudem einen negativen Einfluss auf den Zuckerstoffwechsel im Sinne einer Diabetes-Vorstufe, und auch Scheidenpilz tritt gehäuft auf.

Sie sehen, das ist alles nicht besonders lustig, schwer kalkulierbar und unberechenbar.

Vielleicht ist die reine Gestagen-Minipille ja eine Alternative? Mini klingt ja gleich irgendwie nett und vergleichsweise harmlos … Damit wird das Thromboserisiko zwar etwas verringert, ist aber keineswegs gleich null. Frauen mit Risikofaktoren wie Übergewicht, Rauchen und Diabetes, bei denen Kombipillen zu gefährlich sind, dürfen diese reinen Gestagen-Verhütungsmittel nutzen, sogar während der Stillzeit sind sie erlaubt. Allerdings ist diese Zulassung kritisch zu bewerten, da das künstliche Hormon selbstverständlich in die Muttermilch übergeht. In einer Untersuchung aus Chile wurde bei Kindern von Müttern, die ein Hormonimplantat mit Levonorgestrel nutzten, ein vermehrtes Auftreten von Atemwegs- und Augeninfektionen sowie Hauterkrankungen festgestellt. Nichts, was man seinem Baby antun möchte.

Hormonspirale als Alternative?

Unter Gynäkologen ist die Haltung zu Hormonspiralen geteilt. Einerseits sind ausreichend viele Anwenderinnen zufrieden damit, etwa, weil sich die lästige Monatsblutung bei vielen Frauen zurückbildet, was gerade für starke »Bluterinnen« durchaus angenehm ist. Sie können auf diese Weise zum Beispiel Eisenmangel vorbeugen. Bei anderen Frauen wiederum führt die Hormonspirale zu wochenlangen Schmierblutungen, die ebenfalls mit Blutarmut einhergehen können und noch dazu mit Unterleibsschmerzen.

Die Hersteller werben damit, dass das Hormon nur lokal wirke, also keine Wirkung im gesamten Körper entfalten würde. Richtig ist jedoch, dass schon direkt nach Einlage in die Gebärmutter die Hormone sehr wohl im Blutspiegel messbar sind und somit auch im gesamten Kreislauf und Organismus verteilt werden. Die Werte sind teilweise vergleichbar mit jenen der Minipille.

Ich sehe selbst täglich Hormonspiralen-Opfer in meiner Praxis. Sie sind vermännlicht, haben keine Lust mehr auf Sex, werden zum Teil depressiv, entwickeln Ängste und bleierne Müdigkeit, bekommen braune Flecken im Gesicht (Melasma) oder leiden unter Migräne. Aktuelle Untersuchungen belegen eine signifikante Erhöhung des Stresshormons Cortisol und einen Anstieg körperlicher Stresszeichen. Bis zu 60 Prozent der Anwenderinnen lassen sich wegen der Nebenwirkungen die Hormonspirale vorzeitig wieder entfernen. Darüber wird geschwiegen. Für einen Arzt ist es wirtschaftlich attraktiv, die Hormonspirale einzusetzen. Dabei gäbe es längst hormonfreie Alternativen!

Verhüten ohne Hormone

Nach der Lektüre der letzten Seiten sollte hoffentlich klar geworden sein, dass eine hormonelle Verhütung individuell abgewogen werden muss. Jeder Körper reagiert selbst bei identischer Hormondosis anders, weil jede Frau über eine unterschiedliche Ausstattung an Hormon-Empfangsstellen verfügt und der Hormonstoffwechsel von Mensch zu Mensch variiert. Frau wird immer eine Verhütung suchen müssen, die zu ihr passt. Doch um es noch einmal ganz deutlich zu sagen: Hormone sind kein Lifestyleprodukt. Alternativen sind erwünscht.

Es erreichen mich immer wieder Leserbriefe, ob man denn nicht die Eisprungmethode verstärkt propagieren sollte, als natürliche Möglichkeit, seinen Körper »ohne alles« nur durch Selbstbeobachtung und Urinchecks vor ungewollter Schwangerschaft zu schützen. Diese Methode geht auch oft gut, aber nicht oft genug. Manchmal leben Spermien länger als gedacht, oder der Eisprung verschiebt sich durch Stress, Erkrankungen oder Hormonschwankungen. Wer es wirklich zuverlässig mag oder es selbst etwa mit der Genauigkeit beim Temperaturmessen nicht so ernst nimmt, wird nach sichereren Methoden suchen.

Und hier jetzt endlich mal wieder eine gute Nachricht: Die gibt es tatsächlich, die sicheren und hormonfreien Verfahren – natürlich kritisch bewertet von der Pharmaindustrie und von hormonbegeisterten Ärzten. Ich persönlich erlebe unzählige zufriedene Patientinnen, die die folgenden Alternativen nutzen: Etwa die Kupferspirale. Sie setzt Kupferionen frei, die die Spermien auf ihrer Reise zum Ei lahmlegen und an der Gebärmutterschleimhaut eine leichte Irritation auslösen, die es einem doch aus Versehen befruchteten Ei unmöglich macht, sich einzunisten. Nachteil der Kupferspirale ist, dass sie als recht großer Fremdkörper in der Gebärmutterhöhle sitzt und mechanisch durchaus etwas reizt. Manche Frauen empfinden Schmerzen, wenn sich die Spirale in das Gewebe drückt und die Gebärmutter sich dann autonom etwas wehenartig zusammenzieht. Die Monatsblutung könnte verstärkt werden, und man kann die Spirale aus Versehen »gebären«.

Eine interessante und vielfach bewährte Alternative ist hier ein kleines Kupferkettchen, ein Faden, der mit einer schmalen Sonde in den Muskel der Gebärmutter hineingeschoben wird und da für fünf Jahre verbleiben kann. Dieses Kettchen besteht aus vier oder sechs Minikupferzylindern, aufgefädelt an einem Nylonfaden, und wird wie ein Piercing am Dach der Gebärmutter implantiert. Es ist filigran, flexibel und findet selbst in einer kleinen Gebärmutter Platz, weshalb es auch für Frauen und Jugendliche geeignet ist, die noch keine Kinder geboren haben.

Der Gynäkologe benötigt, ähnlich wie beim Legen einer Spirale, dafür allerdings Erfahrung und Übung. Sie sollten sich also erkundigen, wie oft der Arzt eine solche Kette einlegt, um das Risiko einer Gebärmutterverletzung zu minimieren.

Auf ähnliche Weise funktioniert ein Kupfer-Perlenball, der einem Wollknäuel mit Perlen gleicht und einfach in den Uterus hineingeschoben wird. Inwieweit dieser seit Kurzem in Deutschland erhältliche Intrauterinball (IUB) weitere Vorteile bringt, bleibt abzuwarten. Nach bisher vorliegenden Daten scheint es beim Ball häufiger zu einer Ausstoßung zu kommen als bei der eingehängten Kette.

Studien belegen, dass ein direkt in die Gebärmutter eingesetztes Verhütungspräparat vor Krebs der Gebärmutterschleimhaut schützen hilft und das Risiko für Gebärmutterhalskrebs bei nicht gegen Humane Papillomviren geimpften Frauen um 30 Prozent reduziert. (Die Daten stützen sich auf Kupferspiralen, zum Teil aber auch auf die Hormonspirale. Man führt diesen Effekt auf eine Erhöhung der Schleimhautabwehr zurück, die durch die Einlage des Fremdkörpers stimuliert wird, ergänzt durch Hormoneffekte bei Hormonspiralen.)

Kupfer wird über die Nahrung aufgenommen und ist ein im Körper natürlich vorkommendes und sehr wichtiges Spurenelement. Interessanterweise führt eine Hormonpille allerdings zu überhöhten Kupferwerten im Blut durch einen beeinträchtigten Leberstoffwechsel. Dagegen führen Kupfer-Verhütungsmittel zu einem deutlich geringeren Kupferanstieg. Darüber hinaus sind Allergien sehr unwahrscheinlich.

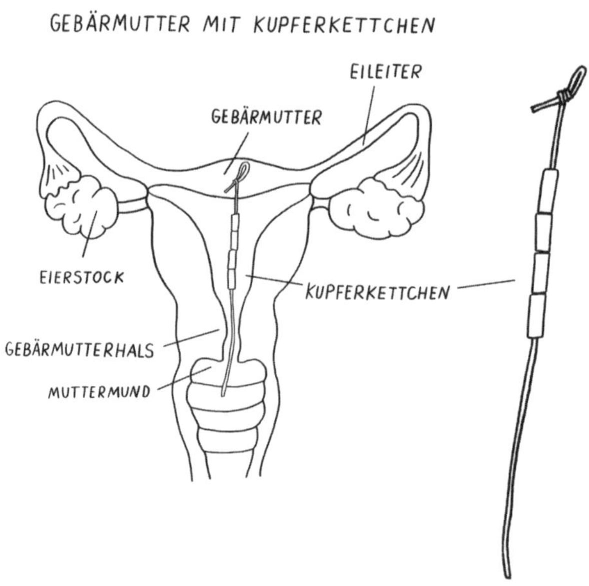

Sex mit Tüte

Verhütung kann, wie wir alle wissen, nicht nur eine Schwangerschaft verhindern, sondern auch eine Ansteckung mit sexuell übertragbaren Erkrankungen. Bei ungeschütztem Geschlechtsverkehr kann eine ganze Wundertüte an Erregern weitergeschenkt werden. Und das lässt sich nur mit einem Kondom verhindern.

Damit zu Ihnen, liebe Herren! Ihre Vorfahren nutzten Kondome aus Tierdärmen, Leder, Baumwolle oder Seide. Diese Dinger hatten weit höhere Versagerraten als das, was heutzutage auf dem Markt ist. Sie können also ganz beherzt zum Gummi greifen, ohne gleich den Angstschweiß auf der Stirn haben zu müssen.

Aber unter uns, wie treffen Sie bei Kondomen Ihre Kaufentscheidung? Gehen Sie nach der Farbe? Der Vereinsfarbe Ihres Lieblingsfußballvereins vielleicht? Sind Sie verspielt und halten nach Noppen oder possierlich herausploppenden Tierchen Ausschau? Ist es der gute Geschmack, der Sie in Richtung Erdbeer- oder Lakritzaroma bugsiert? Oder greifen Sie ganz selbstverständlich zu der Packung, auf der XXL steht? Dann sollten Sie folgendes wissen: Bei einer Untersuchung von über 15 000 Männern aus Europa, Asien, Afrika und Amerika wurden Penislänge und -umfang gemessen. Ethnische Unterschiede wurden dabei übrigens keine festgestellt, was gängigen Vorurteilen und Fantasien über die Gemächte der einen oder anderen Volksgruppe widerspricht. Der internationale schlaffe Durchschnittspenis erreicht den Erhebungen zufolge eine Länge von 9,16 cm, der erigierte 13,12 cm. Beim Umfang wurden 9,31 cm schlaff, 11,66 cm erigiert ermittelt. Variationen in jeder Richtung sind möglich, allerdings haben nur 2,28 Prozent der Männer einen kleineren und ungefähr ebenso viele einen größeren. Der XXL-Gummi dürfte also nur wenigen passen. Wenn dann aber auf der Packung so etwas wie 53 mm – MILLIMETER!!! – steht, ist das trotzdem eine Beleidigung. Penis und Millimeter, das geht keinesfalls zusammen.

Wissen Sie, wofür diese Zahl steht? Für die Kondombreite, flach hingelegt. Also erst mal den eigenen Umfang im Schritt ermitteln. Dazu müssen Sie – und bitte nicht erst im Supermarkt oder der Drogerie – eine Erektion bereithalten und ein Maßband. Bitte teilen Sie den gemessenen Wert durch 2. Die Millimeterzahl auf der Kondompackung sollte man dann noch etwas kleiner auswählen. Hilfe bieten auch Online-Rechner, wo Sie Ihren Umfang eintragen können und anschließend die passende Kondomgröße aufscheint. Testen Sie zur Sicherheit alleine in Ruhe mal zwei bis drei Größen durch. Sollten Sie eine kleine Zahl messen, vielleicht, weil Sie jung und noch im Wachstum sind, werden Sie bei den gängigen Modellen nicht den Begriff »klein« finden, sondern ganz aufmunternd »festerer Sitz«. Das klingt doch prima.

Die meisten Kondome bestehen aus Latex. Latexallergiker, von denen es Gerüchten zufolge mehr gibt, als man meinen sollte, können auf Polyurethan- und Polyisopren-Gummis umsteigen. Allerdings sind Kondome mit diversen Zusatzstoffen versetzt, die unabhängig von Latex ebenfalls zu Unverträglichkeiten führen können. Unabhängig vom Material sind die Verhüterlis ziemlich baugleich: An der Spitze der Tüte ist ein kleines Reservoir eingebaut, das die Samenflüssigkeit auffängt und den Kontakt zwischen Penis und Scheidenschleimhaut verhindert. Kondome sind billig, greifen nicht in den Hormonhaushalt ein und schützen vor HIV, Hepatitis und ein paar anderen Erregern.

Es gehört ein wenig Können dazu, das Tütchen rechtzeitig auf- und auch wieder abzuziehen, denn wenn der Penis in der Vagina erschlafft, läuft alles aus. Und bitte festhalten beim Rausziehen. Anfänger können mit Penisnachbildungen, Bananen oder anderen Phallus-Doubles ein wenig Trockentraining machen. Viel zitierte Nachteile von Kondomen sind: Die Oberflächensensibilität von Haut auf Schleimhaut fehlt, der Duft nach Gummi (und den zugesetzten künstlichen Aromen) ist gewöhnungsbedürftig, und die Verhüterlis werden bei Hitze und langer Lagerung spröde. Wer für den Fall der Fälle also einen Gummi in der Brieftasche mit sich herumträgt, aber länger nicht zum Zuge kommt, sollte das Teil wegwerfen und ein neues erstehen, sonst kann es böse Überraschungen geben.

Für Frauen fühlt sich ein Penis mit Kondom weniger »hautig« an als ein Nacktpenis. Wobei das für den Aufbau der Erregung keine allzu große Rolle spielt. Im Inneren der Vagina ist die Sensibilität ohnehin gering – sonst würde keine Frau eine Geburt überstehen –, und Druck, Tempo oder Intensität beim Sex sind vom Kondom unabhängig. Die Penislänge ist übrigens für den weiblichen Orgasmus nicht ausschlaggebend. Schließlich sind auch kleine Instrumente wie Finger und Zungen in der Lage, diesen auszulösen; zudem haben manche Frauen ganz ohne Penetration leichter einen Orgasmus. Extreme anatomische Unterschiede mögen nur in Einzelfällen ein Problem darstellen.

Es sind mehr die Fantasien rund um Ausmaß und Form der Liebesorgane, die sich bei manchen zu unumstößlichen Fakten verdichtet haben. So wie neulich beim Italiener, wo die Herren beim Essen das Thema Penismaße umtrieb. Man reichte Bildmaterial aus einschlägigen Social-Media-Foren herum und war sich einig, dass es ethnisch bedingt eindrucksvollere Gemächte gebe als jene, über die man in Mitteleuropa so verfüge. Die Herren am Tisch konnten ihr Bedauern darüber kaum verbergen. Die von mir in diplomatischer Absicht vorgetragene Statistik beeindruckte niemanden, stattdessen wurde ich belehrt: »Lang und schmal, der Frauen Qual, kurz und dick, der Frauen Glück.« Na dann.

Ach, und übrigens: Die Behauptung »wie die Nase des Mannes, so auch sein Johannes« ist eine dreiste Lüge.

8 »Ich will doch nur spielen«: Cola-Flaschen, Staubsauger und andere Sexunfälle

Menschen jeden Alters schieben sich gerne alle möglichen Gegenstände in ihre Körperöffnungen. Bei Kindern geschieht das in der Regel aus Forscherdrang, bei Erwachsenen aus anderen Gründen, aber dazu gleich mehr. Die lieben Kleinen jedenfalls finden schnell heraus, wie wunderbar Erbsen, Erdnüsse oder kleine LEGO-Plastikteile in die eigenen Nasenlöcher passen. Ich erinnere mich an einen Siebenjährigen, der sich die erbsengroße Glühbirne aus einer Taschenlampe ins Ohr gesteckt hatte. Möglicherweise hatte er ein Erwachsenengespräch belauscht und überprüfen wollen, ob manche Menschen wirklich von innen leuchten … Ob das geklappt hat, entzieht sich meiner Kenntnis, ich weiß nur, dass der Steppke irgendwann seine Eltern über das mysteriöse Verschwinden der Birne informierte. Diese, beides Ärzte, blickten von außen in den Gehörgang und befanden, dass der Fremdkörper inzwischen wieder herausgefallen sein musste und vielleicht unbemerkt unter das Sofa gekullert war. Damit war das Thema erledigt. Routinehörtests mit dem Jungen während der folgenden Jahre verliefen zur vollsten Zufriedenheit aller. Mit Beginn der Pubertät schließlich pulte der Knabe mit großer Leidenschaft mit Wattestäbchen in seinem Ohr herum. Immer wieder mal stieß er dabei im rechten Ohr auf einen seltsamen Widerstand. Da dies aber keine Schmerzen verursachte, machte er sich keine weiteren Gedanken. Bis sich eines Tages das Wattestäbchen während des Pulmanövers verhakte. Nach einigem Rütteln und Ruckeln ließ sich das Stäbchen wieder bewegen, beim Herausziehen gab es ein Plopp-Geräusch, und zum Vorschein kam das Glühbirnchen! Das

Gewinde hatte sich in den Wattefasern verhakt. Acht Jahre nach dem Verschwinden der Birne hatte der Teenager sozusagen eine Erleuchtung der besonderen Art.

Bei Erwachsenen scheint sich der Forscherdrang auf andere Körperregionen zu verlagern, auf welche genau, das kann man in den Notaufnahmen dieser Welt sehen. Da war diese Frau mit unerträglichen Schmerzen, die Sex mit einem tiefgefrorenen Hering hatte; der war dann in ihr aufgetaut, und seine Gräten hatten sich kreuz und quer in ihre zarte Vagina gebohrt. Nicht nur, dass diese Vagina tatsächlich – wie oft zu Unrecht unterstellt – nach Fisch roch, nein, die arme Frau musste auch noch unter Narkose notoperiert werden. Wer Pech hat, kommt wegen seiner skurrilen Vorlieben auch noch in die Zeitung, wie jener Mann, aus dessen Darm ein armer Aal entfernt werden musste, der den Weg zurück in die Freiheit nicht mehr fand, oder jener Elektriker, der in seinem selbst gebauten Porno-Raumschiff im Hobbykeller seiner Eltern von einem Würgeroboter stranguliert wurde. Dabei hatte der beim Pornofilmgucken doch eigentlich nur für einen zusätzlichen Reiz sorgen sollen. Ja, die Fantasie der Menschen ist so unerschöpflich, dass eine Melone mit Loch oder ein gefrorenes Suppenhuhn zum Vögeln fast schon bieder anmuten.

Gurken im Labyrinth

Eine neuer auf YouTube zu besichtigender Trend unter den Körperimporten ist das »Yoni Cucumber Cleanse«, ein Do-it-yourself-Verfahren, um sich die Vagina zu reinigen – mit einer Gurke. Frauen führen im lehrfilmartigen Video vor, wie man das Gemüse schält und eine Eichel oder andere lustige Muster hineinschnitzt. Dann gibt es eine eingehende Unterweisung in die Bewegungen, die mit der Gurke in der Vagina zu vollführen sind, um diese richtig sauber und – befreit von allerlei Rückständen – zurück in den naturbelassenen Urzustand zu schrubben. Der dabei abgegebene Gurkensaft stärke die Vaginalflora, stabilisiere den pH-Wert und verleihe der Muschi einen frischen Duft. Für einen sauren pH-Wert würden sich vermutlich Cornichons oder schlesische Gurkenhappen besser eignen. Aber im Ernst: Wie wir wissen, braucht die Vagina keinen Hausputz, denn sie hat ein eingebautes Selbstreinigungssystem. Weder Duschlotionen noch Gurken gehören da hinein. Und übrigens auch keine Profi-Vaginalduschen, selbst wenn uns der medizinische Fachhandel das glauben machen möchte. Es gibt Untersuchungen, die einen Zusammenhang zwischen regelmäßigen Vaginalduschen und einem auf das Doppelte gesteigerten Risiko für Eierstockkrebs glaubhaft herstellen. Man vermutet, dass beim Duschvorgang Bakteriengifte und – je nach Hersteller – Weichmacher aus dem Plastikmaterial der intravaginalen Waschanlage in den Fortpflanzungstrakt gespült werden. Hier besteht also möglicherweise eine ernsthafte Gefahr für Ihre Gesundheit!

Bei den Gurken sollte frau wissen, dass sich da allerlei Bakterien und Pilze drauf tummeln, die sich auch durch das Schälen nicht entfernen lassen, sondern dadurch ganz wunderbar auf die nun hüllenlose Gartenfrucht verteilt werden. Die Magensäure mit ihrem pH-Wert von 1,5 ätzt die gemeinen Gesellen beim Verspeisen mühelos weg. Die Vagina mit ihrem pH-Wert von rund 4 hingegen ist dieser Aufgabe nicht gewachsen, Sie können sich also ganz leicht eine Infektion einfangen.

Ich habe ja das Gefühl, dass es den Gurkenköniginnen aus dem Internet weniger um (völlig unsinnige und sogar gefährliche) Reinigungstipps ging, sondern um einen sauberen Vorwand für eine gepflegte Masturbation – leider, und das kann man gar nicht oft genug betonen, verbunden mit Infektionsrisiken und der Gefahr der Zerstörung des vaginalen Gleichgewichts. Also: Gurken bitte vornehmlich für die Zubereitung von Gurkensalat oder Gurkenmasken verwenden! Und auch Bananen, Zucchini, Möhren oder sonstige Gartenfrüchte sollten nicht zweckentfremdet werden … Wer sich also etwas in die Vagina schiebt, sollte das nicht wie die Gurken-Putzkolonne unter irgendeinem Vorwand tun. Gestehen Sie sich Ihre Bedürfnisse ein und achten Sie bei der Anwendung auf die Sicherheit der benutzten Gerätschaften. Und seien Sie vor allem ehrlich, wenn etwas schiefgegangen ist und Sie sich unvermittelt in der Notaufnahme wiederfinden. Da wird gelogen, dass sich die Balken biegen – meistens aus Scham.

Tatsächlich kann in einer Vagina so manches verloren gehen, ist sie doch für viele immer noch eine Art verwunschenes Labyrinth. An dieser Stelle empfehle ich eine kleine Übung zur Selbsterfahrung: Hände waschen, vor dem Spiegel Platz nehmen und einmal ungestört und in aller Ruhe Vulva und Vagina von außen betrachten, die Schleimhaut auseinanderfriemeln und bewundern mit ihren Läppchen, Fältchen und Zotten und sich dann langsam mit einem Finger vortasten, bis Sie irgendwann den Muttermund finden. Er ist etwas knorpeliger und hat in der Mitte eine Einsenkung.

Falls Sie das noch nie getan haben, sollten Sie das unbedingt nachholen; nur so lernen Sie Ihre gute Stube kennen, und dann geht dort auch so leicht nichts mehr verloren. Und wenn doch, können Sie es leichter wiederfinden und sich eine Situation wie die folgende ersparen: In einem meiner Nachtdienste stellte sich eine 70-Jährige mit Schmerzen im Unterleib und einer unangenehm riechenden Infektion vor. Sie hatte vor einigen Jahren das blaue Döschen mit ihrer Lieblingshandcreme irgendwo verloren. An diesem Abend fand es sich wieder, direkt vor dem Muttermund. Nach eigenen Angaben hatte die Patientin seit Längerem keinen Geschlechtsverkehr, sodass die Dose bis dato niemandem im Weg gewesen war. Glücklicherweise konnten wir sie problemlos entfernen, die Infektion klang nach der Gabe eines Antibiotikums rasch ab, und wir freuten uns, dass der Satz »Wir machen den Weg frei« so eine praktische Bedeutung haben konnte. Bei der Dame war es die Neubelebung ihrer Sexualität.

Pannen gibt's …

Als im Darm eines Patienten eine Cola-Flasche entdeckt wurde, hörten die Ärzte folgende Erklärung: Der Mann erzählte, er sei zu Hause nackt herumgelaufen, ausgerutscht und – wie es manchmal so geht – mit dem Gesäß auf die am Boden stehende Flasche gefallen. Tja, und dann sei das Leergut irgendwie weg gewesen.

Ähnliches berichtete ein Heimwerker, der sich nur mal kurz gebückt und sich dabei versehentlich einen Besenstiel einverleibt haben wollte, der dann zu allem Unglück auch noch abgebrochen sei! Das nennt man wohl Knackarsch …

Ein anderer Herr beschrieb, er habe einen so starken Juckreiz am After verspürt, dass er in seiner Not die Zahnbürste als Kratzinstrument missbraucht habe. Und die sei dann irgendwie im Darm … Oder der Patient, der sich seine Hämorrhoiden mithilfe einer Haushaltskerze zurück in den Analkanal stopfen wollte. Zu spät ging ihm ein Licht auf: Für die Kerze gab es keinen Weg zurück.

Männer kommen statistisch gesehen übrigens fast 40 Mal häufiger zum »Lost and Found« in die Notaufnahme als Frauen. Die meisten Gegenstände werden aus dem Darm gefischt. Dabei sind die Ausmaße der im wahrsten Sinne des Wortes einverleibten und vom Arzt wieder ans Tageslicht geholten Dinge manchmal unglaublich und überschreiten zuweilen die anatomische Vorstellungskraft: zapfenförmige Pendel von Kuckucksuhren, Äpfel, Kegel, unverdrossen weiterbrummende und -vibrierende Dildos, Rasierklingen, Silvesterböller, zusammengerollte Tageszeitungen,

Klobürsten … Das Problem ist, dass sich viele Gegenstände aufgrund der sich verjüngenden Spitze gut in den Anus einführen lassen. Hat man den Gegenstand aber dort verloren, dann verhindert das stumpfe Ende, dass er problemlos wieder ausgeschieden oder herausgezogen werden kann.

Manche Objekte gehen auch auf Wanderschaft, erkunden den Weg weiter hinauf in den Darm. Dort besteht die Gefahr, dass die Darmwand perforiert wird und sich keimbelasteter Kot in den Bauchraum entleert. Das kann zu lebensgefährlichen Infektionen führen. Eine andere Gefahr ist, dass der Darm auf diese Weise komplett verstopft wird: Kot staut sich, die Darmbeweglichkeit wird lahmgelegt. Das Krankheitsbild des Darmverschlusses (*mechanischer Ileus*) manifestiert sich, und so etwas ist ebenfalls lebensbedrohlich.

Ein besonders finsteres Kapitel in diesem Zusammenhang ist die Benutzung der Darmgänge für den Transport illegaler Drogen. Die werden in Kondome verpackt, die der Kurier entweder oral aufnimmt, also herunterschluckt, oder aber sich von hinten »beladen« lässt. Für die Kuriere, meist durch pure Not dazu gezwungen, ist das nicht selten ein Spiel auf Leben und Tod. Denn platzen die Kondome im Körper und gelangen die überdosierten hochgiftigen Stoffe in den Blutkreislauf, kann es binnen Minuten zu epileptischen Anfällen kommen, zu Herzrasen und Herzstillstand – Tod durch Überdosis.

Doch auch wer nach einer Panne mit ungiftigen Fremdkörpern zu lange wartet oder auf dem heimischen Küchentisch mit gefährlichen Methoden versucht, das Problem selbst zu lösen, treibt das Risiko für Schäden und Komplikationen massiv in die Höhe und den Fremdkörper tiefer ins Gedärm.

Also bitte rasch zum Arzt – und wer dort dann die Wahrheit und nicht eine abenteuerliche Geschichte auftischt, dem kann auch schneller geholfen werden. Die Kreativität der Mediziner bei der Lokalisierung und Entfernung von Fremdkörpern ist dabei ähnlich groß wie die der falsch beladenen Unglücksraben. Manches kann direkt über den Eingang zurückgeholt werden, sei es mit den Händen, mit Geburtszangen, Kathetern, Magneten, Schlingen oder Saugglocken, mit Klemmen oder einem Endoskop, an dessen Ende eine Art Hitze-Häcksler angebracht wird, der das feststeckende Teil im Körper des Patienten zerkleinert.

Verkeilte Vasen oder Gläser können mit flüssiger Gipsmasse

befüllt und nach dem Aushärten an einem zuvor in der Masse eingelassenen Haken herausgezogen werden. Manchmal ist allerdings auch eine große Operation notwendig. Dabei werden der Bauch und der Darm aufgeschnitten, der Gegenstand wird entfernt, und alles wird wieder zugenäht. Nach einem solchen Eingriff muss häufig für einige Monate ein künstlicher Darmausgang gelegt werden. Das ist nötig, damit die Operationsnähte am Darm keimarm und ohne den Druck der üblicherweise vorbeiflutschenden Stuhlmassen abheilen können. Bis all das überstanden ist, vergeht manchmal bis zu einem halben Jahr – ein hoher Preis für den erotisch intendierten Selbstversuch mit Dingen, die dafür nicht gedacht sind.

Nicht gedacht für manches, was ihr angetan wird, ist auch die Harnröhre, leider ebenfalls ein beliebter Zugang für erotische Einführspiele. Dabei ist sie dafür viel zu empfindlich! Zu leicht passiert es, dass sie mit Metallstiften, die es als Sextoys zu kaufen gibt, durchstoßen wird. Durch die anschließende Narbenbildung kann sie verengen. Wird – was auch immer – nur tief genug hineingebohrt, diagnostizieren Urologen hinterher nicht selten durchlöcherte Harnblasen; auch verhedderte Stromkabel mussten schon aus Harnblasen herausoperiert werden. Bewusst eingebrachte lebende Maden, die beim Onanieren wieder ins Freie geschleudert werden sollten, sind ebenfalls keine Seltenheit. In einem Fall hat das mit dem Herausschleudern nicht so recht geklappt, die Tierchen sorgten für einen Harnstau und mussten, Made für Made, mit dem Endoskop herausgezogen werden.

Bei allem Respekt vor erotischem Experimentiergeist: Die Harnröhre ist kein Spieltunnel und auch kein Forschungsfeld für die Einbringung origineller Materialien. Dazu ist sie entschieden zu sensibel.

»Morbus Kobold« und andere Gefahren

Tja, nicht nur, dass das mit der Liebe und Selbstliebe sowieso nicht so einfach ist, nein, man muss auch noch darauf achten, dass man sie unbeschadet übersteht. Und die Gefahren lauern überall! Heikel kann es nämlich nicht nur werden, wenn wir uns Dinge einführen, sondern auch, wenn wir uns mit unserem besten Stück zu weit vorwagen … Jungs, aufgepasst:

Eine Körperöffnung wie die Vagina ist weich und mehr oder weniger elastisch, zudem glitschig – nicht zuletzt auch, damit ein eingeführter Penis wieder heil aus der Sache rauskommt. Daraus sollte sich logischerweise ergeben, dass Staubsauger, Metallringe, Abflussrohre usw. keine optimalen Orte zum Reinstecken desselben sind. Aber Logik und Lust gehen ja nicht immer zusammen. Weshalb in den 1960er- und 1970er-Jahren einige Penisse zu Schaden kamen. Die betroffenen Männer hatten versucht, mit einem später eilig vom Markt genommenen Staubsauger namens »Kobold« zu masturbieren, indem sie sich den Saugstutzen über den Penis stülpten. Im Wörterbuch fand ich die Erklärung, ein Kobold sei ein Hausgeist, der den Menschen lustige, mitunter auch böse Streiche spiele. In welche Kategorie der kleine Haushaltshelfer gehörte, mögen Sie selbst entscheiden, wenn ich Ihnen verrate, dass in etwa 11 cm Tiefe des Staubsaugers metallene Rotationsblätter wirbelten. Drang ein Penis bis dahin vor …

Andere, aber nicht minder gefährliche Schäden kann Mann sich bei der Masturbation mit starren Flaschenhälsen, Penisringen oder Sechskantschlüsseln zuziehen. Sie umschließen den Anfang des Penisschafts so fest, dass Blut- und Lymphabfluss abgedrückt werden. Dann bekommt man das Teil nicht mehr ab, das Gewebe wird geschädigt und kann im schlimmsten Fall absterben.

Laut Woody Allen ist Masturbation ja Sex mit einer Person, die man wirklich liebt, aber auch dieser Sex hat eben seine Tücken. Das gilt ebenfalls, wenn zwei oder mehr Leute im Spiel sind. Da lauert zum Beispiel der Penisbruch. Das passiert, wenn der Penis gewaltsam abgeknicht oder stark gestaucht wird, etwa, wenn die Frau beim Verkehr in »Reiterstellung« zu sehr in Rückenlage geht und der steife Penis im Eifer des Gefechts zu stark umgebogen wird. Er reagiert geknickt, wobei Verletzungen der Schwellkörper entstehen können mit der Folge, dass sich Blut im Inneren des Penis ansammelt. Er schwillt an und verfärbt sich; manche medizinischen Nachschlagwerke bilden zur Illustration eines Penisbruchs recht treffend eine Aubergine ab. Hier hilft nur noch eine urologische OP!

Neben dem uralten Traum vom Fliegen dürfte zumindest der männliche Teil der Menschheit einen weiteren Traum träumen: den von der Dauererektion. Um diesen vermeintlich paradiesisch-orgiastischen Zustand zu erreichen, wird kräftig experimentiert. Wer sich aber zum Spaß ein Medikament in den Schwellkörper spritzt, das die Muskelzellen der Penisarterien erschlaffen lässt und so den vermehrten Bluteinstrom in den Schwellkörper ermöglicht, spielt zwar nicht gleich mit seinem Leben, aber zumindest mit seinem künftigen Sexualleben. Das Medikament, um das es dabei geht, wurde gegen Erektionsstörungen entwickelt. Wird es bei völlig Gesunden angewandt oder unter sportlich-sexuellem Leistungsdruck womöglich zu hoch dosiert, dauert die Erektion stundenlang. Traumhaft? Abwarten und weiterlesen.

Priapismus, wie die Dauererregung medizinisch genannt wird (Priapos wurde von den alten Griechen als Gott der Fruchtbarkeit und Sexualität verehrt), entsteht in rund 30 Prozent der Fälle ohne erkennbare Ursache. In den übrigen wurde sie bewusst herbeigeführt, ist die Folge von Drogenkonsum, der Nutzung bestimmter Medikamente oder die Begleiterscheinung einer Reihe von Erkrankungen. Der von vielen Männern ersehnte Zustand kann sich als sehr schmerzhafte Erfahrung erweisen und den Penis in Gefahr bringen, weil es zu einem Blutstau kommt und die Zufuhr frischen sauerstoffreichen Blutes fehlt. Dauert dies mehr als zwei Stunden an, muss der Urologe das angestaute Blut durch große in die Schwellkörper eingestochene Kanülen absaugen; der ohnehin schon malträtierte Penis wird dazu von außen mit einer Druckmanschette zusammengedrückt, um das Blut auszumelken. Zusätzlich wird Adrenalin oder ähnlich Abschwellendes in den Penis gespritzt, um den blau angelaufenen, stehenden Phallus wieder in die Ausgangsstellung zu bringen. Hilft das alles nicht weiter, bleibt nur noch eine Notoperation. Bei allen Maßnahmen gilt: Erschlafft der Penis nicht rechtzeitig, verstopft der Schwellkörper durch geronnenes Blut und kann seine Funktionstüchtigkeit dauerhaft einbüßen.

Tödliche Lust

Wichtig bei allen urologischen Notfällen: Für Scham ist weder Zeit noch ist sie angebracht, denn die Chancen, die Ärzte in der Notaufnahme mit etwas völlig Neuem zu überraschen oder zu schockieren, sind relativ gering.

Bei bestimmten Sexunfällen ist es für Schamgefühle generell zu spät, sie sind denn auch ein Teilgebiet der Rechtsmedizin: Tod bei autoerotischer Betätigung. Meist geht es dabei um sexuelle Spielarten, die mit dosierter Luftnot praktiziert werden und einen besonderen Lustgewinn versprechen. Durch eine Schlinge am Hals kommt es einerseits zu einer Sauerstoffunterversorgung im Gehirn; klares Denken und Vernunft werden gedrosselt, nicht steuerbare Nervenfunktionen und Empfindungen wie im Drogenrausch gesteigert. Andererseits wird Druck auf den Nervus vagus ausgeübt, der am Hals geflechtartig relativ dicht unter der Haut liegt.

Wer selbst schon mal punktuell Druck auf seine Halsschlagader ausgeübt hat, wird den Effekt des sich verlangsamenden Herzschlags und das Absinken des Blutdrucks gespürt haben. Dafür sind kleine Druck-Rezeptoren im Blutgefäß verantwortlich, die dem Gehirn »Überdruck« melden, woraufhin dieses gegensteuert und Blutdruck und Herzschlag über den Nervus vagus senkt. Das ist nicht ungefährlich. Es kann zur Ohnmacht und zum Herzstillstand kommen.

Dieser Effekt wird auch beim Strangulieren ausgelöst. Der Nervus vagus wird maximal aktiviert, daher kommt es zur Erektion, manchmal auch zum Einnässen und dem Abgang von Kot. So finden Rechtsmediziner jene Menschen vor, die diese spezielle Art der Lustmaximierung mit dem Leben bezahlt haben. Die Opfer sind in der Mehrzahl Männer, was nicht heißt, dass Frauen dieses gefährliche Spiel nicht praktizieren würden; allerdings kommt dabei eine Frau auf 500 bis 1000 Männer.

Sexuelle Neugier und Experimentierfreude können das Dasein ungemein bereichern. Probieren Sie sich aus – aber bitte so, dass der Notarzt als Spielkamerad außen vor bleibt!

9 Von Kopf bis Fuß mit Liebe infiziert: über Geschlechtskrankheiten und Redepflicht

Ich habe einen Freund, der sich jedes Mal furchtbar ekelt, wenn beim Duschen in einem Hotel der Plastikvorhang an seinen Pobacken kleben bleibt. Ein anderer Bekannter berührt auf keinen Fall den Türgriff einer Zugtoilette mit bloßen Händen: Er betätigt die Klinke mit sportlichem Beinschwung durch seinen beschuhten Fuß, ganz nach der Devise: Gleiches mit Gleichem, also Dreck mit Dreck bekämpfen. Sein Kopfkino im Unterlassungsfall: Der vorherige Lokusbesucher hat gepinkelt, dabei seinen Penis festgehalten und sich vor dem Verlassen des Örtchens nicht die Hände gewaschen. Und so könnten ja »Penismoleküle« und Erreger auf direktem Wege an den Türgriff und damit an seine Hände gelangen!

Natürlich kennen auch Frauen solche Berührungsängste. Eine Dame, die ich im Frühstücksraum eines Hotels beobachtete, war besonders gründlich: Sie tapezierte ihren Stuhl mit Stoffservietten, und auch die Löffel vom Buffet berührte sie nur mit einer Serviette. Wie begründet sind solche Berührungsängste mit unbelebten Gegenständen und gerade dem Klo wirklich? Viele treibt diese Frage um. So erhielt ich kürzlich folgende E-Mail einer verunsicherten Frau: »Soviel ich weiß, wird HIV durch Körperflüssigkeiten übertragen. Nun ist es mir schon mehrmals passiert, dass bei einem größeren Stuhlgang das Wasser aus der Toilette bis zum Intimbereich hochspritzte. Wenn jemand vorher auf der Toilette war, der HIV-infiziert ist, sind dessen Viren dann weiterhin in diesem Toilettenwasser, und könnte ich mich so mit HIV infiziert haben?«

Das kann natürlich *nicht* passieren! Im Kot oder Urin sind zu wenig infektiöse Viren enthalten, das Wasser im Klo hätte sie zudem stark verdünnt, und die Erreger wären durch den langen Aufenthalt außerhalb des Körpers mit höchster Wahrscheinlichkeit längst abgetötet. Das Thema Klo als Infektionsort ist jedoch ein beliebtes Alibi, die perfekte Ausrede, wo man seine Geschlechtskrankheit »erworben« haben könnte. Diese Mär ist allerdings längst durch den Uralt-Witz widerlegt: »Kann man sich auf der Toilette einen Tripper einfangen?« – »Eher nicht. Höchstens, wenn Sie es mit der betreffenden Dame auf der Toilette treiben.«

Volles Risiko

Herrenwitz beiseite: Die vielen Geschichten zeigen, dass Infektionsangst ganz verschiedene Aspekte hat. Was auch immer die tiefer liegende psychologische Ursache sein mag: Tatsache ist, dass eine gesunde Hautbarriere sehr robust ist und nahezu keiner der vermeintlich bösen Keime eine realistische Erfolgsaussicht hat – nicht auf der Liege am Strand und auch nicht auf dem Hotelstuhl. Fest steht ebenfalls, dass die Angst vor Infektionen zwar weitverbreitet ist, viele Menschen sich aber ausgerechnet beim Sex nicht genügend schützen. Weil man der neuen Flamme, dem neuen Partner oder der Affäre natürlich nichts Unappetitliches unterstellen will. Weil die rosa Brille dafür sorgt, dass alles so schön gesund, lebendig und appetitlich aussieht. Weil die Liebestrunkenen glauben, dass sie natürlich nicht zu einer Risikogruppe gehören. Oder weil »Russisch Roulette« manchen einen Kick gibt. Es gibt auch studierte und sehr differenziert denkende Männer, die glauben, der *Coitus interruptus* sei so etwas wie Safer Sex: Sie reißen ihr Liebeswerkzeug kurz vor der Ejakulation aus der Vagina und lassen ihr Sperma für alle gut sichtbar woanders ab. Das haben sie vermutlich so in einem Pornofilm beobachtet und stellen es stolz nach. Ein besonders findiger »Präventions-Experte« berichtete in meiner Sprechstunde von seinem Spezialtrick des »trockenen Orgasmus«. Im Moment des Ejakulierens drücke er einen Punkt am Damm zwischen Hoden und Anus ab, sodass der Samen anstatt nach vorne heraus nach hinten oben in seine Harnblase gedrückt werde und später per *via naturalis* den Weg ins Klo fände. Manche Männer schaffen das auch allein über das Anspannen des Beckenbodens. Wenn das Sperma später ausgepinkelt wird, sieht der Urin dadurch trüb, schlierig und wolkig aus. Selbstverständlich handelt es sich auch hierbei um Risikosex. Weder eine Schwangerschaft noch Geschlechtskrankheiten sind so vermeidbar. Denn die Herren der Schöpfung vergessen hier, dass die Schleimhaut an der Eichel und der Harnröhre für Erreger sehr empfänglich ist, und das auch ganz ohne formvollendetes Finale. Wir lernen: Irren ist menschlich – in diesem Fall aber auch verdammt gefährlich!

Klar, gefühlt ist ungeschützte Penetration die unumstrittene Premiumveranstaltung. Sie setzt aber voraus, dass sich beide Partner zuverlässig auf Infektionskrankheiten haben testen lassen und dass es nach dem Test keine anderen sexuellen Episoden links und rechts des Weges gegeben hat. Partner, die sich treu sind, können dann durchaus auf ein Kondom verzichten. Beim Sex mit Unbekannten aber ist »freier« Verkehr das absolute No-Go, weil die Ansteckungsgefahr zu groß ist: Besonders in den letzten Jahren sind Geschlechtskrankheiten im wortwörtlichen Sinne wieder im Kommen! Dermatologen, Gynäkologen, Urologen und Infektiologen haben alle Hände voll zu tun.

Über Jahre war HIV/AIDS dabei das dominante Horrorszenario. Inzwischen ist es für die meisten Betroffenen zu einer chronischen Krankheit geworden, die durch einen Tablettencocktail in Schach gehalten werden kann. Weil man die Viruslast im Blut bis unter die Nachweisgrenze absenken kann, hat auch das Gefühl, sich beim Sex unbedingt schützen zu müssen, abgenommen. Ein fataler Trugschluss. Die in den 1980er- und 1990er-Jahren sehr erfolgreiche »Kondome schützen!«-Kampagne mit Plakaten und Werbespots (»Tiiina? Was kosten die Kondome?!«) sollte aus meiner Sicht dringend ein Revival erleben. Sie hat damals ein Problembewusstsein geweckt und dafür gesorgt, dass das »Gummi-Thema« im Alltag präsent war.

Im gegenwärtigen Alltag erlebt leider eine Vielzahl sexuell übertragbarer Infektionen, die man mit STI (sexual transmitted infections) abkürzt, ein Revival. In einer Studie aus den USA wurden geschlechtlich aktive, weibliche Teenager zwischen 14 und 19 Jahren auf sexuell übertragbare Erkrankungen untersucht. Bei fast 38 Prozent der Mädchen wurde ein Erreger von Geschlechtskrankheiten entdeckt, bei mehr als 18 Prozent einer der Hochrisikotypen der Humanen Papillomviren, die Krebs verursachen können. Die Zahlen steigen, und das nicht nur bei den klassischen Risikogruppen der Männer, die Sex mit Männern haben, oder bei Menschen, die sich Drogen in die Venen spritzen.

Die Infektionsgefahr grassiert schon seit Längerem nicht mehr nur in der Gegend um den Bahnhof, in Darkrooms oder einschlägigen Clubs, wo Partygäste teilweise unter Drogen sechzig bis achtzig ungeschützte Sexualkontakte pro Wochenende haben, sie kehrt auch gern mal in die ruhigen bürgerlichen Wohnlagen inklusive Kiez-Swinger-Clubs ein mit ihren Badelatschen oder Fußkettchen tragenden Gästen aller gesellschaftlicher Schichten. Männer, die für eine bessere Penisperformance Medikamente wie Viagra und Co. einwerfen, reihen sich ebenso in die Statistik der häufig Infizierten ein wie Hinz und Kunz von nebenan. Einmal ist keinmal stimmt hier leider nicht. Denn mit einem Mal ungeschützt kann man sich selbst, dem Partner, dem Lover und allen zukünftigen jede Menge unangenehme Überraschungen bereiten.

Die Krux ist: Da das gesamte Thema für alle Beteiligten schambesetzt ist, redet niemand darüber, und die Infektionen können sich weiter ausbreiten. Und wenn Sie bedenken, wie banal die Peinlichkeitsskala beginnt, können Sie sich das Drama gut ausmalen: Kondome im Supermarkt in den Einkaufswagen zu legen ist laut Umfragen jedem fünften Deutschen peinlich, bei 18- bis 24-Jährigen mit 42 Prozent sogar fast jedem zweiten!

Anhand der Symptome ist leider nicht immer auf Anhieb klar, welchen Erreger man sich genau eingefangen hat. Heimtückischerweise verlaufen manche STI anfangs sogar ganz ohne Symptome, sie bleiben unbemerkt und werden arglos weitergegeben – ein teuflisches Szenario. Klassische Anzeichen, die darauf hindeuten, dass etwas nicht stimmt, sind zum Beispiel Ausfluss aus der Harnröhre oder der Scheide, Geschwüre im Genitoanalbereich oder im Mund (nach Oralsex), offene Wunden und verdickte Lymphknoten in der Leistenregion, Schmerzen im Unterbauch und den Hoden. Und weil ein Unglück selten allein kommt, tut man gut daran, gleich nach weiteren sexuell übertragbaren Erregern fahnden zu lassen.

Aber schauen wir uns die unheimlichen sexuell übertragbaren Krankheiten (die »Lustseuchen«, wie man früher sagte) und ihre Verursacher doch mal aus der Nähe an!

Viren

Viren können sexuell übertragbare Erkrankungen wie HIV, Hepatitis B und C, Herpes, Feig- und Dellwarzen auslösen. Viren sind winzig klein, zwischen 10 und 300 Nanometer, sie dringen in unsere Zellen ein und nutzen parasitär unseren Stoffwechsel zur Vermehrung. Sie bestehen aus einer Eiweißhülle, die das infektiöse Erbgut im Inneren umschließt. Das Tückische ist, dass dieses Erbgut entweder aus DNA (Desoxyribonukleinsäure) oder RNA (Ribonukleinsäure) besteht und damit aus den gleichen Bausteinen wie unseres. Der Unterschied zwischen DNA und RNA besteht darin, dass unterschiedliche Zucker im Baumaterial enthalten sind. Beim Menschen speichert die DNA unseren Bauplan, die RNA wird genutzt, um diesen abzulesen und am Ende daraus die Eiweiße zusammenzusetzen, die in den Genabschnitten programmiert sind.

Das Eiweiß in der Hülle des Virus sorgt nun für das Andockmanöver und das Eindringen in die Zellen des Wirtes. Ist es in der Zelle angelangt, wirft es seinen Eiweißmantel ab und setzt das böse Viruserbgut frei, aus dem unsere Zellen neue Viruspartikel montieren. Und so wird die Nachkommenschaft aus der Zelle direkt in den Organismus eingeschleust und infiziert munter weiter körpereigene Zellen.

Die Ansteckung mit sexuell übertragbaren Viren läuft in erster Linie über Schmierinfektion, wie etwa beim Herpes, oder über Körperflüssigkeiten, wie bei HIV oder Hepatitis B und C.

HIV/AIDS

Seit den 1980er-Jahren ist die HIV-Infektion ein dramatischer Höhepunkt einer uralten Geschichte sexuell übertragbarer Erkrankungen. Übersetzt heißt HIV »Humanes Immundefizienzvirus« (Immunschwächevirus). Es handelt sich um zwei Typen (HIV-1 und HIV-2) von Retroviren. Retro hat hier nichts mit »old style« zu tun, sondern beschreibt die unheilvolle Eigenschaft des Virus, sein eigenes RNA-Erbgut mithilfe eines mitgebrachten Enzyms nach dem Eintritt in die menschliche Zelle in DNA umschreiben zu lassen. Das Viruserbgut sieht nun aus wie menschliches Erbgut und wird auch direkt in selbiges eingebaut. Der Körper denkt, es handele sich um eigenes Erbgut, und liest die Codes ab. Dadurch werden im nächsten Schritt Virus-Eiweiße hergestellt.

HIV-VERVIELFÄLTIGUNG

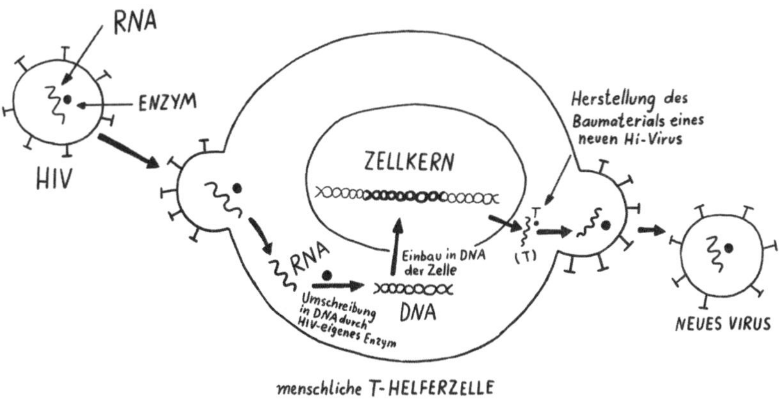

Unser Immunsystem bildet Antikörper gegen die ständig neu produzierten Viren, schafft es aber nicht, sie vollständig zu beseitigen. Das liegt auch daran, dass das Immunsystem schlummernde Zellen, die sich nicht teilen, nicht als befallenes Reservoir erkennt und daher nicht eliminiert. Auch die bisher verfügbaren Medikamente schaffen das nicht.

Alle Zellen, die einen »CD4-Rezeptor« tragen, können von HI-Viren befallen und zerstört werden, da das die Andockstation ist: Immunzellen (T-Helferzellen, Fresszellen, Erreger-Bekämpfer-Zellen) und Putztrupp-Immunzellen im Gehirn. Der Körper bildet stetig frische Immunzellen nach, doch ist das eines Tages erschöpft, die Bekämpfung von Infektionen und Tumoren kommt dann zum Erliegen: Aus der Infektion wird die Erkrankung AIDS, das »acquired immunodeficiency syndrome« also das »erworbene Immundefekt-Syndrom«.

Die Ansteckung erfolgt über Sperma, das über die Schleimhäute anal, vaginal oder oral in den Körper gelangt. Auch Vaginalsekret und Blut sind infektiös, weil die Viren hier hochkonzentriert sind. Hat das HI-Virus den Körper verlassen, stirbt es rasch ab. Eine Ansteckung über ein Trinkglas oder Badewasser ist also nicht möglich. Für eine Ansteckung ist eine hohe Viruskonzentration nötig, im Schweiß oder im Speichel ist sie zu niedrig.

Tage bis Wochen nach der Ansteckung entwickeln manche für rund zehn Tage grippeähnliche Beschwerden. In einer Zeitspanne zwischen zwei und zwölf Wochen nach der Infektion wird der HIV-Test positiv, denn so lange dauert es, bis der Organismus Antikörper gegen HIV bildet. Während der sich daran anschließenden Phase der klinischen Latenz, die bei unbehandelten Menschen im Durchschnitt acht bis zehn Jahre dauert, treten in der Regel keine Beschwerden auf. Die Virusvermehrung und der damit verbundene Verlust von T-Helferzellen schreitet aber auch in dieser Phase fort, es kommt zur allmählichen Zerstörung des Immunsystems. AIDS-Kranke leiden daher unter schweren Infektionen, typischerweise hervorgerufen von Erregern, die Gesunden keine Probleme bereiten würden. Etwa Hefepilzinfektionen im Mund oder eine schwere Lungenentzündung. Auch bösartige Tumore können wachsen, Gehirn und Nervensystem geschädigt werden.

Behandelt wird HIV mit dem aktuell realistischen Ziel, die Anzahl von Viruspartikeln im Blut abzusenken. Gelingt das, können Folgeerkrankungen, die zu AIDS gehören, verhindert werden. Ebenso wird das Ansteckungsrisiko gegenüber anderen Sexualpartnern vermindert. Leider aber kann es im Zuge einer Therapie auch immer wieder mal Anstiege der Viruslast geben, weil das Immunsystem schlappmacht oder die Viren gegen die Medikamente resistent werden, insbesondere bei unregelmäßiger Einnahme der Tabletten, sodass die Weitergabe der Viren doch möglich ist. Einer meiner Patienten hat sich bei seinem HIV-positiven Liebhaber angesteckt. Dem hatte angeblich sein behandelnder Arzt zuvor Entwarnung gegeben, er könne gar niemanden anstecken, weil die Viruslast gleich null sei. Dennoch ist die Wahrscheinlichkeit einer Virusübertragung unter regelmäßiger Kontrolle und Therapietreue gering, sofern die Viruslast im Blut länger als sechs Monate unter der Nachweisgrenze liegt. Es gibt leider keine 100-prozentige Sicherheit, jedoch liegt sie immerhin bei 96 Prozent. Zum Vergleich: bei 95 Prozent beim Benutzen eines Kondoms.

HIV ändert sein Erbgut immer wieder, und das macht es bisher auch unmöglich, einen Impfstoff gegen AIDS zu entwickeln. Patienten erhalten immer Kombinationen von Wirkstoffen, um die Viren auf mehrere Weise zu attackieren. So hofft man, Mutationen zu verhindern und die Erkrankung zurückzudrängen. Die möglichen Nebenwirkungen der Medikamente sind allerdings nicht ganz ohne. Anfangs haben Betroffene oft mit Übelkeit, Problemen bei der Verdauung, beim Schlaf, mit dem Kreislauf und Appetit zu kämpfen. Langfristig sind unter anderem Allergien, Stoffwechselprobleme, Knochen-, Nieren-, Nervenstörungen und Depressionen mögliche Folgen. Besonders die älteren Medikamente ließen durch Fettabbau das Gesicht ausgezehrt wirken. Inzwischen sind glücklicherweise neue Medikamente zugelassen, die weniger Nebenwirkungen haben und deren Verträglichkeit besser ist. Und es gibt eine wichtige Neuentwicklung: die *Präexpositionsprophylaxe (PrEP)*. HIV-negative Menschen können vor dem Sex vorbeugend zwei HIV-Medikamente in einer Tablette einnehmen, um sich vor Ansteckung mit HIV bei ungeschütztem Sex zu schützen. Die Wirkstoffe der Tablette (Tenofovir und Emtricitabine) verhindern innerhalb frisch befallener Zellen, dass sich die HI-Viren dort vermehren können. Es werden zwei Strategien gefahren. Zum einen die tägliche Einnahme der PrEP, die es als 4-Wochen-Packung auf

Privatrezept gibt (50 Euro), oder zum anderen eine »On demand«-Strategie: 24–2 h vor sowie 24 h und 48 h nach einem sexuellen Risikokontakt. Studien belegen, dass bei regelmäßiger Einnahme das Risiko für eine Ansteckung deutlich gemindert ist. Eine PrEP schützt lediglich vor einer HIV-Infektion, nicht jedoch vor anderen sexuell übertragbaren Erkrankungen. Als Nächstes hofft man darauf, das Viruserbgut mit Gen-Scheren aus der menschlichen DNA herausschneiden zu können, um die Infektion zu heilen und eine Impfung zu entwickeln.

Herpes simplex

Gehören Sie zu den Bedauernswerten, die pünktlich zu wichtigen Ereignissen wie großen Feierlichkeiten, entscheidenden Geschäftsterminen, dem ersten Date oder direkt zu Beginn des Urlaubs – also bei sämtlichen Anlässen, zu denen man besonders sexy und schön, überlegen oder souverän wirken will – von einem blasenbildenden Monster auf der Lippe heimgesucht werden? Und nicht nur da, sondern auch im Genital- oder Analbereich, wobei das jetzt nicht gleich bei allen gerade genannten Anlässen ins Auge springt. Wenn dann die Herpesblasen geplatzt sind, bilden sich zahlreiche kleine rote nässende rundliche Wunden an den Schleimhäuten und der Haut, wo nach ein paar Tagen dicke, die Kosmetik empfindlich störende Krusten entstehen. Ja, so ein Herpes kann echt übel sein, er kann jucken und schmerzen. Fieber und Lymphknotenschwellungen in der betroffenen Region sind ebenfalls nicht ungewöhnlich. Und solange die Bläschen und erst recht die offenen nässenden Wunden nicht abgekrustet bzw. verschlossen sind, besteht Ansteckungsgefahr. Das kann gut eine Woche dauern.

Haben Sie das Ding im Gesicht, wird jeder, der Sie ansieht, zunächst den fetten Herpes bemerken und dann erst den Rest. Und knutschen will Sie dann auch keiner. Die Umwelt geht auf Abstand. Leider zu Recht, siehe oben …

Herpes gibt es in zwei Formen. Sie heißen *Herpes simplex Typ 1* und *Typ 2,* wobei *simplex* »einfach« meint. Typ 1 fühlt sich im Gesicht am wohlsten, Typ 2 im Genitalbereich. Durch Oralverkehr kann aber auch Typ 1 untenrum und Typ 2 obenrum siedeln. Einmal angesteckt, vermehren sich die Viren in den Schleimhautzellen. Meist geschieht das unbemerkt, manchmal im Zuge einer starken Mundschleimhautentzündung, der sogenannten Mundfäule. Die Erkrankung, die sich oft Kinder nach einem herzhaften Schmatzer der Eltern einfangen, ist so schmerzhaft, dass die Betroffenen manchmal über Tage nichts zu sich nehmen können.

Die Herpesviren sind wanderlustige Gesellen, sie bleiben nicht in den Schleimhautzellen, sondern machen sich auf zu den Gefühlsnerven, bis hin zu einer tief liegenden Nervenschaltstelle in Hirnstamm- oder Rückenmarksnähe. Erst dort werden sie sesshaft, und zwar für immer: Jedes Mal, wenn Sie es am wenigsten gebrauchen können, beschließen die Buddys, wieder mal nachzusehen, was oben an der Haut so abgeht. Sie kriechen über den Nerv zur Lippe, zum Steiß oder in den Intimbereich. Der Nerv findet die Viruspassage nicht gerade angenehm, er kribbelt oder schmerzt. Vor Ort angekommen, zerstören die Viren den Zellzusammenhalt, werfen ihre markanten Blaschen und ziehen sich später wieder zurück.

Obwohl 85 bis 90 Prozent der Erwachsenen im Blut nachweisbar mit Typ 1 und zwischen 15 und 20 Prozent mit Typ 2 infiziert sind, kommt es nur in 20 bis 30 Prozent der Fälle zur charakteristischen Blasenbildung. Dazu bedarf es nämlich einer speziellen Genkombi und außerdem eines auslösenden Triggers: etwa, wenn Fieber, Sonne, die Menstruation oder Stress die Abwehr schwächen. Hier hilft es, das Immunsystem zu tunen: Man kann Mikronährstoffe zuführen, am besten gezielt nach einem Blutcheck. Erfahrungsgemäß helfen ganz besonders Vitamin D_3, Zink, Selen und die Aminosäure Lysin (3 g pro Tag). Lysin vertreibt die Konkurrenz-Aminosäure Arginin und entzieht damit den Viren ihr Futter. Eisen- und B-Vitamin-Mängel müssen ebenfalls behoben werden. Eine gesunde Darmflora hilft ebenso wie ausreichend Schlaf, Bewegung und eine gute Psychohygiene. Darunter versteht man all die Dinge, die wir tun, um unsere seelische Gesundheit zu erhalten und zu stärken.

Im »Kribbelstadium« wirken Cremes mit Aciclovir und Penciclovir; sind die Bläschen erst einmal sichtbar, sind sie wirkungslos. Beobachtungen belegen außerdem, dass immer mehr Herpesviren gegen diese Wirkstoffe resistent werden. Ein Geheimtipp, der kaum beworben wird, ist frei verkäufliches Zinksulfatgel. Es ist im Kribbelstadium, aber auch noch im Krustenstadium wirksam und dabei sehr preisgünstig. Hitzestifte aus der Apotheke oder der Farbstofflaser beim Hautarzt aktivieren die lokale Abwehr. Auch atmungsaktive Folienpflaster sind wirksam mit Gewächshauseffekt für eine schnellere Heilung in feuchtem Milieu.

In seltenen Fällen muss mit Antiherpestabletten oder Tropf behandelt werden. Sind Patienten obendrein bereits von Neurodermitis betroffen, kann Herpes sich rasant auf der geschädigten Haut ausdehnen und eine Entzündung der Hirnhäute und/oder des Gehirns auslösen. Hier muss schnell ge- und behandelt werden.

Intime Warzen

Viren bescheren uns auch eine ganze Reihe von Warzen, die vor allem, aber nicht ausschließlich, im Intimbereich siedeln. So zum Beispiel jene hautfarbenen halbkugeligen Gebilde, die im Zentrum eingedellt sind. Daher auch ihr Name, **Dellwarzen**.

Auslöser sind die *Molluscum contagiosum*-Viren, die zu den Pockenviren gehören. Übersetzt heißen sie »ansteckende Schnecken«, wobei da nicht etwa ihr Infektionstempo beschrieben wird, sondern eben ihre charakteristische Form. Würde man die kugeligen Dinger ausdrücken, käme ein hochinfektiöser Virusbrei heraus. Kinder mit Dellwarzen können sich untereinander und auch an sich selbst anstecken, wenn sie eine der Warzen aufkratzen und mit dem Brei unter den Nägeln sich und andere berühren.

Während Kinder sich Dellwarzen häufig im Schwimmbad holen, ist der Hauptübertragungsweg bei Erwachsenen Sex. Treten Dellwarzen bei einer in fester Partnerschaft lebenden Person auf, ist das allerdings kein ausreichender Beweis dafür, dass der andere fremdgegangen sein muss, es könnte auch mal ein siffiges Handtuch im Hotel schuld sein. Einmal infiziert, werden die Viren beim Aneinanderreiben, beim Rasieren des Intimbereichs oder bei der Masturbation verteilt. Auch ohne Behandlung können Dellwarzen nach Monaten wieder abheilen und verschwinden, schneller und unkomplizierter ist es, die Knubbel vom Arzt abtragen zu lassen. Dort sollte man auch überprüfen lassen, ob eventuell eine andere sexuell übertragbare Krankheit vorliegt.

Heikler als Dellwarzen sind ihre fruchtigen Kollegen, die **Feigwarzen**. Sie siedeln gerne an den äußeren Geschlechtsteilen, am Po und den benachbarten Arealen. Das Aussehen der Genitalwarzen wird als hahnenkamm- oder blumenkohlartig umschrieben. Manche sind weich, andere rau, manche sehr flach, hautfarben, rötlich oder braun. Feigwarzen entstehen durch Humane Papillomviren (HPV), mit denen 60 Prozent aller Menschen infiziert sind, 20 Prozent davon mit Hochrisikotypen. Meist enthalten Feigwarzen zwar die harmlosen Subtypen 9 und 11. 18 Hochrisikotypen, die Krebs erregen können, sind bekannt. Krebserregende HPV-Subtypen verursachen fast 100 Prozent aller Gebärmutterhalskrebse, 90 Prozent der Analkarzinome, 70 Prozent der Vagina-, 40 Prozent der Vulva-, 50 Prozent der Penis- und – je nach Form – zwischen 13 und 72 Prozent der Mund-, Kehlkopf- und Rachenkrebse. Ein berühmtes Beispiel ist der Hollywoodstar Michael Douglas, der 2013 öffentlich machte, er habe seinen Mundkrebs möglicherweise durch Oralverkehr bekommen.

Seit einigen Jahren wird gegen HPV mit Erfolg eine immer ausgefeiltere Impfung angewendet, die das Immunsystem der Geimpften zur Abwehr der Viren trainiert. Sehr gute Erfolge konnte man dabei bei Gebärmutterhalskrebs erreichen, meist ausgelöst von HPV 16. Seit 2007 wird in Deutschland die entsprechende Impfung für Mädchen und junge Frauen kostenlos angeboten, seit kurzem auch für Jungs, da sie die Viren unter der Penisvorhaut oder an anderen Stellen beherbergen, selbst erkranken und übertragen können.. Optimalerweise sollte sie im Alter zwischen neun und 14 Jahren erfolgen bzw. vor dem ersten Sex abgeschlossen sein. Die Erkrankungsraten sind seitdem massiv zurückgegangen.

Mittlerweile gibt es einen Impfstoff gegen neun der über hundert HPV-Subtypen. Die nicht direkt erfassten HP-Viren sind jedoch verwandt und reagieren daher kreuzweise ebenfalls.

Auch bei bereits Infizierten kann eine Impfung das Immunsystem in vielen Fällen noch im Kampf gegen HPV- bedingte Feigwarzen, Krebsvorstufen und Krebs stärken. Neueste Erkenntnisse zeigen zudem, dass auch hartnäckige Dornwarzen an den Füßen, die ebenfalls durch HPV ausgelöst werden, besser abheilen können, wenn man sich gegen Feigwarzen impft, obwohl sich diese Impfung gegen ganz andere Subtypen richtet. Für Fußwarzen ein trauriger, für Menschen ein erfreulicher Kollateralschaden. Die Krankenkassen zahlen diese Sondereinsätze der Impfung jedoch noch nicht.

Feigwarzen sollten in jedem Fall behandelt werden, möglichst im frühen Stadium. Man entfernt sie besonders elegant mit dem Farbstofflaser. Die Hitze tötet die Viren ab und unterbricht zugleich die Versorgung der Warzen mit Blut, sodass sie abfallen. Der Vorteil dieser Methode liegt darin, dass kein infektiöser Rauch wie etwa bei Kokel-Methoden mit Elektroschlingen oder chirurgischen Lasern entsteht. Bei diesen Behandlungsarten kann es passieren, dass sich alle im OP Anwesenden über die Luft mit den Viren anstecken und Stimmlippenwarzen im Hals entstehen können.

Auch Tinkturen und das Immunsystem stimulierende Arzneien kommen zum Einsatz. Sind die Viren erfolgreich abgetragen, besteht die Chance, die Rückfallgefahr durch eine Impfung und Immunbehandlung zu mindern.

Kleine Penis-Warzenkunde

Die meisten Männer machen sich riesige Sorgen, wenn sie an ihrem Penis Warzen entdecken. Doch nicht immer sind das Anzeichen einer Geschlechtskrankheit oder gar von Krebs. Ist man sich trotzdem unsicher, kann der Hautarzt ein wenig Material abschaben und ins Labor schicken. Dort wird unter dem Mikroskop die exakte Diagnose gestellt.

Diagnose	Beschreibung	Kommentar
Alterswarzen/Hornvermehrungen/Seborrhoische Keratosen	treten ab 35 aufwärts auf, entwickeln eine meist flache, meist braune Hornvermehrung mit rauer Oberfläche	nicht ansteckend, nicht gefährlich abschaben lassen oder ignorieren

Fibrom	weiches hautfarbenes Anhängsel	nicht ansteckend, nicht gefährlich, abschneiden lassen
Hirsuties papillaris penis	sehr kleine, fransige oder knubbelige Anhängsel, wie Noppen rings um die Eichel	harmlose Normvariante, kann man lassen oder weglasern
Syphilis-Condylomata lata (Syphilis im Stadium 2)	flache, meist nässende, schmerzlose, etwas offene und oft schlecht riechende, flächig aufsitzende rotbraune Erhabenheiten	bakterielle Infektion, ansteckend, muss mit Antibiotika behandelt werden
Feigwarzen	flache oder hahnenkammartige Erhabenheit mit rauer Oberfläche; Variationen in Hautfarben, rötlich und braun	ansteckende Virusinfektion, manchmal Krebsrisiko; hohe Rückfallrate, Entfernung erforderlich, Impfung sinnvoll
Dellwarzen	kleine halbkugelige Gebilde mit zentraler Delle; hautfarben bis rötlich	Virusinfektion, Selbstheilung oder abschaben lassen beim Arzt

Bakterien

Viele sexuell übertragbare Erkrankungen werden durch Bakterien verursacht. Bakterien sind Einzeller. Sie tragen ihr Erbgut als Ringstruktur unverpackt in der Zelle und haben ihre eigene Energieversorgung in Form von Miniakkus ähnlich den menschlichen

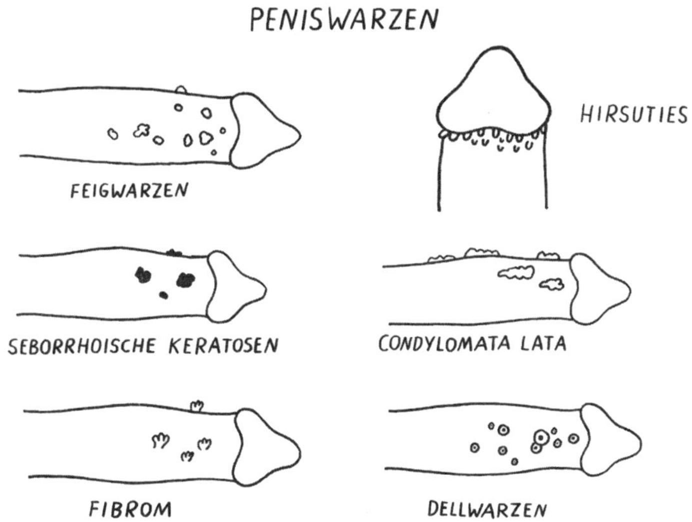

Mitochondrien. Das macht Bakterien recht unabhängig und mobil. Manche Bakterien stehen auf Luftzufuhr, andere lieben es sauerstofffrei und stickig. Auch ihre äußere Erscheinung variiert von kugelig (Tripper) über Stäbchen (viele Darmbakterien) und Spiralform (Syphilis).

Die Bakterien tragen auf ihrer Oberfläche ein Muster, das von unserem Immunsystem erkannt und angegriffen werden kann. Medikamentös geht man mit Antibiotika gegen bakterielle Infektionen vor. Sie lösen teilweise sehr typische, manchmal aber auch ganz unspezifische oder zunächst gar keine Beschwerden aus. Daher sind sie wirklich hinterhältig.

Frauen haben ihre Infektionsbaustelle eher in der Vagina und im Scheidenvorhof, wo es manchmal zwar brennt, sticht, schmerzt und zu Ausfluss kommt. Viel öfter als beim Mann entwickeln sich hier jedoch Infektionen ohne spürbare Beschwerden. Solche unerkannten und verschleppten Infektionen können zu chronischen Unterleibsschmerzen und Unfruchtbarkeit führen.

Der Mann als Freund klarer Worte entwickelt in der Regel auch klare Symptome. Er fühlt heftiges Brennen und Stechen in der Harnröhre und beim Wasserlassen, entdeckt tropfenförmigen Ausfluss und Flecken in seiner Unterhose oder im Schlafanzug. Doch auch er kann unbemerkt Erreger mitschleppen und weitergeben.

Kleine Ausflusskunde

Ursache	Symptome	Kommentar
Tripper	*Mann:* gelblich rahmiger Eiter: morgendlicher Bonjour-Tropfen *Frau:* Beschwerden fehlen oder sind uncharakteristisch	zunehmende Resistenzen gegen Antibiotika (Syphilis macht dagegen eher keinen Ausfluss)
Chlamydien	*Mann:* weißlich glasiger Ausfluss *Frau:* Beschwerden fehlen, sind uncharakteristisch oder gelblicher Ausfluss	oft unerkannt
Trichomonaden	gelb-grünlicher Ausfluss mit Geruch nach Fisch oder Stuhl *Mann:* rote Punkte und Flecken auf der Eichel *Frau:* schaumiger Ausfluss	

Mykoplasmen/ Ureaplasmen	*Mann:* kein oder weißlich wässriger Ausfluss, Piksen, Stechen, Schmerzen in Harnröhre, Hoden, Prostata, Nebenhoden *Frau:* kein oder gräulicher Ausfluss, evtl. Unterleibsbeschwerden, Blasenentzündung	
»Frauen-Ausfluss«	*blutig:* Mens, Zwischenblutung *Weißlich oder glasig:* normales Auskehren der guten Stube, verstärkt in Schwangerschaft oder beim Eisprung	weißes Sekret darf ins Höschen gehen, ständig Slipeinlagen verschlechtern dagegen das Intim-Klima
»Männer-Ausfluss«	Urintropfen trotz ausgiebigem Schütteln und Würgen des Penis nach dem Wasserlassen; Lusttropfen*	harmlos, evtl. weiße Unterhose vermeiden * Gratuliere, ein schöner Tag!

So, nach diesem kleinen Streifzug durch die Welt des Ausflusses wollen wir uns die wirklich fiesen bakteriellen Pappenheimer ein wenig genauer ansehen.

Chlamydien

Chlamydien stehen an der Spitze der häufigsten sexuell übertragbaren Erkrankungen. Sie sind (un-)heimliche Erreger. Es ist gut möglich, dass auch Sie diese Bakterien in sich tragen, selbst wenn

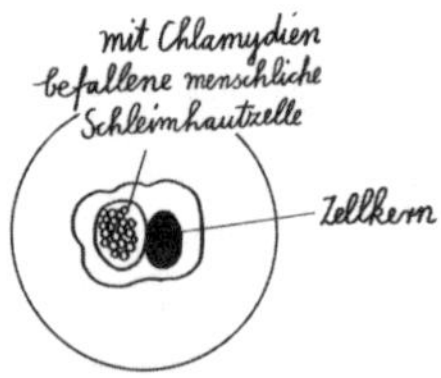

CHLAMYDIEN

Sie ein total artiges Sexualleben führen. Rund 50 Prozent der infizierten Männer und 70 Prozent der infizierten Frauen merken rein gar nichts von ihrer Infektion. Diese Bakterien sind auf ein Leben innerhalb der menschlichen Zellen angewiesen, sie sind illegale Hausbesetzer, die heimlich unseren Strom anzapfen. Damit ähneln sie Viren, allerdings verfügen sie über eine bessere Ausstattung an Genmaterial. Sie können nämlich eigenständig Eiweiße und Fette bilden und haben eine Zellwand. Was diesen Bakterien fehlt, ist die Möglichkeit, eigene Energie zur Vermehrung herzustellen. Daher brauchen sie uns, um ihr schäbiges Parasitendasein zu bestreiten.

Chlamydien setzen sich, etwa angeliefert von einem Penis oder einem kontaminierten Sexspielzeug, gerne direkt auf dem Muttermund fest, je nach Sexualpraktik auch im Anus, in der Mundhöhle oder in den Augen. Sperma ist dafür übrigens nicht nötig, für eine Übertragung reicht hier schon einmal Reinstecken. Knutschen ist Chlamydien-safe, Oralverkehr ist es nicht. Fieserweise bieten sich in feuchtwarmem Ambiente mit vielen (Halb-)Nackten wie in der Sauna, in Bäderlandschaften oder Whirlpools ebenfalls mögliche Übertragungsquellen. Sollten Sie also nach einem Besuch im Wellnesstempel eine brennende Harnröhre und Ausfluss haben, müssen Sie in jedem Fall an Chlamydien denken. Auch Unterleibsschmerzen bei Frauen und Zwischenblutungen können Alarmzeichen sein.

Aufgenommen werden Chlamydien direkt von den Schleimhautzellen. Weil vielen Studien zufolge bis zu 10 Prozent junger Frauen unbemerkt infiziert sind, werden von den Krankenkassen bezahlte Screenings bis zum abgeschlossenen 25. Lebensjahr durchgeführt und auch alle Schwangeren gecheckt, da sich ernste Komplikationen in der Schwangerschaft einstellen und die werdenden Mütter den Keim auf das Baby übertragen könnten. Schwere Entzündungen an den Augen und im Mund- und Rachenraum können die Folgen sein.

Bleibt die Infektion unerkannt, kann sie außerdem zur Unfruchtbarkeit führen, weil die Eileiter durch die Entzündung verkleben können. Auch Männer können in selteneren Fällen unfruchtbar werden. Manche Menschen bekommen durch den Infekt sogar Gelenkentzündungen, weil das Immunsystem verzweifelt versucht, den Keim loszuwerden, und dabei versehentlich auch die Gelenke angreift.

Werden Chlamydien sicher diagnostiziert, müssen alle Sexualpartner der letzten acht Wochen mit speziellen Antibiotika behandelt werden. Wer also neulich mal wegen einer Mandelentzündung Penicillin nehmen musste, hat seine Chlamydien damit keineswegs beeindruckt.

Syphilis und Tripper

Syphilisbakterien sehen im Mikroskop aus wie Korkenzieher. Man gewinnt sie sozusagen pur aus dem Presssaft infizierter nässender Hautstellen, kann aber natürlich auch die Antikörper im Blut bestimmen, die ab der dritten Krankheitswoche nachweisbar sind. Die Syphilisbakterien verursachen Krankheitssymptome, die in Stadien verlaufen. Dazwischen kann komplett Ruhe herrschen, ohne dass man irgendetwas bemerkt. Außerdem ist die Syphilis der Affe unter den Krankheiten. Das heißt, dass nahezu jedes Hautsymptom von ihr imitiert werden kann. Also Ekzeme, Ausschläge, Hubbel, Plaques, Krater, mottenfraßartiger Haarausfall usw. Der gründliche Der-

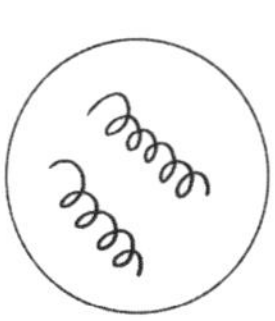
SYPHILIS (SPIRALBAKTERIEN)

matologe wird also bei einem Patienten mit einem rätselhaften Ausschlag das Blut routinemäßig auf Syphilis-Antikörper kontrollieren – auch wenn manche darauf etwas pikiert reagieren.

Die klassischen Stadien der Syphilis sind:

Stadium	Symptome	Kommentar
1 (ca. 3 Wochen nach Ansteckung)	schmerzloses Geschwür an der Eintrittsstelle: Genital, Anus, Mund, benachbarte Lymphknoten sind geschwollen (»harter Schanker«)	hochinfektiös
2 (ca. 8 Wochen nach Ansteckung)	Grippegefühl, Ausschläge aller Art (Flecken, Plaques, Knubbel, Hauteinblutungen), Haarausfall, Muskel- und Gelenkschmerzen	infektiös, Bakterien nun im ganzen Körper, verweilen dann in Milz und Lymphknoten
3 und 4 (ca. 2–40 Jahre nach Ansteckung)	faulende Aufweichungen in allen Organen, Hauptschlagader, Gehirn, Rückenmark	nicht mehr infektiös, Organe schwer beeinträchtigt, unbehandelt tödlich

Schwangere, die eine Syphilis haben, bringen nicht selten ein schwerstkrankes oder totes Kind zur Welt.

Der eher belächelte, gute alte Tripper endet zwar nicht tödlich, kann heutzutage aber nicht mehr auf die leichte Schulter genommen werden; mit den Jahren sind hier spezifische Antibiotikaresistenzen entstanden, die seine Heilung immer schwerer machen.

Bei Tripper können die Beschwerden schon 1 bis 14 Tage nach dem Liebesereignis auftreten. Unter dem Mikroskop erkennt man paarweise zusammenliegende semmelförmige Bakterien, die in rahmigem Eiter schwimmen. Auf ihrer Oberfläche haben sie kleine Hafthärchen, mit denen sie sich an die beim Sex genutzte Schleimhaut hängen. Frauen haben in 80 Prozent der Fälle keine Symptome, Männer nur in 10 Prozent. Bei ihnen findet sich in der Regel der berühmte Bonjour-Tropfen am Morgen, zugleich grüßt der Tripper durch Schmerzen beim Wasserlassen. Die Bakterien befallen aber auch die anderen Organe im Harn- und Genitaltrakt, sie können manchmal sogar durchs Blut reisen und dann eine Gelenkentzündung oder Herzinnenhautentzündung auslösen.

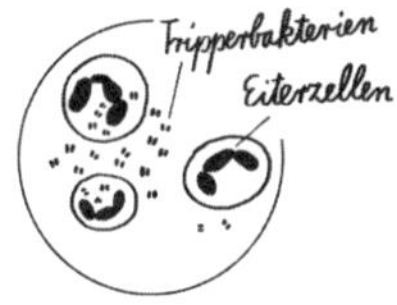

TRIPPER

Bei einer vaginalen Entbindung kann sich das Neugeborene infizieren. Die Folgen können eine Bindehautentzündung, Mittelohrentzündung und auch eine Lungenentzündung sein.

Egal, was Sie sich beim Sex eingefangen haben, reden Sie darüber! Mit Ihrem Partner, Ihrer Partnerin, dem Arzt Ihres Vertrauens. Meldepflichtig sind heutzutage nur noch HIV und Syphilis, wobei die Daten anonym und nur zu statistischen Zwecken registriert werden. Das war früher anders. So galt in der DDR ab 1961 die »Verordnung zur Verhütung und Bekämpfung der Geschlechtskrankheiten«. Wer mit einer Geschlechtskrankheit infiziert war, wurde namentlich erfasst und geriet leicht in den Ruf, eine Person mit »HWG« zu sein, mit häufig wechselndem Geschlechtsverkehr. Der Vorwurf der »Gefährdung der öffentlichen Ordnung durch asoziales Verhalten« war da nicht weit, und das konnte strafrechtliche Folgen haben. Während Männer sich bei Gonorrhö ambulant behandeln lassen konnten, wurden Frauen oft in sogenannte venerologische Abteilungen eingewiesen. Schon der Verdacht auf eine Geschlechtskrankheit reichte aus, um in einer dieser, in der Bevölkerung als »Tripperburgen« bekannten, geschlossenen Einrichtungen zu landen. Auch wenn der Verdacht sich medizinisch nicht bestätigte, mussten die Frauen dort wochenlang allmorgendlich gynäkologische Untersuchungen über sich ergehen lassen. Viele von ihnen kämpfen bis heute um ihre Rehabilitierung und die Anerkennung erlittenen Unrechts.

Pilze

Auch Pilze können sehr intim werden und beim Sex den Partner wechseln. Es sind unbewegliche Mikroorganismen mit einer kräftigen Zellwand und einem Zellkern. Der Intimpilz heißt Soor und wird meist von *Candida albicans* ausgelöst. Er ist peinlich, weil er unappetitlich ist, und viele denken, er komme von mangelnder Reinlichkeit. Die darauf prompt einsetzende übertriebene Hygiene verschärft die Symptome aber nur.

Weiße, abwischbare bröckelige Beläge sind typisch bei Hefepilz durch Candida albicans in der Scheide. Sie sind eine Mischung aus abgeschilferten Schleimhautzellen und Pilzbüscheln. Beim Mann treten eher Rötungen auf der Eichel und der Vorhaut auf, dazu grauweißliche Auflagerungen oder nässende offene Stellen. Es brennt und juckt. Typisch bei einem Befall der Haut sind stecknadelkopfgroße rote Punkte oder Pusteln in der näheren Umgebung der Entzündung. Wir nennen sie Satelliten.

Candida albicans wird nur gelegentlich durch Sex übertragen. Eigentlich trägt jeder den Hefepilz in und auf sich, ganz ohne Sex, aber nur in kleinen Mengen und auch nicht in einer krank machenden Form. Breitet sich der Pilz dann aus, liegt das meist an einer gestörten Schleimhaut- und Darmflora und an einer allgemein geschwächten Abwehrlage

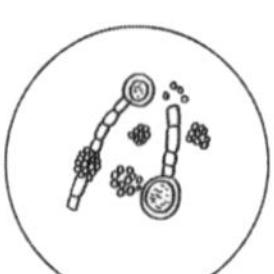

CANDIDA ALBICANS

des Immunsystems. Wenn dadurch unsere Türsteherbakterien zurückgedrängt werden, haben Pilze leichtes Spiel, der eigene Bestand kann aktiv und aggressiv werden. Stress, Schlafmangel, Infekte, Diabetes, Vitamin-D-Mangel und andere Mikronährstoffmängel schwächen das Immunsystem, ebenso wie die Pille, eine Schwangerschaft, Antibiotika und natürlich – wie immer – das Rauchen. Auch Vaginalduschen, Seife im Schritt, Intim-Deos, schwitzige Slipeinlagen und Synthetikunterwäsche sind Risikofaktoren. Und durch ungeschützten Sex mit wechselnden, durchaus gesunden Penissen in sehr kurzen Abständen kann es ebenfalls zu einer Überlastung der lokalen Abwehr kommen.

Die gute Nachricht: Der Pilz lässt sich mit Zäpfchen und Cremes meist schnell behandeln. Danach unbedingt die Vaginalflora mit Probiotika und das Immunsystem mit fehlenden Mikronährstoffen tunen! Der Partner wird nur mitbehandelt, wenn man ständig Pilz-Ping-Pong spielt und sich wiederholt gegenseitig infiziert.

Parasiten

Trichomonaden sind einzellige Parasiten und sehen unter dem Mikroskop aus wie wabernde Birnen mit kleinen Geißeln. Auch zu dieser unangenehmen Infektion verhilft ungeschützter Geschlechtsverkehr, wobei die Dinger in unchlorierten Thermalwasser-Whirlpools ebenfalls ganz gut ein paar Stunden überleben können.

Wenn es in einer Zeitspannne von vier bis zwanzig Tagen nach dem letzten Sex oder dem Wellnessurlaub juckt und brennt und zu eitrigem Ausfluss kommt, lohnt sich der Gang zum Gynäkologen oder zum Urologen. Der Ausfluss

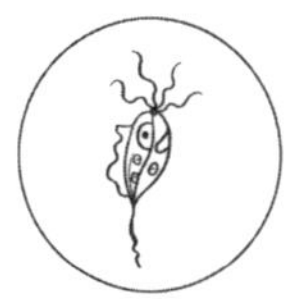

TRICHOMONADEN

stinkt bei beiden Geschlechtern, Darmbakterien kriechen in die Vagina oder entzünden die Prostata, Eiweiße werden zersetzt, Fisch- und Stuhlgeruch machen sich breit. Die einzelligen Geißeltierchen können – noch – gut mit Antibiotika behandelt werden. Danach sollte ein Abstrich gemacht werden, um sicherzugehen, dass die Therapie angeschlagen hat.

Für die sprichwörtliche **Krätze** – medizinisch *Scabies* genannt – sorgen hässliche, fette halbkugelige Milbenfrauen mit vier Beinpaaren. Die Weibchen sind etwa 0,4 mm groß, die Männchen kommen gerade einmal auf die Hälfte. Sie sind ausschließlich zur Begattung da, weshalb sie danach direkt versterben. Die Mädels kommen dann erst richtig in Fahrt. Sie graben mit ihren Mundwerkzeugen tunnelartige Gänge in die menschliche Hornschicht, wo sie täglich zwei bis drei Eier ablegen. Die sind schon nach drei Wochen geschlechtsreif und sorgen für weiteren Nachwuchs.

Weil man Krätze nicht so leicht erkennt, hat die Infektion genügend Zeit, sich über Wochen und Monate auszubreiten. Die Haut juckt und killert, mit der Zeit kommen Bläschen, Ekzeme, Ausschläge und fette rote Knubbel dazu. Wenn man daran herumkratzt, setzen sich gern auch Bakterien obendrauf, und es gibt Eiterkrusten als Belag.

Krätze gibt es mit und ohne Sex. Hat man als Arzt einen Patienten mit Krätze in der Praxis, kratzt sich das gesamte Praxisteam automatisch gleich mit. Dabei ist das Risiko, sich per Handschlag zu infizieren, sehr gering. Dafür bedarf es schon eines näheren Nacktkontakts. Bis danach Juckreiz auftritt, müssen noch drei bis sechs Wochen vergehen und nicht, wie in der Praxis subjektiv erlebt, rund zwei Minuten. Doch hier ist unsere menschliche Fantasie stärker und sehr archaisch:

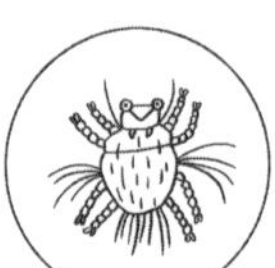

KRÄTZE

Hatte einer im Steinzeitstamm Parasiten, so tat man gut daran, gleich mal selbst mitzukratzen, sozusagen prophylaktisch, um eventuell überspringende Tierchen gleich vom Körper zu entfernen.

Wenn Sie bei sich oder in der Familie Krätze vermuten, sollten Sie diese **Checkliste** durchgehen:

- Es juckt besonders in der Bettwärme.
- Ihr Sexualpartner leidet ebenfalls unter heftigem Juckreiz.
- Sie finden hauchfeine Gänge zwischen den Fingern, an Handtellerkanten, am inneren Fußrand, wie ein Komma oder ein S geformt, wenige Millimeter lang.
- Unter der Lupe erkennt man am Gangende einen Minibuckel: Dort sitzt die Milbe.
- Weitere Lieblingsorte, wo die Haut dünn und es warm ist: Po, Penis, Leisten, Handgelenke, Ellenbeugen, Achselfalten, Brustwarzenhof, Nabel und Gürtellinie.

Behandelt wird Krätze durch das Auftragen einer Creme oder einer Emulsion. Man kann auch eine Tablette einnehmen. Danach muss man unbedingt noch ein paar Tage mit einer milden Kortisonmilch nachbehandeln, damit die geschundene Haut aufhört zu jucken.

Kommen wir, last but not least, zu den größten unter den Genitalparasiten: Die **Filzlaus** ist mit rund 1,5 mm drei- bis viermal so groß wie die Erreger der Krätze. Um sie zu erkennen, genügen gute Augen. Die Filzlaus hat drei Beinpaare; an Paar zwei und drei befinden sich Klammerkrallen, mit denen sich die Laus an unseren Schamhaarschaft klammert, und zwar direkt oberhalb der Haut.

Lieblingsort der Filzläuse oder auch »Sackratten« sind die an Duftdrüsen reichen Areale. Es juckt eher schwach, meist vorwie-

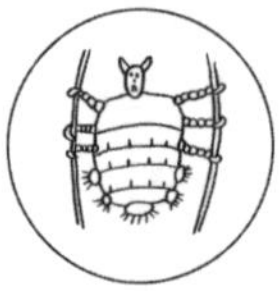

FILZLAUS

gend nachts. Durch den Läusestich entstehen kleine Einblutungen, also blaugraue Flecken. Auch dichtes Brust- und Bauchhaar können manchmal von diesen Läusen besiedelt sein. Die beste Therapie: runter mit dem (Scham-)Haar! Anti-Läuseöl, das bei Kopfläusen eingesetzt wird, hilft ebenfalls weiter. Sinnvoll ist auch, das Bettzeug bei über 60 Grad zu waschen oder mal wieder eine Nacht durchzumachen: Nach 12 bis 24 Stunden ohne Menschenkontakt verhungern die Viecher nämlich, zumindest die, die sich in das gemütliche Bettzeug gekuschelt haben.

Die Erkrankung wird fast ausschließlich durch Sex erworben oder wenn Menschen frisch mit Filzläusen bestückte Handtücher oder Bettzeug teilen. Viel waschen und duschen allein ist kein Schutz – es führt allenfalls zu »sauberen« Filzläusen. Immerhin: Die Tierchen sind wegen des Trends zur Intimrasur vom Aussterben bedroht.

Kurze Anleitung zum Safer Sex

Auch auf die Gefahr hin, dass Sie das Folgende schon längst wissen, lohnt es sich vielleicht doch, diese kleine Anleitung mal eben zu überfliegen. Sicher ist sicher!

1. Nutzen Sie immer ein Kondom, wenn Sie außerhalb einer festen und treuen Paarbeziehung Sex haben! Auch »Lecktücher« (Dental Dams) sind im Handel, für den Oralverkehr mit fremden Popos und Vulven. Ähnliche Latextücher nutzen auch Zahnärzte für die Entfernung von giftigem Amalgam aus dem Mund, als Verschluck-Prophylaxe. Gerade für Frauen, die Frau-

en lieben, sind diese Latextücher eine gute Möglichkeit, sich vor Infektionen zu schützen. Denn über Finger, deren Haut immer mal wieder Mikroläsionen aufweisen kann, und beim Oralverkehr ist auch bei ihnen eine Ansteckung möglich. Zumal das Vaginalsekret ein Reservoir für HIV und Hepatitisviren sein kann.

2. Machen Sie sich aber bewusst: Kondome schützen leider nicht zu hundert Prozent. Vor allem siedeln sich manche Erreger gern außerhalb der Kondomzone an, wie Feig- und Dellwarzen, Herpes oder Krätze. Sie lieben auch Hoden, Schamlippen, Oberschenkel, Leisten, Schamhügel oder Pofalte. Schutz böten Kondome in Schlüpfer-Form, die über den gesamten Po und Intimbereich reichen würden. Auch Ganzkörperkondome wären eine Lösung.
3. Lassen Sie das Licht an, zumindest zu Beginn! Riskieren Sie einen genauen Blick auf das Genital des anderen. Filzläuse sind winzige Punkte im Schamhaargewuschel. Auch Entzündungen und Feigwarzen sind gut zu erkennen. Sie müssen dem Partner nicht gleich mit der Lupe zu Leibe rücken, aber Brillenträger sollten die Sehhilfe nicht gleich von sich werfen. Die kleine Untersuchung können Sie durchaus in das Vorspiel einbauen, dann mag es sich nicht ganz so befremdlich anfühlen.
4. Sinnlich sein heißt auch, alle Sinne einzuschalten: Riechen Sie am Sexualpartner. Riecht es ungesund, faul, käsig oder nach Fisch, nehmen Sie das als Alarmsignal ernst.
5. Wenn Sie ganz auf Nummer sicher gehen wollen, lassen Sie sich die letzten Blut- und Abstrich-Untersuchungen zeigen. Ich weiß, das klingt jetzt sehr geschäftsmäßig, aber wenn Sie es zum Beispiel mit professionellen Lustanbietern zu tun haben, kann das nicht schaden. Die Ergebnisse sollten neueren Datums sein, wobei das auch nur eine mäßige Garantie ist. Im privaten Be-

reich dürfte ohnehin niemand solche Untersuchungsergebnisse in der Handtasche oder dem Geldbeutel mit sich herumschleppen.

6. Wer jetzt denkt, diese ganze Risikoanamnese kurz vor dem Akt ist abtörnend und peinlich, dem sei gesagt, noch viel peinlicher ist es, wenn man nach dem schönen Abenteuer zum Arzt rennen und Antibiotika schlucken muss. Und noch peinlicher wird es, wenn man sich die Erreger in fremden Betten aufgesackt hat und hinterher beim Ehepartner beichten muss. Wie sag ich's meiner Gattin oder meinem Gatten? Und sagen sollten Sie's! Denn hat man sich einmal angesteckt und schweigt sich darüber aus, spielt man fleißig Erreger-Ping-Pong.

10 Echt am Arsch: Freuden und Leiden des Anus

Kleine Kinder erkunden ihren Körper noch auf tabulose und neugierige Weise. Die Badewanne ist ein idealer Platz, im warmen Wasser mal ganz entspannt den Finger in den Po zu schieben und festzustellen, wie unglaublich zart und glatt sich die Analschleimhaut im Inneren anfühlt. Viele Kinder finden dabei auch interessante Klumpen, die nach außen befördert werden und im Badewasser schwimmen oder auf rätselhafte Weise untergehen. Ihre Eltern reagieren für gewöhnlich entsetzt und schreien bäh! Dem Kind erscheint das seltsam, sorgen doch die gleichen Klümpchen für große Freude, wenn sie im Topf landen.

Diese Phase im Alter von zwei bis drei Jahren heißt anale Phase. Jeder von uns durchläuft sie, und die widersprüchlichen pädagogischen Signale, die wir in dieser Zeit empfangen, bleiben uns in ganz verschiedenen Ausprägungen zeitlebens erhalten. Es ist jenes Spannungsfeld zwischen Pfui und Bäh, zwischen Tabu und der Lust, ebenjenes zu brechen. Anteile unserer analen Phase entdecken Psychoanalytiker beispielsweise in der Freude an analen Schimpfwörtern wie »Arschloch« und »Scheiße«, beim Thema Geiz (»ich will nichts hergeben« als Fortführung des kindlichen Einbehalts von Kot), aber auch im Verhalten mancher Menschen, die Spaß daran haben, Kontrolle über das Leben und die Zeit anderer Menschen auszuüben (so, wie sie die Kontrolle über ihren Stuhlgang haben), die unter Zwangsstörungen leiden oder ganz praktisch den Anus gerne als Sexualorgan nutzen. Alles Spielarten desselben Relikts aus dieser frühen Lebensphase.

Wer nun beim Lesen gerade ein wenig zusammengezuckt ist

oder reflexartig die Pobacken zusammengekniffen hat – Sie sind in bester Gesellschaft. Kaum etwas ist in unserer Gesellschaft so tabubesetzt wie unser Hinterteil und alles, was mit ihm zusammenhängt. Dabei wäre es sehr wichtig, dieses Tabu endlich zu knacken, denn in dieser Körperregion gibt es einiges zu entdecken. Vor allem aber sind Erkrankungen am Anus weitverbreitete Volksleiden, über die man sich gerne ausschweigt. Wir riskieren jetzt mal einen Blick!

Waschstraße für den Po?

Der normale Toilettengang ist nicht immer ein Vergnügen: nicht selten pupst, stöhnt, platscht und stinkt es. Nichts, was wirklich Anlass zur Freude wäre, zumindest nicht, wenn man bei anderen Zeuge dessen wird oder sich selbst dabei belauscht fühlt. Ganz besonders Frauen suchen in solchen Situationen nach Lösungen, um ihrer Umwelt zu suggerieren, sie verbreiteten nichts als den Duft von Rosenblättern. Um die Fassade der Sauberkeit und des Wohlgeruchs gerade vor dem anderen Geschlecht aufrechtzuerhalten, kommt »dabei« gern die Klospülung zum Dauereinsatz, um atonale rückwärtige Körpergeräusche zu übertönen. Gerüche werden mit dem Abbrennen von Streichhölzern bekämpft und natürlich mit einer ganzen Armada von Raumsprays. Eine Alternative wäre, ganz auf den Klogang zu verzichten und Blähungen und Verstopfung zu riskieren. Zahllose Frauen stehen vor diesem Dilemma, wenn sie mit dem Mann ihrer Träume erstmals gemeinsam eine Nacht verbracht haben. »Shit or not to shit«, das ist hier die Frage, Letzteres aber auf Dauer jedenfalls keine Lösung.

Die Japaner scheinen einen etwas entspannteren Umgang mit dem Toilettengang zu haben. Jedenfalls tritt eine Erfindung aus dem Land der aufgehenden Sonne derzeit auch in Europa ihren Siegeszug an. Die Rede ist von einem voll automatisierten Klositz, ein Fest für jeden Po. Zumindest für jene Nutzer, die nur bei entsprechender Gesäßwellness richtig abdrücken können.

Erst einmal erschrickt man, wenn man sich draufsetzt. Der Sitz ist körperwarm, gerade so, als hätte der Vormann eine halbe Stunde darauf verbracht und mit dem iPad gespielt. Es gibt nämlich eine Sitzheizung! Der Fallschacht ist LED-beleuchtet, damit man auch nachts richtig trifft. Und damit vollends positive Stimmung aufkommt, ist die schüsselinterne Farbauswahl regelbar. Musik oder Rauschgeräusche lassen sich zuschalten, damit unschöne Eigentöne mühelos übertönt werden. Gerüche werden umgehend durch eine integrierte Lüftung abgesaugt. Man kann dem Geruch des Geschäfts aber auch etwas Nasenfestes entgegensetzen, indem man die Deodufttaste mit Blüten- oder Obstaroma betätigt. Der nächste Benutzer wird seine Freude an diesem Duftpotpourri haben …

Das Po-Loch und – bei Betätigung der »Lady-Taste« – auch der weibliche Intimbereich werden anschließend mit warmem Wasser sauber gespült und trocken geföhnt. Sogar eine Massagefunktion gibt es: Ein Düsenstab fährt unter dem Gesäß hin und her und sprüht wie in der Autowaschanlage pulsierende Wasserfontänen ab. Ein Schelm, wer dabei andere Assoziationen hat.

Die nächste Generation der digitalen Klositze wird medizinische Daten erheben, den Urin analysieren und den Fettgehalt im Stuhl und diese Informationen gleich an den Hausarzt weiterleiten. Und bei dem ganzen Selbstdarstellungswahn, der auf Facebook, Instagram oder Twitter grassiert, scheint es durchaus vorstellbar, dass ein Zukunftsmodell mit integriertem Internetanschluss postwendend ein Foto des stolzen Haufens an die Netzgemeinde schickt. Ganz so wie in der analen Phase, nach dem Motto: »Guck mal, Mutti, was ich Tolles gemacht habe!«

Aber zurück zum japanischen Superpott: Ist das alles nur »Geschiss« ums Geschiss oder eine gute Erfindung? Tatsächlich ist der voll automatische Lokus mit Reinigungsfunktion nicht ganz so verrückt, wie man im ersten Moment meinen könnte. Denn wie in einem klassischen Bidet kommt hier klares Wasser zum Einsatz. Und eben nur das sollten wir eigentlich zum Reinigen an unseren Po heranlassen.

Rückwärtiger Juckreiz

Mindestens fünf Prozent der Bevölkerung klagen über Jucken am After. Ein Hauptgrund ist nicht, wie viele vermuten, ein dreckiger Po, sondern – im Gegenteil – ein zu sauber gereinigter Hintern. Die Pofalte ist ein Sensibelchen. Sie hält vieles im Dunkeln, die antientzündlich wirkenden Strahlen der Sonne haben hier keine Macht; trotzdem ist das Klima feuchtwarm und schwitzig, sodass die Haut gern etwas aufgeweicht wird. Duftdrüsen sondern neben dem individuellen Analaroma ein leicht alkalisches Sekret ab, das den Säureschutzmantel stört. Immer wieder kommt zudem eine keimige braune Masse vorbei. In dieser kritischen Gemengelage aus Sicht des Pos kommt nun der Mensch ins Spiel: Er möchte das Gesäß von eventuellen Restpartikeln reinigen und wäscht mit aggressiven Mitteln auch gleich die letzten Schutzfunktionen der angegriffenen Haut weg. Bleiben dann Seifenreste in den Fältchen der zarten Rosette haften, kommt es zu Irritationen und sogenannten toxischen Reizungen – dem toxischen Kontaktekzem.

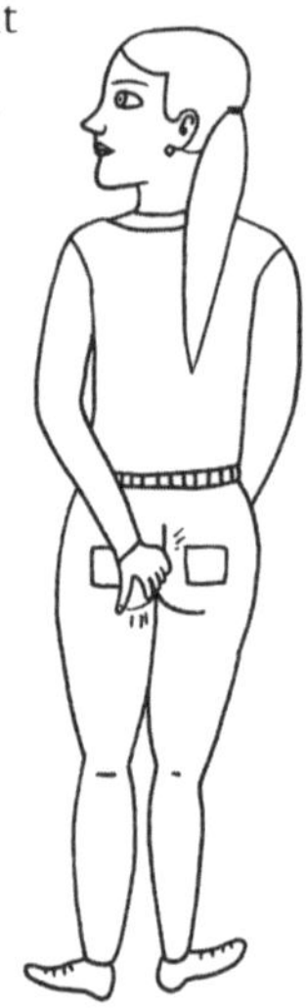

Neben Seifen- und anderen Tensidresten gehen uns auch parfümiertes Toilettenpapier oder Feuchttücher mit Duftstoffen und Konservierungsmitteln keinesfalls am Arsch vorbei. Was daran liegt, dass die Diva unter den Körperfalten als wissenschaftlich anerkannte erogene Zone so voller Nervenfasern ist, dass ihr dieser Vorteil oft genug zum Nachteil gereicht.

Die fein verzweigten Nervenfasern leiten sehr langsam den quälenden Juckreiz weiter und entleeren dazu die im Gewebe lungernden Mastzellen von ihren fiesen Juckreizbotenstoffen Histamin und Tryptase. Durch diese Botenstoffe entwickelt sich gleichzeitig eine sogenannte neurogene Entzündung, also genau die Entzündung, die durch Nervenfaserreizungen losgetreten wird: Die Betroffenen kratzen, scheuern, schaben, rubbeln, reiben und bürsten was das Zeug hält. Um solchen chemischen Reizen zu entgehen, ist natürlich eine Popo-Dusche wie oben beschrieben eine hautfreundliche Alternative.

Doch rückwärtiger Juckreiz kann den Arzt noch zu einer ganzen Reihe weiterer Diagnosen führen. So provozieren Stuhlreste und Durchfall samt darin enthaltener Verdauungsenzyme die Pohaut, ebenso wie Pflegemittel. Außerdem melden sich manifestierte Hautkrankheiten wie Neurodermitis, Schuppenflechte, Infekte durch Bakterien oder Pilze, Feigwarzen, Krätze, Würmer, Herpes und Filzläuse per Juckreiz. Sogar das Analkarzinom kann Juckreiz auslösen, ebenso die vernarbende Hautentzündung *Lichen sclerosus*. Und natürlich eine übersensible verschwitzte Haut oder reibende Härchen am Popo.

Madenwürmer

Wenn es die ganze Familie juckt, sind oftmals fadenförmige Madenwürmer die alle verbindende Ursache. Sie können bei Mädchen und Frauen auch die Vagina entzünden. Die Würmer kriechen nachts aus dem Anus, deponieren Eier am Po, die dann morgens herabplumpsen und von anderen Familienmitgliedern wie Staub eingeatmet werden. Wer dann dem Juckreiz nachgibt und sich in der Analregion kratzt, hat das Eimaterial der Würmer nun auch noch unter den Fingernägeln. Beliebte Wurmopfer sind übrigens Nägelkauer. Sie wissen jetzt, warum …

Bei der Diagnose hilft oft ein Blick ins Klo, zumindest, wenn das ein sogenannter Flachspüler ist. Macht der Haufen in der Schüssel Zwischenstation, bevor er auf Nimmerwiedersehen verschwindet, kann man die kleinen Madenwürmer in ihrem Schlaraffenland beobachten.

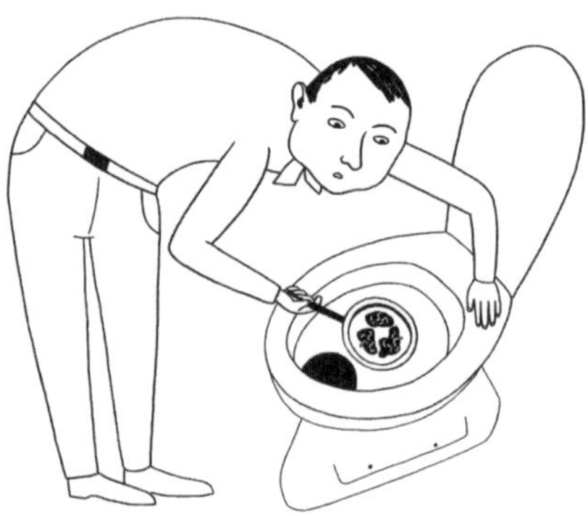

Die Alternative wäre ein Selbstversuch gleich nach dem Aufstehen: Wer sich einen Streifen Tesafilm auf das Po-Loch drückt und vorsichtig wieder abzieht, hat im Fall des Befalles Wurmeier daran kleben. Wie auch immer Sie die Würmer nun entdecken: Der Hausarzt kann nicht nur bei der Diagnose weiterhelfen, sondern auch eine Wurmkur verordnen. Vorbeugend hilft eine gute Handhygiene nebst sauberen gekürzten Fingernägeln.

Würmer sind natürlich nicht der einzige proktologische Leckerbissen. Proktologie ist die Afterkunde, die sich um die Gesundheit des Mastdarms (Zwischenspeicherstätte für Kot) und des Analkanals (Exit) sorgt: Hämorrhoiden, Marisken, Fissuren und die Analvenenthrombose können empfindlich jucken. Was sie sonst noch so machen, besprechen wir jetzt – und auch, warum Sie dafür unbedingt zum Handspiegel greifen sollten.

Haarnestgrübchen

In der Pofalte wachsen gern robuste Haare, ganz besonders bei Männern. Durch die Reibung der Pobacken werden diese Haare in die Haut hineingerieben; sie können auch brechen, und die kantigen Haarenden arbeiten sich dann ebenfalls hurtig ins Fleisch. Das Gewebe reagiert auf diese Verletzung und schickt als schnelle Eingreiftruppe Abwehr- und Abkapselungszellen vorbei, die das borstig-garstige Haar absondern oder umschließen. Doch leider denken die Haarnester trotzdem nicht daran, von selbst abzuheilen.

Wenn Sie nun kurz den Handspiegel holen und blankziehen würden? Dann können Sie, sollten Sie betroffen sein, im Spiegel kleine Poren in der Pofalte oder sogar pickelartige Erhabenheiten entdecken. In den Bohrgängen des Haares finden Bakterien einen geeigneten Platz, um sich zu vermehren. Die Haarnestgrübchen neigen daher gern zur Infektion und zur permanenten Absonderung einer Melange aus Wundwasser, Eiter und Blut. Eiter entsteht durch eine Mischung aus Staphylokokkenbakterien und Abwehrzellen des Immunsystems, die sich kamikazeartig opfern, absterben und den Eiter zu einem rahmigen Brei machen. Findet Eiter nicht gleich den richtigen Weg nach draußen, neigt er dazu, sich neue Wege zu suchen: Entweder lässt er den Abszess, also die

Eiterhöhle immer größer wachsen und schmilzt dabei das noch gesunde Gewebe der Umgebung ein, bis die Eiterhöhle platzt; oder er bohrt sich neue Tunnelsysteme durch das Gewebe. Ärzte beschreiben dies dann mit »fuchsbauartig«.

Eiterkapseln und -gänge sind mit einer Mauer ausgekleidet, die zu dicht für das Eindringen von Antibiotika ist. Es ist daher nicht möglich, einen solchen Prozess durch Tabletten, durch Aufstechen oder pures Vertrauen in die Selbstheilungskräfte zu kurieren. Der Arzt muss hier schon das gesamte Tunnelsystem herausschneiden. Wird nicht das gesamte Tunnelsystem samt der Widerhakenhaare im Inneren entfernt, kommt es zu Rückfällen.

Meist lässt man infizierte Prozesse dann offen ausheilen, also ohne die Haut darüber wieder zu vernähen, damit das Wundwasser gut abfließen kann. Daher kann es Wochen, mitunter Monate dauern, bis die Wunde verschlossen ist.

Feigen am Po-Loch: Marisken

Direkt um das Po-Loch herum entwickeln viele Menschen Hautveränderungen, die nicht immer sofort durch Blickdiagnose einzuordnen sind. Auch der begutachtende Arzt muss manchmal eine Hautprobe entnehmen, dem Gewebekundler schicken, um zu prüfen, ob es sich um eine Vernarbung, eine Infektion oder gar um Krebs handelt.

Recht typisch, leicht zu erkennen und vielleicht sogar an Ihrem Allerwertesten zu finden sind Hautlappen. Sie kommen einzeln an der Rosette oder im Rudel kranzartig um den After vor. Sie sind weich, manchmal aber auch – jetzt bitte nicht wundern, so reden Proktologen nun mal – von »fleischig-sulziger« Konsistenz. Diese sinnlosen Gebilde treten völlig grundlos oder nach Eingriffen und

Erkrankungen am Po-Loch auf. Sie verursachen keine Schmerzen, erschweren aber manchmal das Sauberhalten der Region. Die Rosette ist ja an sich schon faltig, doch diese Lappen sind es erst recht. Hier können Stuhlreste oder Seifenüberbleibsel zu Irritationen führen. Der medizinische Begriff dafür lautet *Mariske* und leitet sich vom französischen Begriff für »kleine Feige« ab. Sie kommen auch schon bei jungen Frauen ab 20 Jahren gehäuft vor, die denken dann oft, es wären Hämorrhoiden.

Marisken müssen nicht behandelt werden, es sei denn, man hat hohe ästhetische Ansprüche und wünscht sich ein perfekt schönes Po-Loch. Ein Arztkollege hat sich tatsächlich einmal bei mir beklagt, dass er bei sexuellen Begegnungen nun über die Jahre auf immer mehr Frauen träfe, die statt einer makellosen Rosette da so »störende Lappen« hätten. Sie treten in der Tat häufiger nach Geburten und Dammschnitten auf. Wenn die Pofeigen wirklich so stören, können sie chirurgisch oder mit Hitzeverfahren abgetragen werden.

Hämorrhoidalleiden: ein sehr häufiges PO-blem

Haben Sie sich auch schon mal gefragt, wie es möglich sein kann, dass Sie trotz intensiven Stuhldrangs auf und ab springen könnten, ohne dass Ihnen hinten der Stuhl aus dem Darmschlauch herausfällt? Und ist es nicht beeindruckend, dass Sie mit etwas Konzentration einem herannahenden Darmwind in einem wichtigen Meeting, beim Sport mit Ihrem Personal Trainer oder beim Verführen eines begehrten Menschen heldenhaft den Wind aus den Segeln nehmen können, sodass nichts entweicht? (Ausnahmen bestätigen die Regel.)

Diese Meisterleistung schafft Ihr Analschließmuskel nicht allein mit Muskelkraft. Hier ist mehr Feinsinn gefragt: Der Muskel ist auf die Hilfe von Gefäßpolstern im Analkanal angewiesen. Die inneren Gesäß-Gefäßpolster messen, ob das, was da ankommt, fest, flüssig oder gasförmig ist. Sie sind mit Blut gefüllte Schwellkörpergefäße, die sich je nach Druck und Notwendigkeit leeren oder füllen und so für den Feinverschluss sorgen. Man nennt sie Hämorrhoiden. Wenn Sie also auf die Frage: »Haben Sie Hämorrhoiden?«, spontan mit Nein antworten würden, hätten Sie wirklich ein Problem. Jeder von uns hat welche, aber nicht jeder hat Schwierigkeiten damit.

Solche Schwellkörper gibt es auch im Penis. Die füllen sich aber nur bei Erregung und leeren sich bei Entspannung. Die Anal-Schwellkörper dagegen sind quasi dauererregt, arbeiten also durch, außer wenn Stuhlgang ansteht: Erst dann können sie sich entspannen und leeren. Eine wichtige Voraussetzung dafür ist die wohlgeformte Wurst, denn sie schiebt als gefühlvolle Dampframme den Schließmuskel auseinander und melkt die Polster leer. So wird der Weg frei. Wer dagegen immer breiigen Stuhl hat, hilft dem Muskel nicht, sich richtig zu öffnen. Beim Stuhlgang werden die Polster somit auch nicht ausreichend entleert, und das verträgt die Region fast noch schlechter als eine Verstopfung. Wobei auch die zu den Risikofaktoren für Hämorrhoidalleiden zählt: Harte, dem Schafskot ähnelnde Bröckchen und Kotsteine erfordern viel Pressarbeit, was beim Polster ebenfalls nicht gut ankommt. Jedenfalls zeigt die Statistik, dass Hämorrhoidalleiden gehäuft bei Leuten mit Durchfallneigung oder Verstopfung auftreten – wie immer verlangt die Natur eine gesunde Balance. Statistiken zeigen außerdem, dass schon ab dem dreißigsten Lebensjahr 70 bis 90 Prozent der Bewohner der westlichen Welt ein Hämorrhoidalleiden haben. Dauersitzende Schreibtischhocker sind sogar noch früher betroffen. Ab fünfzig gehören vergrößerte Hämorrhoiden quasi schon zum guten Ton.

Verschlimmernd wirkt eine vergrößerte Prostata, gegen die die Herren 60 plus mit Druck anpinkeln müssen und die einen

Rückstau in den Hämorrhoiden bewirkt; außerdem natürlich eine Schwäche des Bindegewebes, die genetisch bedingt sein kann, spätestens aber im Laufe des Lebens auftritt: Bindegewebige Haltefasern fixieren nämlich die Abdichtungspolster und halten sie in Position. Leiern diese Haltefasern aus, rutschen die Polster ab.

Auch bei Schwangerschaften sind Hämorrhoiden oft ein Problem, weil das Baby den Abfluss des venösen Blutes immer mal wieder verlegt, wodurch es zum Rückstau kommt, wie auch bei zu vielem Herumsitzen, zu wenig Bewegung und zu geringer Flüssigkeitsaufnahme. Bei Leuten, die allzu oft den Hintern zusammenkneifen und einen zu starken Schließmuskel haben, kann die Anlieferung des Blutes ebenfalls zu kurz kommen, die Polster sind dann nicht ausreichend funktionsfähig. Auf welche Art auch immer: Unsere Dichtungsringe können ihre Fähigkeit verlieren, wirksam abzudichten. Es kommt zum Austreten von Schleimhautflüssigkeit und manchmal auch von Stuhl.

Die vier Charme-Stadien des Hämorrhoidalleidens

Stadium	Hämorrhoiden ...	Beschwerden
1	sind nur im Proktoskop sichtbar: rot, knotig, blutige Einrisse, Blutauflagerung auf dem Kot	Juckreiz an der Analhaut durch Mikromengen an austretender Flüssigkeit
2	linsen bei kräftigem Pressen aus dem Anus heraus, schnurren beim Lockerlassen von allein wieder zurück (Handspiegel!)	Druckgefühl, Brennen, verstärkter Juckreiz, selten Schmerzen, Blut beim Stuhlgang gehäuft
3	schauen ständig aus dem After heraus, mit dem Finger zurückschiebbar	öfter ein brauner Streifen in der Unterhose, es juckt und tut weh

4	hängen dauerhaft heraus, lassen sich nicht mehr zurückbugsieren	blutet seltener, dafür aber schmerzhafter, erschwerte Analhygiene, Region mit Stuhl beschmiert

Viele Betroffene gehen erst zum Arzt, wenn es blutet, juckt und schmerzt oder sich so anfühlt, als würde es auch nach dem Stuhlgang im Inneren noch drücken. Auch wenn die Vorstellung eines Besuchs beim Proktologen keine Begeisterungsstürme bei Ihnen auslöst (wobei auch das vorkommen soll), sollten Sie nicht zu lange warten. Denn je nach Stadium gibt es verschiedene Behandlungsmethoden.

HÄMORRHOIDALLEIDEN

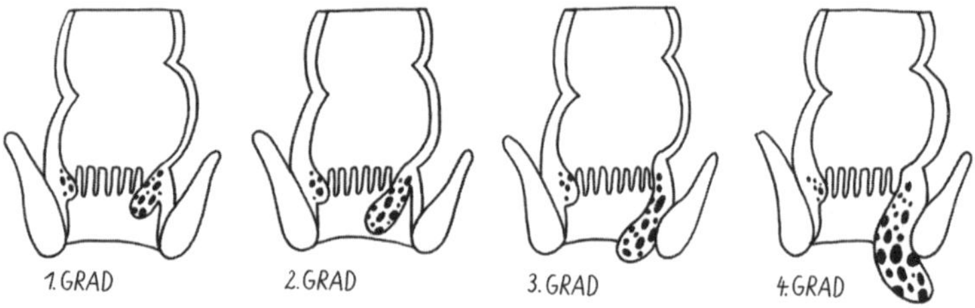

Damit der Proktologe seine Arbeit tun kann, müssen Sie meist mit gespreizten Beinen auf einem Spezialstuhl Platz nehmen. Diese Lage, die an einen Käfer auf dem Rücken erinnert, wird Steinschnittlage (SSL) genannt – Frauen kennen sie vom Gynäkologie-Stuhl. Die meisten Menschen finden sie nicht eben angenehm. Seltener muss man die linke Seitenlage oder die demütigend anmutende Knie-Ellenbogen-Lage einnehmen. Egal welche Position heißt es nun, Po drapieren, Kontrolle abgeben und den Arzt machen lassen. An etwas Schönes denken und wissen: Der Proktologe liebt seinen Beruf und die vielen »kleinen Arschlöcher«, die er wieder gesund machen kann. Ihm machen weder die Körperöffnungen samt Inhalten noch die Füße des Patienten rechts und links seines Kopfes etwas aus.

Den Anus betrachtet er zunächst einmal wie das Zifferblatt einer Uhr. In der Regel sind in SSL bei 3, 7 und 11 Uhr im Inneren die vergrößerten Hämorrhoiden aufzuspüren.

Verursachen sie Beschwerden, werden sie behandelt. Dabei gibt es eine Reihe von Verfahren: Man kann vergrößerte Hämorrhoiden mit einer feinen Spritze mit Verödungsmitteln verkleben. Sie wird mit dem Guckrohr eingebracht und sanft ins Gewebe gepikt. Da Hämorrhoidenpolster keine Schmerzrezeptoren haben, empfindet der Patient nur ein Druckgefühl. Möglich ist auch, Hämorrhoiden durch das Einbringen von Hitze über eine Lasersonde oder Infrarot-Faser zu verschweißen. Etwas profaner, aber ebenso wirksam ist das Abbinden mit einem Gummiband, das man über den Hämorrhoidenknoten stülpt, als wäre der ein Pferdeschwanz, den man mit einem Haargummi zusammenhält. Der Knoten stirbt dann mangels Blutzufuhr ab und wird auf natürlichem Wege ausgeschieden. Bei Patienten, die Blutverdünnungsmedikamente einnehmen, sollte diese Methode keinesfalls angewandt werden!

Haben die Hämorrhoiden bereits Stadium 3 oder 4 erreicht, muss der Chirurg ran. Eben deshalb ist es dringend angeraten, rechtzeitig zum Arzt zu gehen, denn der hätte die Weiterentwicklung aufhalten können. Je radikaler das nunmehr angezeigte Verfahren ist, desto höher ist auch das Risiko, dass der Feinverschluss dauerhaft leidet und Stuhl austritt.

Können Sie selbst noch etwas tun? Für die äußere Anwendung nutzen Betroffene gern Sitzbäder mit Gerbstoffen, antientzündliche Cremes mit oder ohne Kortison, Zinkpasten und Betäubungssalben, um Schmerzen und Jucken zu lindern. Abführmittel wirken eher fördernd für Hämorrhoidalleiden und sind daher nicht zu empfehlen. Sehr wohl aber Ballaststoffe wie Flohsamenschalen, Leinsamen oder Milchzucker. Geeignet sind Zwiebeln, Sauerkraut, Sauerkrautsaft, getrocknete Pflaumen, Rettich Hülsenfrüchte, Kefir … Alles Leckerbissen für einen wohlgeformten Stuhl. Und bedenken Sie, der Hintern ist ein analer Zwangscharakter. Er liebt es pünktlich (immer zur selben Zeit), braucht seine Rituale (definitiv mit der Tageszeitung) und feste Abläufe (immer nach dem Frühstück, vor der Arbeit), verspürt Glück und Sicherheit, wenn es keine Überraschungen gibt (er hasst fremde Klos und liebt abgeschiedene Plätze). So kann der Haufen beglückt zum Aufbruch in die Freiheit blasen.

Auf der Suche nach der blauen Kugel: die Analvenenthrombose

Sind Sie bereit für einen kleinen Selbstversuch? Gut. Dann bitte noch einmal kurz Hose runter (falls Sie sie schon wieder hochgezogen haben), den Handspiegel Richtung Po-Loch führen, Licht an und bitte einmal pressen! Sie werden, sofern sich nicht gerade Hämorrhoiden ins Sichtfeld schieben, blaue Venen unter der zarten Rosettenhaut verlaufen sehen. In diesen Venen, deren Aufgabe es ist, das sauerstoffarme Blut in Richtung Herz zurückzuleiten, können Blutgerinnsel entstehen.

Nach dem berühmten Pathologen Rudolph Virchow entstehen Thrombosen im Wesentlichen durch drei Faktoren:

Erstens: Wenn das Blutgefäß im Inneren nicht mehr glatt ist, hängen sich dort gern Blutplättchen fest. Man kann das gut mit Fliesen vergleichen: Sind sie glatt oder gar poliert, setzen sich Kalk und Schmutz nicht so leicht fest. Haben sie Schrammen und Blessuren oder sind bereits mit Kalkflecken überzogen, wirkt das wie eine Landebahn für allerlei Dreck. Blutgerinnsel lieben solche Hängebleib-Gelegenheiten zum Festhalten und daran Wachsen.

Zweitens: Wenn das Blut langsamer fließt oder sogar stehen bleibt, weil das Gefäß abgedrückt wird.

Drittens: Wenn das Blut zu dickflüssig ist oder zu verstärkter Gerinnung neigt.

In der Realität heißt das: Wer sich sportlich betätigt, gerne auch auf dem Fahrrad, anstrengend sportlichen Sex hat (im Film »Fight Club« wird diese Aktivität »Sportficken« genannt), am Po-Loch beim Sex mit oder ohne Spielzeug herummanipuliert, bei dem kann es zu einer Verstopfung der Analvenen kommen. Auch wenn Sie beim Stuhlgang stark drücken müssen oder sehr lange Sitzungen abhalten, sind Sie gefährdet.

So eine Verstopfung der Analvenen juckt oder tut richtig weh. Wenn Sie also unter Schmerzen im rückwärtigen Bereich leiden, sofort einen weiteren Blick in den Spiegel wagen: Sehen Sie eine blaue Kugel, die einer vollgesogenen Zecke bei Hund und Katz ähnelt, oder eine Art bläuliche Perlschnur? Dann haben Sie die Diagnose!

In dieser Situation brauchen Sie erst einmal keine Angst zu haben. Diese spezielle Thrombose kann nicht wie die gefährliche Verwandtschaft in den Beinvenen abgehen und eine Lungenembolie hervorrufen. Sie tut nur arsch-, sorry, arg weh. Wer das nicht aushält, lässt sich den ganzen Klumpen vom Proktologen herausschneiden und heilt die Wunde mit Sitzbädern und desinfizierenden Salben. Wer den Schmerz aushält, sollte nach drei bis fünf Tagen bemerken, wie er langsam nachlässt. Von da an baut der Körper die Verstopfung ab, was insgesamt allerdings rund vier Wochen dauern kann.

Fissuren

Vorhin sprachen wir von den Marisken, jenen nach Feigen benannten harmlosen Hautlappen am After. Manchmal sind Pofeigen jedoch auch ein Vorposten für Risse im Anus. Diese Risse nennt man Fissuren. Sie können hauchzart, fein und nur oberflächlich sein oder sich richtig tief durch die Gewebeschichten fressen und wie ein Geschwür bis zum Schließmuskel vordringen.

Beim Stuhlgang werden diese Risse gedehnt, es schmerzt höllisch und auch nachhaltig noch über Stunden, weil sie genau in der sensiblen und von vielen Nerven durchzogenen Anushaut liegen. Heilen sie nicht rechtzeitig ab, werden sie chronisch, und es bilden sich tastbare Veränderungen.

Die Ursachen liegen mal wieder in zu hartem Stuhl, der die Haut überdehnt, oder in einem zu dünnflüssigen, der das Po-Loch allzu selten mit Dehnübungen im Training hält. Verletzungen beim Analsex, Hämorrhoiden und auch der übermäßige Gebrauch von Abführmitteln steigern das Risiko für Fissuren. Leute mit hartem Stuhl geraten hier schnell in einen Teufelskreis. Sie nehmen gern Abführmittel, doch der dann breiige Stuhl setzt sich erst recht in den offenen Riss, matscht ihn weich, frisst sich ins Wundbett und untergräbt die Wundränder. Aus dem Riss wird schließlich ein Geschwür. Der innere Schließmuskel verkrampft noch mehr, und die Wurst kommt zum Bleistiftformat dünn gepresst heraus. Blut findet sich auf dem Klopapier. Die Wunde nässt, weicht die Haut um den Anus weiter auf, ein chronisch entzündetes Analekzem mit Juckreiz und noch mehr Schmerzen setzt sich drauf. Aus lauter Angst vor den Schmerzen hält man lieber ein und bekommt so erst recht Verstopfung, weshalb man wieder zu der Packung mit den Abführmitteln greift … Wie so oft in der Medizin lautet die

Losung: Wehret den Anfängen – suchen Sie Ihren Arzt auf oder senden Sie ein Anus-Selfie an Ihren befreundeten Dermatologen oder Proktologen!

Ein bewährtes Therapiekonzept ist das Po-Loch-Training, das mit Entspannung und Dehnung arbeitet. Dafür gibt es spezielle Betäubungscremes und professionelle Dehninstrumente – nicht im Fetisch-Laden, sondern in der A-Po-theke. Und es wird dort sicher ein unvergessliches Erlebnis sein, in der Schlange zu stehen, endlich dran zu sein und dann zu sagen: »Bitte einen Analdehner.« Auch spezielle Tampons (bitte nicht zu weit hineinschieben) können hier zum Einsatz kommen. Was immer Sie verwenden: Das Training sollte nicht länger als zwei Minuten dauern, dann ist wieder Entspannung angesagt.

Wenn Sie da nichts hineinfummeln wollen, können Sie das heilsame Po-Loch-Lockern auch chemisch bewerkstelligen. Zum Einsatz kommt ein Blutdrucksenker in Cremeform, mit dem man den Druck auf das Po-Loch verringert: Diltiazem-Creme. Auch Glyceryltrinitrat wird verwendet, macht aber als Nebenwirkung oft Kopfschmerzen und ist ganz schön teuer. Eigentlich wird es bei Leuten mit Herzkranzgefäßverengung genutzt, um die Muskelzellen und damit die Gefäße zu entspannen. Im Muskel wird es zu Stickstoffmonoxid umgewandelt, genau der Vorgang, der auch in den Penis-Schwellkörpern die Erregung aufrechterhält: Man trägt es zwei Mal am Tag auf den gesamten After auf. Diese Produkte führen auch zu einer verbesserten Durchblutung und arbeiten damit dem Immunsystem zu, damit die Heilstoffe ihre Arbeit aufnehmen können.

Ein weiteres Mittel, um den verkrampften Hinterausgang zu entspannen und der Risswunde Gelegenheit zum Abheilen zu geben, ist Botox. So, wie es Gesichtsfalten dekorativ entspannt (zumindest, wenn man es nicht überdosiert), vermag es auch verkrampfte Gesäßfalten zu glätten. Das verdünnte Gift aus den *Clostridium botulinum*-Bakterien, das in vergammelten Fleischkonserven vorkommt und beim Verzehr entsprechender Mengen eine Lähmung der Atemmuskulatur bewirken kann, ist – niedrig dosiert – ein nebenwirkungsarmes, sehr gut verträgliches Arzneimittel. Es blockiert die Freisetzung des Botenstoffs Acetylcholin aus den Nerven, der den Muskel verspannen lässt. Botox wird nur in den inneren Schließmuskel gespritzt. Das klappt meist so gezielt, dass er seine Funktion nicht einbüßt und auch der äußere nicht geschwächt wird und weiter die Kontrolle über Stuhl und Winde behält. Fünf Monate nach der Botoxspritze lässt die Wirkung wieder nach, aber bis dahin sollte die Fissur genügend Zeit zum Heilen haben.

Und so sieht die richtige Wundversorgung aus: Achten Sie auf einen mittelweichen Stuhl. Ihn in diese Konsistenz zu bringen, dabei helfen Ballaststoffe, Darmbakterien aus der Apotheke oder auch der Genuss von unpasteurisiertem Sauerkraut. Außerdem sollte man mehr als zwei Liter Flüssigkeit am Tag zu sich nehmen und sich ausreichend Bewegung verschaffen. Magnesium entspannt die Muskeln der Darmwand und hilft dem Stuhl beim Flutschen. Natürliche Magnesiumlieferanten sind zum Beispiel Nüsse, Vollkorn und Gemüse. Daneben werden Sitzbäder mit Gerbstoffen empfohlen; die gibt es synthetisch (Phenol-Methanal-Harnstoff-Polykondensat) oder natürlich (Eichenrinde oder Schwarztee). Zum Auftragen eignen sich weiche Zinkpasten. Der Griff zur Kortisoncreme ist kurzfristig in Ordnung, langfristig aber nicht ratsam, denn Kortison kann das Gewebe weiter schwächen und die Wundheilung verzögern.

Es gibt einige Erkrankungen, die ähnliche Beschwerden wie eine Fissur hervorrufen können. Morbus Crohn etwa, eine chronisch entzündliche Darmerkrankung, Anal-Syphilis oder eine bakterielle Enddarmentzündung nach ungeschütztem Analsex. Wenn Sie also Blut auf dem Toilettenpapier oder im Stuhl entdecken, wenn Sie Schmerzen haben oder Veränderungen ertasten, sollten Sie das immer ärztlich abklären lassen. Nicht zuletzt auch, um einen Darmkrebs oder ein Analkarzinom mit Sicherheit ausschließen zu können.

Das Analkarzinom ist wie auch der Muttermundkrebs meist Folge einer Infektion mit Humanen Papillomviren, die auch für die Feigwarzen verantwortlich sind. Durch eine Impfung lassen sich bis zu 80 Prozent der Analkarzinome verhindern. Und wie immer: Finger weg von Zigaretten. Rauchen ist ein weiterer Risikofaktor. Manchmal lässt sich das Analkarzinom bei einer Routineuntersuchung mit dem Finger ertasten. Es kann wie bei Hämorrhoidalleiden zu Blutauflagerungen auf dem Stuhl führen und auch das Symptom des »falschen Freundes« hervorrufen, also ein Pups »mit Land«, siehe Kapitel Alarm im Darm.

Analabszess

Stellen Sie sich vor, Sie wären ein Mann (sollten Sie einer sein, dann müssen Sie sich nur noch den Rest vorstellen) und seit etwa 15 Jahren glücklich mit einer Dermatologin verheiratet – einer Frau, die tagaus, tagein Menschen komplett entkleidet und untersucht und dabei natürlich auch den Anus nicht ausspart, um nach Hautveränderungen zu fahnden. Stellen Sie sich weiterhin vor, Sie hätten nun extreme Schmerzen am Hintern. Würden Sie irgendwann sagen: »Schatz, ich hab da ziemliche Schmerzen am Po …« Kein Problem, meinen Sie? Also dann weiter. Was würden Sie tun, wenn die Ärztin-Gattin so antworten würde: »Hattest du in letzter Zeit

Verstopfung? Hast du wieder zu lange SMS auf dem Klo getippt und zu sehr gepresst? Magst du mir das gleich mal zeigen?«

Mögen Sie? Darf sie mal gucken oder darf sie nicht? Der Mann einer Kollegin jedenfalls winkte in dieser Situation dankend ab, denn an seinen Po lässt er nur Wasser und Klopapier, aber keinesfalls seine Frau. So litt er mehrere Tage weiter, und zwar so lange, bis er vor Schmerzen nicht mehr sitzen konnte und sich dazu noch ein körperliches Schwächegefühl einstellte. Dann endlich ließ er seine Frau nachsehen. Quasi auf halber Strecke leuchtete ihr bereits ein lilaroter Buckel entgegen. Vorsichtiges Ertasten ergab: Der Buckel war heiß, geschwollen und hart. Ein Analabszess!

Notfallmäßig kommt so etwas auf den OP-Tisch. Der Abszess wird in Narkose gespalten und herausgeschnitten, zurück bleibt ein tiefes großes Loch auf der Pobacke. Der Familienvater hatte Glück: Hätte er noch länger gewartet, wäre sein innerer Schließmuskel durch die eitrige Entzündung zerstört worden. Er wäre inkontinent geworden und hätte weder Pupse noch Stuhl ausreichend halten können! Sie sehen, kein Tabu ist es wert, aufrechterhalten zu werden. Darüber reden – und zwar rechtzeitig – lohnt sich.

Eine Analfistel entsteht zu 30 Prozent aus einem Abszess. So ein eitergefüllter Hohlraum voller Bakterien und zerfallender Immunzellen kann nur geheilt werden, wenn der Eiter »evakuiert« wird, wie wir Mediziner dazu sagen. Das geschieht am besten mitsamt Eiterhöhlenwand, die den Eiterbrei ummauert. Ließe man einen Abszess in Ruhe wachsen, würde er meistens eines Tages von selbst platzen, und der Eiter könnte sich entleeren. Doch zunächst zerstört er mit zunehmendem Wachstum das Gewebe vor Ort und sorgt für heftige Schmerzen.

Ein Abszess im Analkanal hat seine Keimzelle meist in den Drüsen des Kanals. Männer sind häufiger betroffen, denn sie haben mehr von diesen Drüsen. Brauchen tut die heutzutage eigentlich kein Mensch mehr, sie sind Relikte von Duftdrüsen unserer tierischen Vorfahren, die damit ihr erotisches Duftmarketing betrieben, um Sexualpartner anzulocken. Wir tun das heutzutage mit unserem Po ja nur noch eingeschränkt, weshalb die dort angesiedelten Drüsen sich auf die Abszessbildung verlegt haben. Auch andere Ausstülpungen, wie Divertikel oder Entzündungen bei Morbus Crohn, können ursächlich sein.

Diese stammesgeschichtlichen Drüsen münden an einer sägezahnartigen Grenzlinie innerhalb des Analkanals. Sie heißt *Linea dentata,* gezahnte Linie, und beschreibt den Übergang von der zarten Analschleimhaut zur Schleimhaut des Enddarms. Proktologen umschreiben diese rosa Linie auch als das »Lippenrot des Afters«. Sie sehen, Zähne und Lippen gibt es also an beiden Enden des Schlauches. Welches wohl wichtiger sein mag, darüber diskutieren Zahnärzte und Proktologen noch. Der Dichter Eugen Roth wusste dagegen ganz genau, wer im »Streit der Organe« (so heißt auch das Gedicht) am Ende gewinnt:

»Und schließlich sahen alle ein, der Boss kann nur das Arschloch sein. Und die Moral von der Geschicht: Mit Fleiß und Arbeit schaffst du's nicht. Um Boss zu werden genügt allein, ein Arschloch von Format zu sein.«

Aber zurück zu unserem Abszess: Den Anfang macht die Entzündung in den sinnlosen Duftdrüsen. Wenn der zunächst kleine Eiterherd nicht platzt und sich in den Analkanal ergießt, sucht sich der Eiter andere Wege. Er frisst sich über kanalförmige Strecken (Fisteln) durch das umliegende Gewebe: durch den Schließmuskel oder an ihm entlang, durch Fett- und Bindegewebe bis hin zur Pobacke oder auch in die Vagina. Lässt er sich endlich nieder, macht sich der Abszess mit verschiedenen Symptomen bemerkbar:

rot-lila-blaue Verdickungen an der Haut, extreme Schmerzen und manchmal Vernichtungsgefühl, so nennen Mediziner Zustände, in denen sich der Mensch hilflos und ganz dem Schmerz unterworfen fühlt. So ein Vernichtungsgefühl kann zu Todesangst führen.

Der Chirurg nimmt meist erst einmal den Abszess heraus, lässt die Wunde offen und wartet, bis nach ein paar Wochen die gesamte Entzündung abgeheilt ist. Den Fistelgang – sofern er ihn überhaupt findet – geht er zunächst nicht an. Entdeckt er ihn, kann er ihn mit einem Faden markieren und offen halten. Ansonsten besteht die Möglichkeit, dass er sich in andere Richtungen weiterfrisst. Ist alles zur Ruhe gekommen, folgt eine zweite Operation oder eine Laserverödung, um den Fistelgang zu verschließen. Danach ist meistens Ruhe, es sei denn, der Gang konnte nicht gefunden werden …

Durch die Hintertür: Analverkehr

Nachdem Sie sich nun schon eingehend mit dem Po beschäftigt haben, sind Sie hoffentlich bestens gewappnet für eine sexuelle Spielart, die manche noch nicht einmal beim Namen nennen wollen. Da ist dann etwa die Rede vom »Zugang durch die kalte Küche«. Analverkehr ist ein gewaltiges Tabu, obwohl es für viele zum durchaus vergnüglichen Teil der körperlichen Liebe gehört. Manche mögen ihn nur mit schwulem Sex verbinden, doch darauf lässt sich Analverkehr keineswegs reduzieren. Für viele Heteros ist es eine Spielart unter vielen, und gerade in Kulturen, in denen man auf alle Fälle als Jungfrau in die Ehe gehen sollte, oder auch dort, wo Verhütungsmittel nur schwer zu bekommen sind, ist er eine sichere Variante bei der Schwangerschaftsverhütung.

Das Po-Loch sieht aus wie der Blütenkelch einer Rose und hat darum den blumigen Namen »Rosette« verdient. Doch nicht immer riecht es da auch nach Rosenblütenaroma. Die meisten Analverkehrsteilnehmer machen sich Gedanken um Hygiene und Gerüche. Wenn es peinlich wird, ist Humor ein gutes Mittel: »Rosettenschnupfen«, »Rosettenpraline« und »mein Schokoladenauto hupt« sind selbsterklärende Begrifflichkeiten aus der Analszene.

Der Mastdarm ist nach einem erfolgreichen Stuhlgang für ein paar Stunden erst einmal leer. Eine Garantie dafür gibt es aber nicht. Zur Sicherheit montieren Analfans zur Vorbereitung eines entsprechenden Treffens gerne den Duschkopf ab und schieben sich den Schlauch für einen Einlauf in den Darm. Nachahmen nur auf eigene Gefahr! Andere nutzen die für Einläufe vorgesehenen Produkte aus der Apotheke. Dadurch werden zwar grobe Stuhlklumpen, die sich noch im Darm befinden, entfernt. Allerdings wird die Schleimhaut nicht und niemals wirklich rein im Sinne von keimfrei. Es ist daher keinesfalls zu empfehlen, nach dem Analverkehr direkt in der Vagina weiterzumachen! Auf diesem Wege können unerwünschte Darmkeime in die Vagina gelangen und diese, wenn die saure Vaginal-Ätzkraft sie nicht mattsetzt, infizieren. Daher bietet sich auch bei unvorbereiteten Einsätzen die Nutzung eines Kondoms an, oder eine Peniswäsche zwischendurch.

Gerüche aus der Analfalte rühren in erster Linie von den Duftdrüsen vor Ort, aber eben auch von Stuhl. Etwas, das manche entsetzlich, andere akzeptabel und wieder andere durchaus anregend finden. So auch James Joyce, der Anfang des letzten Jahrhunderts Erotisch-Obszönes an seine Liebste Nora schrieb. Er nennt sie seinen »geliebten braunärschigen Fickvogel« und lobt begierig »den aufgehenden Gestank und Schweiß« aus ihrem »Arsch«.

Ich weiß, dass sich unter Ihnen, liebe Leser, Anhänger und Gegner finden werden. Ebenso Erfahrene und Unerfahrene, Neugierige und Verdränger. Doch diejenigen, die gern Analsex probieren wollen oder ihn längst betreiben, sollten ein paar medizinische Aspekte kennen. Und diejenigen, die das nun gar nicht interessiert, können einfach weiterblättern. Also: Vor dem ersten Mal kann es helfen, den Schließmuskel ein wenig zu dehnen. Dafür gibt es Dehnwerkzeug in Form von Analplugs (die gibt es auch in der Ausführung mit rosa Brillis für Damen), Dildos können verwendet werden, und wer es gerne scharf mag, kann sich mit einem Stück Ingwer behelfen.

Ein Gleitmittel sorgt am Anus für weniger Reibungswiderstand und erleichtert die Entspannung. Dabei werden sowohl die zarte Schleimhaut als auch der Schließmuskel geschont. Hat man kein Profigleitmittel zur Hand, wird gerne auf Spucke, verteiltes Vaginalsekret oder diverse Hausmittel zurückgegriffen. Nur so erklärt sich, warum in der Margarine eines von mir besuchten Männerhaushaltes Schamhaare klebten.

Bei der Nutzung von Kondomen wählen Sie bitte festere Modelle, sie geben mehr Sicherheit vor Infektionen. Kondome sind kein Muss, wenn beide Partner wissen, dass sie keine Infektionskrankheiten haben.

Ein Freund berichtete mir von seinem Erlebnis »Analverkehr ohne Kondom«: Unter seiner Vorhaut fand sich danach ein Maiskorn. Alles bio …

Ansonsten: Ruhig atmen und entspannen. Wenn Ihnen das nicht gelingt oder Sie gar Schmerzen verspüren, bitte abbrechen. Schmerzen muss man ernst nehmen. Sie sind ein Alarmzeichen, das Verletzungen vorbeugen soll. Also nicht mit Gewalt, sondern mit Geduld und (gern auch) Spucke. Gewaltsame Penetration kann manchmal auch im OP enden. Außerdem kann zu ruppig betriebener Analverkehr Erkrankungen wie eine Analvenenthrombose und Fissuren begünstigen, zu Problemen mit den Hämorrhoiden führen oder den Schließmuskel verletzen.

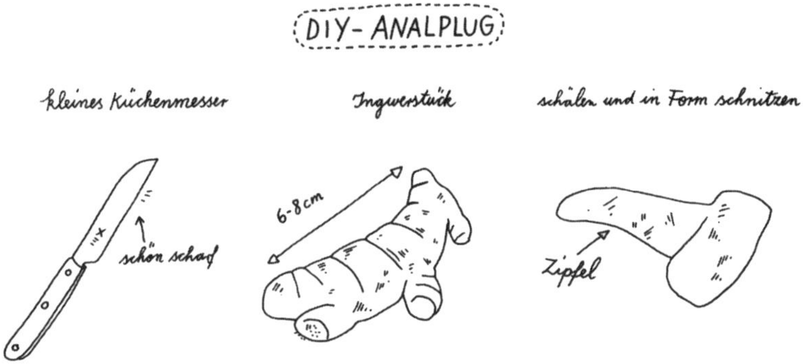

Eine nicht ganz ungefährliche Variante des Analverkehrs ist das sogenannte anale Fisting, das Einführen von Faust und Teilen des Unterarms. Ich hatte einmal einen Patienten, der sich die individuell erreichte Fisting-Linie stolz wie eine Art Tauchtiefe auf den Unterarm tätowiert hatte …

Okay. Jetzt sollten wir thematisch aber mal eine Pause einlegen, nicht dass es Ihnen noch zu viel wird. Deshalb zum Abschluss noch ein paar Wellnesstipps für Ihren Po.

Po im Glück: die wichtigsten Alltags-PO-zeduren

1. Waschen Sie den Po am besten nur mit Wasser!
2. Reicht Ihnen das nicht, nutzen Sie ein mildes saures synthetisches Tensid (Zucker- oder Kokostenside), aber gründlich abspülen.
3. Sitzbäder mit Schwarztee, Eichenrinde oder künstlichem Gerbstoff beruhigen schnell, wenn es akut ist.
4. Zur Vorbeugung und Therapie von Reizungen: weiche reichhaltige Zinkpaste.

5. Kortisoncremes mit Antipilz-, Antibakterien- oder auch Betäubungsmitteln sollten nur für kurze Zeit (maximal zwei Wochen!) verwendet werden in Rücksprache mit dem Arzt.
6. Bei andauernden Beschwerden müssen Sie für eine gründliche Diagnostik zum Facharzt.
7. Damit der Stuhl flutscht: Ballaststoffreiche Nahrung, Darmflora-Tuning, mindestens zwei Liter Flüssigkeit am Tag, guter Magnesiumspiegel, viel Bewegung.
8. Ihr Stuhlgang liebt feste Rhythmen und Zeiten.
9. Spätestens ab 55 (bei Problemen oder Darmkrebs in der Familie auch früher) zur Darmspiegelung, das zahlt die Kasse.

Und hier endet nun die After-Show-Party …

11 Unten nicht ganz dicht

An der Bushaltestelle sah ich kürzlich eine etwa 30-jährige Frau, neben ihr ein Kinderwagen. Sie stand die ganze Zeit entspannt da, doch dann überkreuzte sie plötzlich ihre Beine und hustete. Sie wissen, warum sie das tat? Genau: Sie wollte verhindern, dass beim Husten Urin abgeht. Anderen passiert das, wenn sie einen heftigen Lachanfall kriegen, bei abrupten Bewegungen oder schwerem Heben. Und wieder andere verlieren die Fähigkeit einzuhalten komplett.

Inkontinenz und »Lost-Penis-Syndrom«

Fünf Millionen Deutsche sind unten nicht ganz dicht: In der Altersgruppe 60 plus leidet rund die Hälfte aller Frauen an Harninkontinenz. Aber auch jüngeren Frauen passiert das, ganz besonders nach Geburten. Ihnen ist dieses Leiden oft so peinlich, dass sie häufig nur auf ausdrückliches Nachfragen des Arztes überhaupt darüber sprechen. Dabei könnte ihnen in vielen Fällen allein schon durch gezieltes Beckenbodentraining geholfen werden.

Männer können ebenfalls Inkontinenz entwickeln. Gehäuft tritt sie nach Prostataoperationen auf, weil dabei Nerven geschädigt werden können, die die Blasenfunktion steuern. Auch bereits in jüngeren Jahren verlieren beide Geschlechter unwillkürlich Urin, wenn sie etwa an Multipler Sklerose erkrankt sind, nach Schlaganfällen, bei Gehirntumoren oder der Parkinsonkrankheit. Harnwegsinfekte, die sexuell übertragbaren Chlamydien und Wucherungen in der Blase können ebenfalls unwillkürliches Wasserlassen auslösen.

Inkontinente Frauen, die an das Tragen von Binden wegen der Menstruation gewöhnt sind, finden sich oft heimlich mit ihrem Schicksal ab und verwenden dann einfach etwas dickere Vorlagen aus der Drogerie. Männer kennen sich mit Binden nicht aus und fühlen sich mit den »Windeln« gleicht doppelt beschämt. Dazu kommen der störende Uringeruch, das Wundwerden durch die dauernde Nässe und die Kosten für die Hygieneprodukte.

Die drei häufigsten Inkontinenzformen sind die eingangs erwähnte Stress- oder Belastungs-Inkontinenz (das hatte die Mutter von der Bushaltestelle), die Drang-Inkontinenz und eine Mischung aus beidem. Frauen sind etwa doppelt so häufig betroffen wie Männer. Für alle aber bedeutet die Erkrankung eine starke Einschränkung ihrer Lebensqualität und nicht selten auch der sozialen Aktivitäten.

Zur **Stress-Inkontinenz** kann es immer dann kommen, wenn der Druck im Bauchraum deutlich ansteigt; wenn also Belastungen auftreten, die so stark auf die Blase wirken, dass deren Verschluss nicht hält: Das kann beim Husten, Niesen, Lachen oder bei körperlicher Anstrengung der Fall sein. Normalerweise bereitet selbst ein Niesanfall dem Blasenverschluss keine Probleme, doch ist das Bindegewebe geschwächt (nach einer Geburt oder in der Menopause, wenn das Östrogen schon länger fehlt) und der Beckenboden untrainiert, gibt es manchmal kein Halten mehr.

Der Beckenboden ist wie ein Trampolin aus Muskeln und Bindegewebe: Verliert er seine Elastizität, wird er zur Hängematte. Die Harnblase, die normalerweise akkurat hinter dem Schambein sitzt, sackt nach hinten unten ab. Dadurch verändert sich auch der Winkel, in dem der Harnleiter aus der ballonartigen Blase austritt; er büßt seine Verschließbarkeit teilweise ein. Die erste therapeutische Maßnahme bei Frauen ist dann neben der Gewichtsreduktion bei Übergewicht die Festigung des Beckenbodens durch Sport und

Physiotherapie. Besonders geeignet sind Pilates, das spezielle Cantienica®-Training, Reiten und Yoga, Aktivitäten, die in jedem Alter und bei jedem Fitnessgrad begonnen werden können.

Ergänzend dazu können sie Liebeskugeln verwenden, Vaginalkegel aus der Drogerie oder auf Rezept aus der Apotheke, die es in ansteigenden Gewichtsklassen von etwa 20 bis 68 Gramm gibt: am besten zweimal täglich für je 10 bis 15 Minuten einführen und im Gehen oder Stehen mit der Vagina festhalten. Sie entwickelt dann einen richtigen Greifreflex, und die Frauen erleben in wenigen Wochen einen deutlichen Kraftzuwachs im Beckenboden. Ganz nebenbei verbessert sich die Qualität des Orgasmus.

Frauen können auch ihren Mann zum Training nutzen und beim Sex versuchen, rhythmisch oder auch mal ein paar Sekunden anhaltend den Penis mit ihrem Beckenboden zu würgen. Er wird es entweder nicht wirklich merken oder, wenn Sie schon trainierter sind, grandios finden. Auch Elektrostimulation, wie man sie aus dem Sport zum Muskelaufbau kennt, Beckenbodentrainer-Geräte, die wie ein Fitnesscomputer die Anspannung der Muskeln messen und optisch darstellen und Übungen zum Training vorgeben, sind probate Mittel.

Bei Frauen in der Menopause nutzt man niedrig dosierte Östrogenzäpfchen oder -cremes, die in die Scheide verabreicht werden. Da das schlappe Gewebe immer noch Empfangsstellen für das Hormon hat, kann man vor Ort günstige Effekte erzielen. Fruchten diese Maßnahmen nicht ausreichend, können spezialisierte Chirurgen das Gewebe mit eingelegten Haltebändern stabilisieren oder operativ straffen.

Bei der **Drang-Inkontinenz** hat man das Gefühl einer vollen Blase und muss ganz dringend zur Toilette, obwohl eigentlich nur zwei, drei Schlucke Urin in der Blase sind. In eine normale Harnblase passen 300 bis 350 Milliliter Urin, also etwa anderthalb Gläser

Latte macchiato. Ab 100 ml merkt man als Gesunder, dass man eine Blase hat und demnächst mal aufs Klo könnte. Bei der Drang-Inkontinenz ist dieses geplante Vorgehen nicht möglich, da die Blase hyperaktiv ist und sich urplötzlich zusammenzieht, ohne dass man sie kontrollieren kann, und wenn man gerade zum Klo rennt, ist es schon passiert.

Über eine Regulierung der Trinkmenge, regelmäßige Toilettengänge und Beckenbodentraining, aber auch mit Medikamenten und Nervenstimulation versucht man bei der Behandlung, den Harnblasenmuskel zu besänftigen. Sehr gute Erfolge werden auch mit Botox erzielt, denn der überaktive Blasenmuskel lässt sich genauso wie überaktive Mimikmuskeln mit dem stark verdünnten Bakteriengift entspannen, die Hyperaktivität des Muskels wird abgeschwächt. Der Vorteil dabei ist, dass man nicht den gesamten Körper mit Medikamenten für die Blase überschwemmen muss, sondern den Muskel gezielt angeht. Wie bereits erwähnt, können beide Inkontinenzformen auch kombiniert auftreten. Weil Diagnostik und Therapieansätze so vielfältig sind, haben sich Ärzte eigens darauf spezialisiert und sich etwa in Beckenboden- und Kontinenz-Zentren organisiert.

In Internetforen und auf Werbeplakaten für die Vaginalstraffung mit Laser findet man mitunter den Begriff »Lost-Penis-Syndrom«. Das bedeutet, dass die Vagina erweitert und der Beckenboden geschwächt ist. Andere bezeichnen diesen Zustand als Zahnstocher im Hausflur. Er tritt gehäuft nach Geburten auf und hat dieselben Risikofaktoren wie die Stress-Inkontinenz. Beim Sex fühlt sich die Vagina durch den Penis nicht mehr angenehm gefüllt, und der Penis spürt die Vagina kaum noch. Er hat Schwierigkeiten mit dem Aufrechterhalten der Erektion, da ihm Druck und Reibung durch die vaginale Massage fehlen. Die Therapien ähneln denen bei Inkontinenz.

Bei leichter Inkontinenz und Lost-Penis-Syndrom kann auch eine Behandlung mit dem fraktionierten CO_2-Laser helfen, beschrieben im Kapitel über Scheidentrockenheit, da der Stoffwechsel vor Ort hochgefahren wird und dem Gewebe neuen Schwung gibt. Wenn Beckenboden und Mensch Tränen vergießen, ist Hilfe möglich. Sprechen Sie darüber und wagen Sie den Gang zum Spezialisten.

TEIL III

Menschliche Makel: Wo wir lieber nicht so genau HINGUCKEN

12 Du hast die Nägel schön: über fiese Pilze und krumme Dinger

Sind Sie im Hotel auch schon mal in so ein gebogenes spitzes Ding getreten, das sich in den Teppichschlaufen verfangen hat und auf diese Weise dem Staubsauger entgangen ist? Igitt! Der ursprüngliche Besitzer wird dieses Stückchen Daumen- oder Zehennagel einfach achtlos in die Gegend geschnickt haben, was natürlich sofort zu der Frage führt: Was war das für ein Typ? Hat er das Ding mit der Schere abgesäbelt, vielleicht gar abgekaut, sozusagen am Stück? Wir werden es so genau nie erfahren, dürften aber dazu neigen, in unserem Ekel gewisse Rückschlüsse zu ziehen. Denn unsere Nägel, egal ob an der Hand oder am Fuß, haben einen enormen Einfluss auf unseren Marktwert. Für viele sind sie Ausdruck eines respektvollen Umgangs mit dem eigenen Körper. Sehen sie gesund aus, flüstert unser triebgesteuerter Anteil uns zu: »Guck mal, das könnte ein potenzieller Partner für gesunde Nachkommen sein.« Sehen sie nicht gesund aus, wird zu Vorsicht gemahnt. Ob gelb, brüchig, krümelig, fleckig, verbogen oder abgekaut ungepflegte Nägel gelten als unattraktiv, peinlich und lassen bei unserem Urinstinkt die Alarmglocken schrillen. Der erkennt darin Anzeichen einer möglichen Erkrankung, vielleicht sogar eine Neurose oder ein gestörtes psychisches Gleichgewicht.

Menschen mit Nagelerkrankungen verwenden oft viel Energie darauf, ihre Probleme zu verbergen. Sie überkleistern als Frau die unschönen Stellen aufwendig mit Lacken, klappen als Mann ihre Finger ein oder klemmen ihre Hände verschämt zwischen die Beine. Viele vermuten bei Nagelveränderungen sofort einen Pilz und schmieren irgendeine Tinktur drauf, anstatt zum Arzt zu gehen.

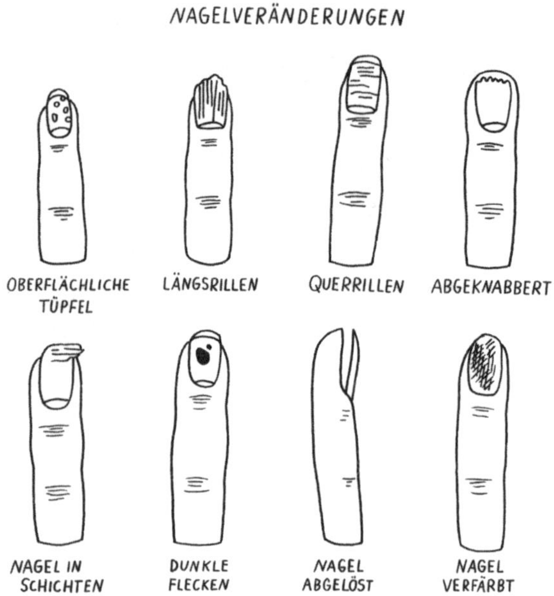

Der kann aber nur bei einem unbehandelten Nagel klar diagnostizieren, was los ist. Jede Verfärbung und Verformung unserer Nägel erzählt etwas über uns und unsere Gesundheit. Man muss die Spuren aber lesen können!

Es kann zum Beispiel eine Schuppenflechte sein, eine genetisch bedingte Hautkrankheit mit entzündeten schuppenden Stellen und oft auch Nageldefekten. Die Nägel zeigen krümeliges Horn, das unter den Nägeln hervorquillt, braune Flecken in der Nagelplatte, die wir Hautärzte »Ölflecken« nennen, kleine Dellen, die sich in der Nagelplatte bilden, weil sie nicht richtig verhornen und als kleine Kugeln dann einfach herausplumpsen. Bei Ärzten heißt das dann etwas beschönigend »Tüpfelnägel«. Die Schuppenflechte ist zwar definitiv nicht infektiös, doch die Betroffenen leiden sehr unter dem sichtbaren Stigma. Zumal viele Menschen reflexartig auf Abstand gehen, wenn sie hinter einer sichtbaren Veränderung oder Anomalie Krankheiten vermuten, die potenziell ansteckend sein könnten.

Überblick über die häufigsten Nagelveränderungen

weiße Punkte	nach Mikroverletzungen im Bereich der Matrix entstehen kleine Lufträume im Nagel, die auswachsen, besonders bei Kindern
oberflächliche Tüpfel	Verhornungsstörung mit Minidellen: bei Schuppenflechte, kreisrundem Haarausfall oder Neurodermitis
Längsrillen	Alterserscheinung, quasi die Falten eines Nagels; verminderte Fettversorgung der Nagelplatte durch trocken werdende Haut
mittige Längsfurche	Folge einer Verletzung der Matrix; oft jahrelang, Spontanheilung möglich
Querrillen	wenn die Nagelproduktion kurzfristig verlangsamt wurde, etwa bei Nagelbettentzündungen; weitere Ursachen: schwere Infekte, Chemotherapie, Vergiftungen
Nagelablösung	durch entzündliche Hauterkrankung wie *Lichen ruber,* schwere Nagelverletzungen mit Zerstörung der Matrix; Medikamente, die in der Sonne eine phototoxische Ablösereaktion verursachen
Zweifarbig weiß-rot	Halb-und-halb-Nägel: der körpernahe Teil ist weiß, der andere rot bei Nierenschwäche oder Erkrankung der Leber
Farbe der Nägel	**Grün:** Bakterienbefall mit *Pseudomonas aeruginosa* **Weiß:** genetisch bedingt oder schwere Erkrankung (Leber, Niere) **Blaubraun:** Bluterguss, der rauswächst **brauner Streifen** oder **dunkle Fläche:** Leberfleck, schwarzer Hautkrebs, Ölfleck bei einer Schuppenflechte, Schimmelpilz – hier immer zum Arzt!

Uhrglasnägel	sieht aus wie das Glas einer Armbanduhr, die dazugehörigen Finger sind am Endglied kolbenartig verdickt: bei Gefäßerkrankungen oder Sauerstoffmangel bei Lungenkrankheiten
Krallennägel	typisch an den Füßen; lange, verbogene, verdickte, tunnelförmig gebogene Hexen-Nägel, durch zu enge Schuhe, Hammerzeh, Krampfadern oder Durchblutungsstörungen
eingewachsene Fußnägel	oft vererbt und damit anatomisch bedingt; durch Tragen zu enger Schuhe oder falsche Pediküre; nicht die Nägel rund, sondern gerade schneiden, sonst bohren sich die scharfen Kanten in das weiche Fleisch mit Mikroverletzungen und bakterieller Infektion; manchmal nötig: Nagelspange oder operative Verkleinerung der Nagelplatte
Hohlnägel	muldenförmige Einsenkung: angeboren oder bei Eisenmangel
Nägel in ihre Schichten aufgespalten	Austrocknung des Nagels durch Nagellackentferner, zu viel Seife, zu häufiges Waschen; auch durch starke mechanische Reize bei Klavierspielern, Gitarristen, Handwerkern
abgeknabberte Fingernägel	sprechen für eine psychische Anspannung, ungelöste Konflikte, suboptimalen Umgang mit Stress und Anpassungssituationen; besonders bei Kindern und Jugendlichen

Bei allen Nagelwachstumsstörungen lohnt sich eine Blutkontrolle, um einen Mangel an Mikronährstoffen auszuschließen. Eisen, Zink, Silizium, Vitamin D_3, Vitamin A, Biotin und andere B-Vitamine sowie Aminosäuren (Eiweißbausteine) sollten ausreichend vorhanden sein. Ein Mangel zeigt sich direkt an Haut, Haaren und Nägeln! Bitte lassen Sie auch die Schilddrüse checken! Besonders bei einer Unterfunktion werden die Nägel brüchig, die Haut trocken, und Haare fallen aus.

Auf die Pilze, fertig, los!

Eine sehr elegante, außerordentlich gepflegte Patientin, mit Hochsteckfrisur, teurem Schmuck und Chanel-Blazer, die sich regelmäßig eine Maniküre in einem feinen Salon gönnte, besuchte meine Sprechstunde. Ihr wunderschön gefeilter Zeigefingernagel hatte einen unschönen gelben Fleck entwickelt, der sich vom freien Nagelende langsam in Richtung Nagelanfang fraß. Zunächst hatte sie einen mechanischen Schaden vermutet, eine Art Druckstelle, und über Wochen verschämt und ausdauernd drüberlackiert, damit niemand diesen hässlichen Fleck sehen konnte. Für mich war sofort klar: Sie hatte sich im Nagelsalon für Reiche und Schöne einen vulgären Fadenpilz eingefangen, einen *Trichophyton rubrum*.

Der Nagelpilz, unter dem meine Patientin litt, ist für den Großteil aller Nagelpilzinfektionen verantwortlich und schert sich weder um Einkommen noch um gesellschaftliche Stellung. Seine Leibspeise ist Horn, und daher frisst er sich mit großem Hunger und viel Leidenschaft durch Nagelplatten und die Hornschicht der Oberhaut, meist an Händen und Füßen und manchmal auch an anderen Köperstellen. Und, Achtung, Pilze gehören zu jener etwas altmodischen Spezies, die verwandtschaftliche Beziehungen noch pflegt. Mit anderen Worten: Ein Pilz kommt selten allein. Ein enger Verwandter des Nagelpilzes ist der Fußpilz. Häufig folgt auf einen unbehandelten Fußpilz zwangsläufig der Nagelpilz (und umgekehrt), weil die unersättlichen Pilzsporen ständig nach neuen Nahrungsquellen Ausschau halten.

Pilzsporen gibt es überall, sie sind absolut langlebig und sehr ansteckend, noch dazu, wenn die Abwehrkräfte oder die Hautbarriere beim Zielobjekt geschwächt sind. Das kann zum Beispiel ein Nagel sein, der durch zu viel Maniküre oder Pediküre ausgetrocknet ist. Auch Diabetiker und Raucher bekommen häufig Probleme, weil bei ihnen die Durchblutung schlechter ist und damit zu wenig sauerstoffreiches und abwehrstärkendes Blut in Richtung Nägel geliefert wird. Aufgeweichte Nägel sind ebenfalls nicht sehr widerstandsfähig. Sie finden sich an Sportlerfüßen in schweißigen Turnschuhen (nicht umsonst heißt Fußpilz im Englischen »Athlete's foot«, Sportlerfuß), bei leidenschaftlichen Schwimmern oder Leuten, die ständig abwaschen.

Gelegenheiten, wo man sich anstecken kann, gibt es viele. Vom Nagelstudio abgesehen sind besonders Orte beliebt, wo es feucht und warm ist und die Füße nackt sind. Also Schwimmbäder, Saunen, Duschen, Umkleiden und gern auch Sprungbretter, weil man hier nur selten schützende Badelatschen anhat. Wer unter Fußpilz leidet, verliert pro Schritt etwa 50 infektiöse Zellen. Wer nun nach dem Schwimmen oder in der Sauna eine aufgeweichte Haut hat und ohne Schutz in diese Pilzsuppe tritt, der bietet den heimatlos gewordenen Sporen schnell ein neues kuschliges Zuhause.

Die Ansteckungsgefahr in öffentlichen Bädern ist übrigens deshalb so hoch, weil viele Fußpilzträger schlicht und ergreifend nicht wissen, dass sie Fußpilz haben, und so ihre Umgebung ganz unbedarft und munter mit immer neuem Infektionsmaterial verseuchen. Warum ist das so? Vermutlich liegt es daran, dass unsere Füße gefühlt weit weg sind, da schaut man selten hin, und außerdem setzt der genaue Blick auf die eigene Sohle oder auf die Zwischenräume der Zehen auch eine gewisse Beweglichkeit voraus. Wenn man dann vielleicht doch etwas Komisches entdeckt, etwa einen mehlstaubartigen Belag genau dort, wo ein Mokassinschuh den Fuß umhüllen würde, dann denken die meisten an trockene Haut, aber doch nicht an Fuuuuuußpilz ...!! Es ist aber Fußpilz, und zwar der Mokassin-Typ. Und gegen den hilft natürlich keine Feuchtigkeitscreme, sondern nur ein Mittel, das die Pilze wirksam bekämpft.

Die meisten von uns haben kein Problem damit, Freunden oder Kollegen von ihren Verletzungen zu erzählen, bei dem einen oder anderen Sportler ist sogar versteckter Stolz dabei: »Mist, beim letzten Angriff habe ich mir den Oberschenkel gezerrt.« Aber haben Sie schon mal jemanden gehört, der gesagt hat: »So etwas Dummes, seit dem letzten Trainingslager habe ich Fußpilz!«?

Und das zeigt genau das Problem: Eine Umfrage ergab, dass jeder Dritte Hemmungen hat, sich in der Apotheke eine Fußpilzcreme zu kaufen. Weil aber statistisch gesehen – je nach Alter – jeder fünfte bis jeder zweite Mensch Fußpilz und jeder zweite bis dritte einen Nagelpilz hat, ist die Wahrscheinlichkeit, dass just vor Ihnen ein solcher Pilzträger durch die Dusche gelatscht ist oder sich die Nägel hat schön machen lassen, ziemlich groß. Also Schluss mit dem peinlichen Verdrängen und bitte genau hinsehen und handeln!

Wer immer wieder und unter sehr hartnäckigem Nagel- oder Fußpilz leidet, sollte den folgenden Tipp wirklich ernst nehmen: Lassen Sie bitte Ihre Beinvenen gründlich mit Ultraschall untersuchen. Bitten Sie Ihren Arzt darum, alle Haupt- und Nebenäste der Venen sowie die Brückenverbindungen in die Tiefe detailliert zu prüfen. Denn wenn Sie versteckte oder gar schon sichtbare Krampfadern haben, staut sich das Blut in den Beinen, aus den überfüllten Venen wird Wasser ins Gewebe gepresst, die Wege für frischen Sauerstoff werden sehr lang, die Zellen des Bindegewebes produzieren eine Art Narbengewebe, es kommt zu Entzündungen, und der Fuß altert – von uns unbemerkt – vorschnell. All das schwächt die Abwehrkräfte im Fuß und damit auch rund um die Nägel. Erst, wenn die Krampfadern behandelt sind, können kranke Nägel auch wirklich mit guten Chancen ausheilen. Neben den Beinvenen sollten Sie die Mikronährstoffe im Blut untersuchen lassen. Wenn ein Mangel vorliegt, helfen entsprechende Nahrungsergänzungsmittel. So können die Abwehrkräfte zusätzlich von innen heraus gestärkt werden.

Und wenn Sie gerne ins Nagelstudio gehen: Hier ist strikte Hygiene ein Muss! Mehrfach benutzte Feilen oder Schleifkörper sind mit ihrer rauen Oberfläche ein hervorragender Rückzugsort für Pilze. Weil sich Pilzsporen nur bei sehr hohen Temperaturen abtöten lassen, muss in Nagelstudios oder Hautarztpraxen ein medizinischer Dampfsterilisator zum Einsatz kommen. Es reicht nicht, Geräte und Werkzeuge nur zu desinfizieren oder in ein Ultraschallbad zu legen.

Was Pilze gar nicht mögen

Wie aber kann man nun die Pilzsporen bei Patienten unschädlich machen? Die elegante Dame vom Kapitelanfang kam leider erst sehr spät zu mir in die Praxis – zu spät für eine einfache Therapie. Bei ihr hätte es anfangs ausgereicht, die vom Pilz befallenen Teile des Nagels wegzuschleifen, den Nagel mit einem Antipilzlaser zu erhitzen oder einen wasserlöslichen Antipilzlack aufzutragen. Da sich der Pilz inzwischen aber schon auf die gesamte Nagelplatte ausgedehnt hatte, wurde eine Behandlung mit Tabletten notwendig. Die Wirkstoffe lagern sich von innen über die Blutbahn im Nagel an und töten die Pilze. Diese Therapie kann oft Monate dauern, denn die Tabletten müssen so lange genommen werden, bis der erkrankte Nagel komplett gesund ausgewachsen ist. Zum Glück gibt es mittlerweile sehr gut verträgliche, niedrig dosierte Medikamente, die den Körper nicht allzu sehr belasten.

Wer seinen Pilz jedoch ohne Behandlung wachsen lässt, der kann nicht nur seine Mitmenschen anstecken, er gefährdet auch sich selbst. Wenn Bakterien durch Mikrorisse in der verletzten Haut in den Körper gelangen, kann es zu einem Weichteilinfekt mit hohem Fieber kommen und im schlimmsten Fall zu einer Blutvergiftung.

Wenn Sie also einen Nagelpilz bei sich vermuten, gehen Sie bitte unbedingt zum Arzt und doktern Sie nicht selbst an sich herum. Wer auf eigene Faust schon mal mit irgendwelchen Mittelchen herumhantiert, der verhindert eine sichere Diagnostik. Nur bei unbehandelten Nägeln kann der Arzt prüfen, ob es überhaupt ein Pilz ist und wenn ja, welcher oder ob nicht doch eine andere Ursache für die Veränderung des Nagels verantwortlich ist.

Was kann man noch tun, um Pilze wieder loszuwerden? Waschen! Und zwar heiß, richtig heiß: Wer denkt, dass Strümpfe und Socken bei maximal 40 Grad auch maximal sauber werden, der irrt. Das ist die Wohlfühltemperatur für alle Pilzsporen, ein wahres Vermehrungsprogramm. Die Socken kommen keimiger aus der Trommel heraus, als sie hineingetan wurden. Wenn Sie also fußpilzige Socken waschen, dann bitte mit 60 oder besser 95 Grad. Das bisschen Schwund an eingelaufenen Exemplaren ist in jedem Fall zu verkraften, besser als ein ewig mitgeschleppter Pilz. Darüber hinaus sollten auch die Schuhe desinfiziert werden. Und zum Schluss noch ein kleiner Anzieh-Tipp: Egal ob Fuß- oder Nagelpilz, bitte zuerst die Socken anziehen und dann die Unterhose, denn sonst fährt der Pilz im Unterhosenaufzug nach oben und setzt sich womöglich in den Leisten fest.

Tipps für schöne Nägel: die richtige Pflege

Pflegen, feilen, lackieren – schon seit mehreren Tausend Jahren helfen wir Menschen der Natur nach und machen uns die Nägel schön. Anfangs noch mit natürlichen Farben und Ölen, seit rund hundert Jahren aber mit Produkten der Kosmetikindustrie. Von

Frauen geliebt und von Männern bewundert ist vor allem der Nagellack. Am begehrtesten sind die Farben Rosa, Rot, außerdem farbloser Glanzlack, denn ein rosiger Nagel steht für eine gute Durchblutung, für Gesundheit und Lebenskraft. Ein schwarzer bzw. schwarz lackierter Nagel dagegen suggeriert Krankheit, Fäulnis und Tod, weshalb Grufties oder Dark-Waver beiderlei Geschlechts diese Farbe bevorzugen.

Doch Lack allein reicht schon lange nicht mehr. Bereits vor 25 Jahren machte ich in den USA erstmals Bekanntschaft mit langen Kunstnägeln, die mit Landschaftsmalerei, Brillanten oder vielfarbigen abstrakten Motiven verziert waren. Die Trägerinnen dieser Nägel arbeiteten vorzugsweise an Computern, wobei sie die Tastatur kaum bedienen konnten, da die Nägel etwa zwei Zentimeter über die Fingerkuppe hinausragten. Stattdessen benutzten sie ihre Fingerballen, während die langen Nägel munter auf den weiter oben befindlichen Tasten klickten. Richtig zupacken konnten diese Frauen auch nicht, da die Nägel im Weg waren. Und wer schon einmal eine solche krallenbewehrte Hand geschüttelt hat, weiß, dass das kein besonders angenehmes Gefühl ist. Wobei ich mir vorstellen kann, dass manche dieser Damen einen festen Händedruck ohnehin nicht schätzen, könnten die Kunstwerke doch Schaden nehmen. Ebenjene Angst veranlasste eine Bekannte von mir dazu, zum Einkaufen immer Latexhandschuhe überzustreifen …

All das kann man mögen oder nicht – für mich als Ärztin ist der Umgang mit unseren Nägeln aber nicht nur eine Frage des Geschmacks, sondern auch eine der Gesundheit. Denn fällt so ein prunkvoller Kunstnagel einmal ab oder muss erneuert werden, wird das Desaster offensichtlich. Der darunterliegende Naturnagel ist heftig ramponiert. Das Schleifen, Entfetten, Lacken und Bekleben und spätere Wiederentfernen mit Mitteln, die Aceton, Alkohol- und Säuregemische enthalten, strapaziert das sensible

Nagelhorn, die Nägel werden trocken, fleckig, brüchig und anfällig für Nagelpilz.

Wer sich gern die Nägel lackiert oder stylen lässt, sollte wissen: Alle Nagellacke, Nagellackentferner, Klebstoffe, Gele und Acryle können dem Nagel schaden und Kontaktallergien mit Rötung, Schwellung, Juckreiz, Blasen und Nässen auslösen. UV-Lampen im Nagelstudio für Schellack- und Gel-Nägel erhöhen wie Solarien zudem das Risiko, an Hautkrebs im Nagelbereich zu erkranken.

Lange Nägel wirken immer wie ein Hebel, jede mechanische Belastung ist für den Nagel eine Strapaze. Auch wenn es sexy wirken mag und die Finger optisch verlängert: auf Dauer sind sehr lange Nägel anfällig für Veränderungen, die dann gar nicht mehr so sexy aussehen. Weniger ist hier durchaus mehr. Zum Kürzen sollten Sie am besten eine Glas- oder Papierfeile verwenden und nicht eine aggressive Metallfeile. Knipsen und Schneiden ist nicht optimal, denn nur durch Feilen kann man eine glatte, feinporige und schützende Oberfläche erreichen, so wie beim Schleifen einer grob geschnittenen Holzkante mit feinem Sandpapier.

Doch egal, ob Sie nun schneiden oder feilen, eines sollten Sie auf jeden Fall beherzigen: Bitte geben Sie der Nagelspitze eher eine gerade und keine runde Form, und beginnen Sie mit dem Kürzen erst oberhalb des Nagelwalls, damit sich die Nagelecken nicht seitlich ins weiche Fleisch bohren. Sonst drohen eine Nagelbettentzündung und der schmerzhafte eingewachsene Nagel.

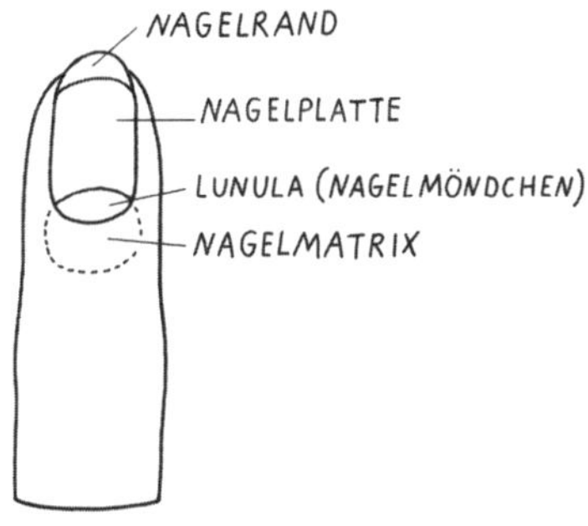

Bei der Maniküre niemals das wertvolle Nagelhäutchen entfernen lassen, es darf allenfalls sanft zurückgeschoben werden. Es ist eine einzigartige Schutzlippe. Sie verhindert, dass Schadstoffe und Erreger zur Matrix gelangen und diese schädigen können. Maniküre-Liebhaber entfernen diese Nagelhaut mit Kaliätzlauge oder manchmal auch mechanisch mit einem scharfen Schaber. Sollte das auch Ihnen bekannt vorkommen: Bitte tun Sie das nie wieder!!! Die Matrix ist der heilige Gral des Nagels. Kommt es hier zu einer Verletzung oder einer schweren Infektion, kann der Nagel, wenn es dumm läuft, irreparablen Schaden nehmen. Er wächst dann nie mehr richtig nach.

Weil Haut und Nägel den gleichen Baustein Horn haben, geht auch an den Nägeln unsere tägliche Waschattacke natürlich nicht spurlos vorbei. Waschen Sie Ihre Hände nur mit milden, sauren Waschsubstanzen, sogenannten Syndets. Zucker- und Kokostenside sind dabei die mildesten. Verzichten Sie auf Farbstoffe, Duftstoffe und viel Schaum. Wer viel mit Wasser arbeitet, sollte Handschuhe tragen, um Haut und Nägel so vor einer Auslaugung zu schützen.

Wichtig ist auch eine ausreichende Rückfettung. Gut geeignet sind Cremes und Salben mit Sheabutter, Bienenwachs, Kakaobutter, Wollwachs, Kokosöl oder hautverwandten Lipiden. Harnstoff (Urea) kann ebenfalls enthalten sein, weil er für Feuchtigkeit sorgt. Pure Öle (einschließlich Olivenöl) sind als Haut- und Nagelpflege unbedingt zu vermeiden! Auch wenn man sich das kaum vorstellen kann, trocknen sie eher aus, da sie sich mit den Haut- und Nagelfetten verbinden und diese auswaschen.

Nägel und Haare sind Geschwister. Beide sind sensibel, beide bestehen aus totem Horn, können splissen und haben eine hohe dekorative Kraft.

13 Haarige Angelegenheiten

Ich war noch ein kleines Mädchen, als ich zum ersten Mal merkte, dass Haare irgendwie zum Problem werden können. Auf einer Klassenfahrt hatte unser Lehrer, den wir alle sehr mochten und respektierten, einen Segelausflug organisiert. Wir waren in Norddeutschland auf dem Plöner See unterwegs, der Wind blies kräftig und frischte weiter auf. Unser Lehrer stand im Boot, als eine heftige Böe in seine Haare fuhr und etwas offenlegte, was niemand von uns zuvor bemerkt hatte. Unser Lehrer hatte eine Glatze, sorgfältig bedeckt durch kunstvoll und mit reichlich Pomade über die Platte drapierte Seitenhaare. Nun stand die Haarmatte wie ein Segel senkrecht nach oben. Ihm war das sichtlich peinlich und unser Blick auf den Lehrer seit diesem Ausflug fortan ein anderer …

Rund 70 Prozent der Männer und 40 Prozent der Frauen sind im Laufe ihres Lebens von vorübergehendem oder dauerhaftem Haarausfall betroffen. Schütter werdendes Haar und kahle Stellen sind für die Betroffenen oft nicht nur ein ernstes kosmetisches Problem, sondern eine große seelische Belastung und Anlass zur Sorge. Die Gründe dafür sind so vielfältig wie der Umgang mit schwindendem Haar.

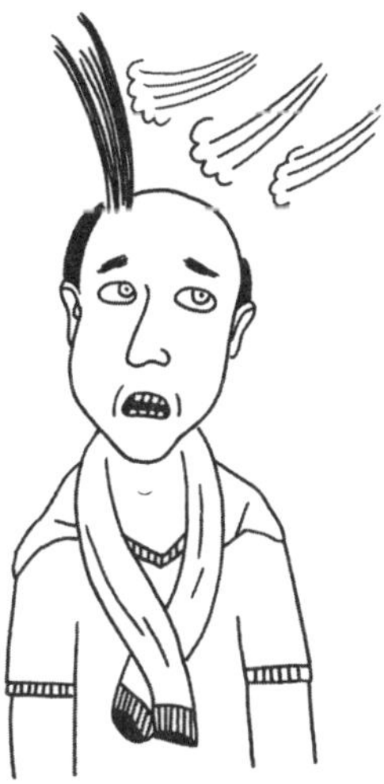

Aber warum haben wir Menschen eigentlich Haare, und warum verunsichert und schmerzt uns ihr Verlust so?

Haare sind lange, ziemlich trockene

HAARWURZEL

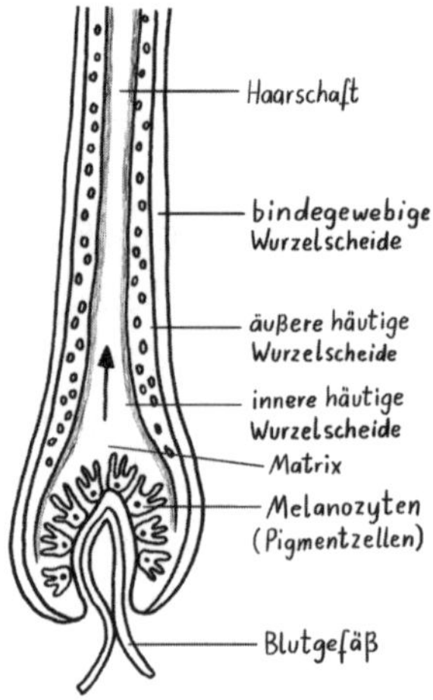

Fäden aus Horn (*Keratin*) und werden von einer zwiebelartigen Haarwurzel hergestellt, die tief im zweiten Untergeschoss unserer Haut, in der Lederhaut sitzt.

Die Haarwurzel schiebt den Hornfaden durch einen Kanal, den wir von außen als Pore wahrnehmen, hinaus ans Tageslicht. Das läuft wie geschmiert, denn in den Kanal mündet auch eine Talgdrüse, die noch etwas Fett hinzugibt. Dieses Fett kriecht dann am Haar entlang ebenfalls nach draußen, es benutzt den Hornfaden quasi als Leiter. Der Talg ist die eigenproduzierte und sehr effektive Pflegecreme unseres Körpers, die unsere Haut schützt und das Haar am Kopf wie ein Conditioner glatt und glänzend macht. Keine Kosmetikfirma der Welt kann diese einzigartige Mischung aus Fetten, Wachsen und Fettsäuren nachbauen. Das Haar selbst ist zudem von einer weiteren Fettschicht überzogen, die es – wie die Federn bei einer Ente – wasserabweisend macht. Deshalb Vorsicht bei zu intensiver Kopfhautpflege und häufigem Haarewaschen (dazu später mehr).

Unsere Haare haben eine wichtige Schutzfunktion. Sie bewahren uns vor zu viel UV-Strahlung, Wärmeverlust, mechanischen Einwirkungen und Insekten. Wer eine Glatze hat, wird deshalb vermutlich ein großer Hut- oder Mützenfreund sein. Haare helfen auch dabei, dass andere Menschen uns gut riechen können, denn sie transportieren und verteilen unseren Körperduft hinaus in die Welt. Haare sind sehr sensibel. Sie lieben es, gestreichelt zu werden, was an der großzügigen Ausstattung der Haarwurzel mit Nerven liegt. Deshalb kann Haarekraulen auch so lustvoll sein. Ein guter Masseur punktet bei der tief entspannten Kundschaft, wenn er am Ende der Massage noch einmal leicht an Haaren und Kopfhaut zieht.

Entwicklungsgeschichtlich sind Haare Überreste des Fells. Im Laufe der Evolution hat sich unser einstiger körperumspannender Pelz nach und nach auf einzelne Inseln zurückgezogen, und zwar auf besonders schützenswerte Areale: Deutlich sichtbar sind dabei Kopfhaar, Brauen, Wimpern, Schnäuzer und Bart, Achsel- und Schamhaare und natürlich auch die Einsiedlerhaare in den Ohren und der Nase, die als Fangarme gegen aufdringlich eindringliche Insekten und groben Staub dienen. Wenn wir durch eine Lupe schauen, sehen wir aber auch, dass selbst der scheinbar nackte Teil unseres Säugetierdaseins mit einem zarten Flaum bedeckt ist, der oft erst dann auffällt, wenn wir Gänsehaut haben. Dann richten sich die Flaumhaare nämlich auf, was unsere Vorfahren im Falle einer Gefahr etwas bedrohlicher wirken ließ. Ein weiterer Vorteil war, dass bei Kälte eine Art Isolierschicht aus Luft und Haaren gebildet wurde, die einen Teil der Körperwärme speicherte wie die Doppelwand einer Thermoskanne.

Jeder Mensch hat zwischen 75 000 und 150 000 Haare auf dem Kopf und 5 Millionen auf dem gesamten Körper. Die Blonden haben besonders viele Kopfhaare, dafür aber oft die dünnsten; die Dunklen haben nicht ganz so viele, aber kräftigere Haare, und die Roten verfügen über die wenigsten und dafür oft die dicksten Haare, daher auch der Begriff »rote Mähne«. Komplett haarlos dagegen sind – genau wie bei unseren tierischen Verwandten – Handflächen, Fußsohlen, Lippen und Brustwarzen.

Warum Haarausfall bei Frauen oft eine Katastrophe ist, bei Männern aber nur manchmal

Es gibt Männer, die tragen ihre Kahlköpfe stolz wie ein Statussymbol – nichts da mit peinlichem Verdecken und Verstecken. Für manche sind Glatzen gar ein Sexsymbol. So berichtete mir ein weibliches Modell mit Wallemähne, dass ihr Beuteschema »Mann mit Glatze und runder Hornbrille« sei. Ihr Ehemann sei genauso ein Typ. Sie habe ihn einst quer durch den Raum erspäht, sich angepirscht, ihn angesprungen, erlegt und bis heute nicht mehr losgelassen.

Viele andere Menschen dagegen – und vor allem Frauen – leiden, wenn das Haupthaar immer dünner wird oder ganz ausfällt. Dabei ist es völlig normal, wenn wir Haare verlieren, jeden Tag sind es bis zu einhundert. Das ist zunächst nicht weiter schlimm, schließlich wachsen ja auch jeden Tag Haare nach. Wer sich nur alle drei Tage die Haare wäscht, wird dabei dreimal mehr ausgefallene Haare zählen als bei täglichem Haarewaschen, da er die Abgänger der letzten Tage mit aufsammelt. Auf unserem Kopf herrscht also ein ständiges Kommen und Gehen. Sollten aber mehr gehen als kommen, der Nachwuchs den Verlust der älteren Generationen nicht mehr ausgleichen können, dann sprechen auch wir Mediziner von Haarausfall.

Kopfhaare wachsen etwa einen Zentimeter pro Monat, und das drei bis sechs Jahre lang. Dann sind sie am Ende ihres Lebenszyklus

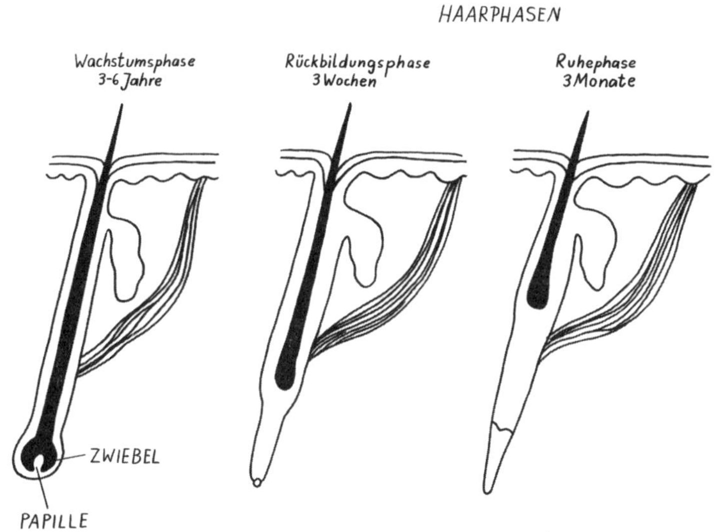

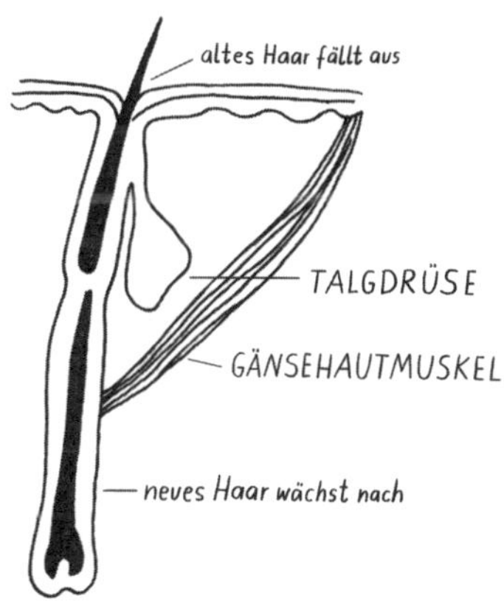

angelangt, fallen aus und machen einem neuen Haar Platz. Die Augenbrauen haben hier mit vier Monaten die kürzeste Lebenserwartung. Der immer gleiche Zyklus wird von verschiedenen Hormonen und Signalstoffen beeinflusst: Nach einer langen Wachstumsphase kommt eine kurze Rückbildungsphase, die etwa ein bis drei Wochen dauert. Danach folgt ein drei Monate langes Ruhestadium, bis sich das Haar irgendwann verabschiedet. Befindet sich das Kopfhaar in einem gesunden Gleichgewicht, sind 85 bis 90 Prozent der Haare in der Wachstumsphase, 1 Prozent in der Rückbildungsphase und etwa 9 bis 14 Prozent im Ruhestadium. Sollte der Anteil der Haare im Ruhestadium größer sein, ist das ein klares Anzeichen für Haarausfall.

Die Wurzel des Übels Haarausfall steckt, *nomen est omen,* in der Haarwurzel. Wie bereits erwähnt ist sie in der Lederhaut beheimatet, im zweiten Untergeschoss unserer Haut. Sie ist der Schoß für alle Haar-Mutterzellen, das heißt, wenn ein altes Haar ausfällt, wird einfach ein neues gebildet und dann aus der Tiefe nachgeschoben. In der zwiebelförmigen Wurzel lagern auch die Melanozyten, die Pigmentzellen, welche die Farbkörnchen für unsere individuelle Haarfarbe absondern. Außerdem tritt von unten eine Mini-Blutgefäßschlinge hinein. Diesen ganzen Haarapparat, der wie ein kleiner Trichter in die Haut ragt, nennt man Haarfollikel.

Jeder, der schon mal einen Eiterpickel hatte, dem sei gesagt: Das war genau da, im Haarfollikel. Wenn man Pech hat und die Entzündung schwer verläuft, wie bei einem Furunkel etwa, dann ist das Haar an dieser Stelle verloren. Auch Hautpilze können sich in den Haarfollikel-Trichter hinein abseilen und dort verbotenerweise niederlassen. Sie führen dann ebenfalls zu Eiterpusteln und zu verdickter roter und schuppiger Haut.

Es gibt ganz unterschiedliche Faktoren, die unser Sensibelchen Haarfollikel verstören können. Manchmal reicht schon die Jahreszeit. Denn den »Fellwechsel« im Frühjahr und im Herbst, den gibt es nicht nur bei den Tieren. Jedoch bewirkt er beim Menschen keine saisonale Anpassung mit Ausdünnung oder Verdichtung des Haarkleides. Eine häufige Ursache für Haarausfall ist genau wie bei den Nagelproblemen auch ein Mangel an Mikronährstoffen. Ebenso ein fiebriger Infekt, eine Impfung, eine seelisch oder körperlich belastende Situation, eine Operation, eine Crashdiät – sie alle können die Wachstumsphase beenden und das Haar vorzeitig in die Ruhephase schicken, mit kurz darauffolgendem Haarverlust. Das geschieht zeitversetzt, also etwa 8 bis 16 Wochen nach dem auslösenden Ereignis, weshalb es manchmal so schwer ist, der Ursache auf den Grund zu gehen, weil man es bereits längst vergessen hat. Das gilt auch für den Haarausfall etwa ein bis vier Monate nach einer Schwangerschaft, den viele junge Frauen zunächst als Zeichen eines plötzlichen Mangels missverstehen. Dabei stellt sich nur wieder das gewohnte Gleichgewicht ein. Während der Schwangerschaft waren die Haare hormonell bedingt länger in der Wachstumsphase als gewöhnlich. Vielleicht haben Sie auch schon bemerkt, dass schwangere Frauen nach dem ersten Schwangerschaftsdrittel oft nicht nur eine zauberhaft strahlende Haut haben, sondern auch eine deutlich üppigere Haarpracht.

Natürlich gibt es auch eine Vielzahl von Erkrankungen, die zu vermehrtem Haarausfall führen; dazu gehören Probleme mit der Schilddrüse, zu hohe Werte von Prolaktin (ein Hormon aus der Hirnanhangsdrüse), dem Stresshormon Cortisol oder der Männerhormone Testosteron und DHEAS. Aber auch Kopfhautpilz, Schuppenflechte, Neurodermitis, Autoimmunerkrankungen wie kreisrunder Haarausfall oder der sogenannte Hautwolf *(Lupus erythematodes)* und entzündliche Hauterkrankungen wie *Lichen ruber* können für Haarausfall sorgen.

Weil Haarzellen sehr stoffwechselaktiv sind, reagieren sie außerdem äußerst empfindlich auf eine Chemotherapie, auf Bestrahlung und verschiedene Gifte – und das kann schon eine Dauerwelle sein. In jedem Fall sorgt aber die Zigarette für reichlich Giftzufuhr. Wussten Sie, dass sich im Zigarettenrauch über 5000 giftige und krebserregende Chemikalien und Schwermetalle finden? Teerstoffe, Chrom, Arsen, Blei, Cadmium, Formaldehyd, Dioxin, Benzol oder Nitrosamine und das radioaktive Polonium, um nur einige zu nennen. Sie sorgen für DNA-Schäden im Haarfollikel, Entzündungen und Vernarbungen des Haarfollikels und eine Blockade der wachstumsfördernden Wirkung von Östrogen. Außerdem nimmt die Durchblutung der Haarwurzel ab, die Folge: Haarausfall. Selbstverständlich gibt es gute Chancen, dass sich die

Haarqualität nach Absetzen der Zigaretten deutlich verbessert und die Raucherglatze abgewendet werden kann.

Manche Medikamente (zum Beispiel einige Blutdrucksenker, Fettsenker, Blutverdünner) können für Haarausfall sorgen, genau wie eine Antibabypille, die ein unpassendes Gelbkörperhormon enthält, und Anabolika, die als Dopingmittel im Sport genutzt werden. Nicht vergessen werden dürfen auch mechanische Reizungen wie zu viel Zug oder Druck durch einen straffen Dutt, Extensions, afrikanische Zopffrisuren (hier weicht der Stirnhaaransatz sogar dauerhaft zurück) oder enge Stirnbänder, Kappen, Helme oder das Tragen von Lasten auf dem Kopf. Die Säuglingsglatze zum Beispiel entsteht, wenn das Baby zu lange mit dem Kopf auf einer Stelle liegt. Dieser mechanische Reiz funktioniert übrigens auch an den Beinhaaren. Männer wundern sich ja oft über kahle Waden. Das kommt daher, dass die knackig sitzende Jeans permanent an den Beinen scheuert.

Sie sehen also, es gibt eine Vielzahl möglicher Gründe für Haarausfall. In vielen Fällen regenerieren sich die Haare wieder von allein oder auch, wenn auf die richtige Diagnose eine erfolgreiche Behandlung folgt. Bei ungewöhnlichem Haarausfall – egal ob beim Mann oder der Frau – also bitte immer rechtzeitig zum Arzt gehen, denn so bleibt die Hoffnung, dass bei richtiger Therapie die Haare wieder sprießen. Ist das nicht der Fall, können die Haarfollikel für immer schrumpfen.

Bruce Willis sein

Beginnen wir unseren Ausflug in die Welt des Haarverlustes mit der Nr. 1 der häufigsten Ausfallerscheinungen: Geheimratsecken an den Schläfen und eine Tonsur am Hinterkopf. Sie deuten sich bei Männern oft schon im Jugendalter an und nehmen über die Jahre stetig zu. Am Ende bleibt ein zwar stolzer, aber irgendwie doch kümmerlicher Haarkranz um die ansonsten glanzvolle Glatze. Für viele Herren ist dies seit einigen Jahren der Anlass für restlosen Kahlschlag und Bruce-Willis-Frisur. Vertreter früherer Generationen (siehe mein Lehrer) haben sich vor diesem Oben-ohne-Schnitt noch gescheut.

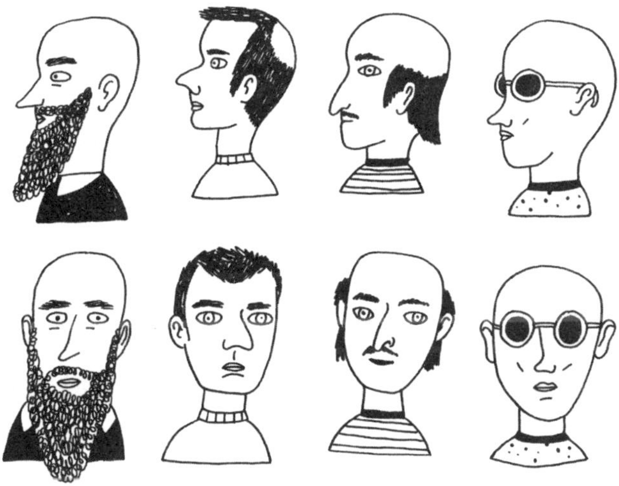

Schuld am sogenannten männlichen Haarausfall ist ein Zusammenspiel von Genetik und Hormonen. Die Genetik bestimmt in diesem Fall, wie empfindlich die Haarwurzeln auf den für sie bedrohlichen Hormonangriff reagieren. Die Attacke fährt das Hormon Dihydrotestosteron, kurz DHT, das stärkste aller männlichen Hormone. Es wird aus Vorläufern anderer männlicher Hormone wie DHEA und Testosteron gebildet. DHEA entsteht in der Nebenniere, das Testosteron im Hoden. Frauen können übrigens ebenfalls in geringer Menge Testosteron bilden, und zwar in den

Eierstöcken und DHEA in ihren Nebennieren. Bei beiden Geschlechtern wird Testosteron zudem in kleinen Mengen im Fettgewebe hergestellt, in der Muskulatur und der Haut.

Bei seinem Angriff dockt DHT an die Haarwurzel an und befiehlt dieser unverschämterweise, die Haarproduktion zu beenden und in den Ruhestand zu wechseln. Kurze Zeit später kommt das Haar in den Haarhimmel … Dabei muss man noch nicht einmal erhöhte Hormonwerte im Blut haben, um die Haare vom Kopf zu vertreiben – es reicht bei normaler Hormonmenge auch eine gesteigerte Empfindlichkeit der Haarwurzelzellen, eine Art Übersensibilität. Mitunter stellt der Körper aber auch besonders exzessiv DHT her. Schuld ist ein hyperaktives Enzym, das sich 5-Alpha-Reduktase nennt. Derzeit wird zudem das Gewebehormon Prostaglandin D2 genauer erforscht, das als weiterer Übeltäter ausgemacht wurde. Den Betroffenen dürfte es herzlich egal sein, solange kein Mittel gefunden wird, um die diversen Verdächtigen gezielt und dauerhaft auszuschalten, ohne dass dabei gleich die ganze Männlichkeit flöten geht.

Wenigstens ist die Aussicht auf die besondere Kombination aus Glatze und Männlichkeit à la Bruce Willis (für die reifere Generation bietet sich Yul Brynner an) ein starker Trost für alle Männer, die um ihr Kopfhaar fürchten. Wenn schon oben ohne, dann wenigstens ein echter Kerl!

Psychoanalytiker aus der Sigmund-Freud-Schule, die die Welt gerne durch die sexuelle Brille sehen, haben hier übrigens eine interessante Begründung parat, warum manche Frauen besonders auf glatzköpfige Muskelhelden stehen – es erinnere sie nicht nur an hohe Testosteronspiegel, sondern auch an den Kopf des keck erigierten Penis mit seiner haarlosen Eichel. Aber wie immer im Leben gibt es auch eine gegenteilige Auffassung. Und die besagt, dass besonders Männer mit dichtem Haar anziehend und sexuell antörnend wirken und bessere Chancen beim weiblichen Geschlecht haben. Ein berühmtes Beispiel dafür ist Bill Clinton, der mit vollem Haupthaar einst Monica Lewinsky betörte. Wobei seine machtvolle Position als Präsident da vielleicht auch eine Rolle gespielt haben könnte.

Glaubt man übrigens dem Volksmund, dann muss man sich als Mann nur die Frisur des eigenen Großvaters mütterlicherseits anschauen, um voraussagen zu können, wie es später um die eigene Haarpracht bestellt sein wird. Tatsächlich gibt es wissenschaftliche Belege dafür, dass eine bestimmte Genvariation, die zu einer Überempfindlichkeit der Haarwurzel führt und damit zur Glatze, nur über die Mutter vererbt wird.

Bruce Willis' Schwester

Die Frauenglatze dagegen hat es bislang nicht zum Ideal für Weiblichkeit gebracht. Zwar gibt es immer wieder mutige Frauen, die sich so fotografieren lassen und dadurch zumindest »interessant« wirken, doch ist es längst noch kein Schönheitsideal und für die betroffenen Frauen zumeist ein absoluter Albtraum. Da schöne volle Haare noch immer ein Urmerkmal für attraktive, fruchtbare und begehrenswerte Frauen sind, führt Haarausfall bei Frauen immer wieder zu traurigen oder auch dramatischen Reaktionen mit Panikattacken und Depressionen. Denn während Männer mit Glatze keine wirklichen Nachteile erwarten müssen, weder beruflich noch privat, gelten Frauen mit Haarverlust als wenig attraktiv, möglicherweise krank und werden angestarrt.

Weil Frauen ebenfalls männliche Hormone bilden, können auch sie vom gerade beschriebenen männlichen Haarausfall betroffen sein. Neben einer erblichen Veranlagung kann ein hormonelles Ungleichgewicht die Ursache sein, etwa in den Wechseljahren oder während einer Pillenpause. Auch eine unpassende Pille oder eine Hormonspirale mit einem speziellen Gelbkörperhormon (z. B. Levonorgestrel) wirken mitunter wie männliche Hormone. Weshalb auch schon junge Frauen unter männlichem Haarausfall leiden können.

Die sichtbaren Folgen auf dem Kopf sehen meist etwas anders aus als bei Männern. Frauenhaare reagieren nur selten mit Geheimratsecken und Tonsur, viel öfter dünnen sie im Scheitelbereich am Oberkopf aus, wobei zugleich ein dünner Kranz an der Stirn stehen bleibt. Die Kopfhaut scheint hell durch die Resthaare hindurch. Und weil ein Problem selten allein kommt, kämpfen die betroffenen Frauen häufig zusätzlich auch mit Akne, fettiger Haut, Kopfhautschuppen und verstärktem Haarwuchs am Kinn, an der Brust oder am Bauch.

Sollten Sie diese Symptome bei sich feststellen, rate ich dringend dazu, die Eierstöcke auf Zysten untersuchen zu lassen und neben den Hormonen zu prüfen, ob eventuell gleichzeitig der Insulin-Blutzuckerhaushalt gestört ist. Das passiert nämlich oft im Rahmen des *Syndroms der Polycystischen Ovarien (PCO),* das laut Studien in unterschiedlicher Ausprägung rund 10 Prozent der Frauen betrifft. Sie haben in ihren Eierstöcken Zysten und eine seltene oder unregelmäßige Regelblutung bis hin zur Unfruchtbarkeit. Abgesehen von den Haut- und Haarproblemen geht das Syndrom oft mit Übergewicht, einem erhöhten Diabetesrisiko, zu hohen Blutfetten und Depressionen einher. Betroffene Frauen sollten also auf jeden Fall genauer hinschauen und außerdem besonders auf ihre Darmbewohner achten. Die Vielfalt und Zusammensetzung der Bakterien im Darm ist bei den Betroffenen nämlich oft sehr verändert.

Wissenschaftler haben festgestellt, dass diese verschobene Darmflora sogar vererbt wird. Und da auch Männer ein entsprechendes

Set an Darmkeimen von ihren Eltern erhalten, sind Brüder oder Söhne von Frauen mit PCO-Syndrom oft besonders glatzköpfig. Das Darm-Mikrobiom, also die Gesamtheit aller den Darm bevölkernden Mikroorganismen, überwiegend Bakterien, ist sehr von unserem Lebensstil abhängig, besonders davon, was wir essen. Ähnliches gilt auch für das Herzinfarktrisiko. Gefährlicherweise haben Väter von PCO-Frauen ein zwölffach erhöhtes Risiko für Bluthochdruck, Herzinfarkt und Schlaganfall. Es ist daher sinnvoll, Darmbakterien, Ernährung und Lebensstil auch beim Thema Haarausfall im Blick zu haben.

Diffuser, kreisrunder und psychiatrischer Haarausfall

Wenn die Haare nicht nur an bestimmten Stellen wie den Geheimratsecken ausfallen, sondern sich gleichmäßig über den gesamten Kopf verteilt ausdünnen, dann spricht man von einem diffusen Haarausfall. Der tritt deutlich seltener auf als der männliche Haarausfall, ist aber immer ein Alarmzeichen. Denn er kann verschieden Ursachen haben, die man stets sehr ernst nehmen sollte. Dazu gehören ein Mangel an Mikronährstoffen im Blut, Schilddrüsen-, Stoffwechsel und Organkrankheiten. Die gute Nachricht: Wird die Ursache gefunden und beseitigt, wachsen die Haare wieder und werden dichter.

Eine ganz besondere Form des Haarausfalls ist der kreisrunde Haarausfall. Der Name sagt schon, wie das aussehen kann: Büschelweise gehen die Haare aus, es bilden sich runde haarlose Flecken inmitten des Kopf-Haarkleides, in den Brauen, den Wimpern, den Achsel- oder Schamhaaren oder auch im Bart. Manchmal entstehen sehr große kahle Stellen, die den gesamten Nackenbereich und das Schläfenhaar betreffen, manchmal selbst den ganzen Kopf oder sogar das komplette Körperhaar.

Betroffene fühlen sich entstellt und leiden enorm. Etwa zwei von hundert Menschen entwickeln diesen Haarausfall mindestens einmal im Leben. Man nimmt an, dass in Deutschland insgesamt

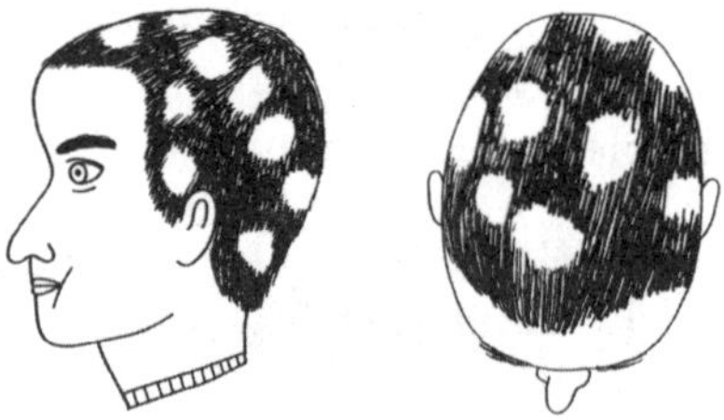

etwa 1,4 Millionen Menschen darunter leiden, auch Kinder. Glücklicherweise kommen die Haare in 50 Prozent der Fälle innerhalb eines Jahres spontan wieder. Bei der anderen Hälfte versuchen wir Ärzte, medizinisch zu helfen, doch nicht immer ist eine Heilung möglich. Es gibt eine Vielzahl unterschiedlicher Therapien – mal wirkt die eine und mal die andere –, was zeigt, dass diese Erkrankung bislang noch nicht vollständig verstanden und erfasst werden konnte.

Menschen mit kreisrundem Haarausfall haben häufig eine genetische Vorbelastung, oft auch Allergien oder andere Autoimmunerkrankungen, etwa der Schilddrüse, oder sie haben die Weißfleckenkrankheit, also fleckige Hautstellen, denen das Pigment fehlt. Hin und wieder beobachtet man bei Patienten winzige Tüpfel in den Nägeln, weil wie bei der Bildung des Haar-Hornfadens auch an den Nägeln eine Störung der Verhornung ablaufen kann.

Stress oder Infekte können ebenfalls eine Rolle spielen. Auf jeden Fall spielt am Ende das Immunsystem verrückt. Aggressive Immunzellen versammeln sich scharenweise um die Haarfollikel, so, wie es ein wütender Mob tut, der ein Opfer traktiert. Behandelt wird dieser Haarausfall mit Medikamenten, UV-Strahlen oder

Reizstoffen, die das Immunsystem samt der aggressiven Zellen unterdrücken oder wenigstens schwächen, natürlich kann das auch Nebenwirkungen haben. Mitunter wird auch versucht, eine Art Gegenentzündung auszulösen.

Die häufigsten Therapien gegen Haarausfall

Wirkstoff	Wirkweise	Anwendung
Minoxidil-Lösung	verlängert die Wachstumsphase des Haares	auftragen
Melatonin-Lösung	antientzündlicher Radikalfänger, Zell-Reparaturservice beruhigt die gestressten Haarwurzeln	auftragen
Östrogen-Lösungen	stimuliert die Haarwurzel, hemmt die Umwandlung des Testosterons in das stärkere Dihydrotestosteron	auftragen, Wirksamkeit nicht sehr stark
blutplättchenreiches Plasma (PRP)	Wachstumsfaktoren aus geschleudertem Eigenblut	einspritzen lassen beim Arzt
Finasterid, Dutasterid (off label use), eigentlich Prostatamittel	hemmen die Umwandlung des Testosterons in das stärkere Dihydrotestosteron	für Männer, einnehmen, bei 2 % Libido-, Erektionsstörungen
antiandrogene Pille	blockt Wirkung der männlichen Hormone an der Haarwurzel	für Frauen, einnehmen, Pillen-Nebenwirkungen (siehe Kapitel 7)
Spironolacton (off label use), eigentlich Entwässerungstablette	blockt Wirkung der männlichen Hormone an der Haarwurzel	einnehmen

Weitere Tipps für die Ursachensuche und Therapie:

- Stärken Sie (wie bei vielen Leiden) die Darmflora.
- Machen Sie einen Blutcheck: Aminosäuren, besonders Cystin und Methionin, Silizium, Zink, Calcium, Selen, Omega-3-Fettsäuren, Eisen, B-Vitamine inklusive Biotin, Vitamin C, Vitamin D oder Vitamin E. Bei Mängeln: auffüllen! Stoffwechsel und Hormone prüfen: Schilddrüse, Sexualhormone, Cortisol, Prolaktin. Störungen bitte behandeln!
- Prüfen Sie Ihr Blut auf Schwermetallbelastung! Umweltmediziner können sie gegebenenfalls ausleiten.

Und schließlich gibt es Menschen, die sich ihre kahlen Stellen auf dem Kopf selbst zufügen. Ein Drittel aller Patienten in einer Hautarztpraxis leidet unter psychischen Störungen, entweder als Basis und Ursache einer Erkrankung oder als Folge derselben. Die ärztliche Kunst besteht darin, eine »echte« Organstörung von einem psychischen Leiden zu unterscheiden.

Eine klare psychiatrische Erkrankung liegt bei der *Trichotillomanie* vor, dem manischen Haare-Rausreißen. Dabei sieht man an seinen meist noch recht jungen Patienten drei verschiedene Haarzustände nebeneinander: erstens normale lange Haare, zweitens direkt daneben kahle Areale, wo die Haare frisch herausgerissen wurden, und drittens Bereiche mit nachwachsenden Haaren, die deutlich kürzer und unregelmäßiger als das übrige Haarkleid und noch nicht lang genug sind, um wieder herausgerissen zu werden. Auf den ersten Blick mag man also eine Art diffusen oder kreisrunden Haarausfall vermuten, bei genauem Hinsehen aber wird schnell klar: Hier muss der Psychiater ran.

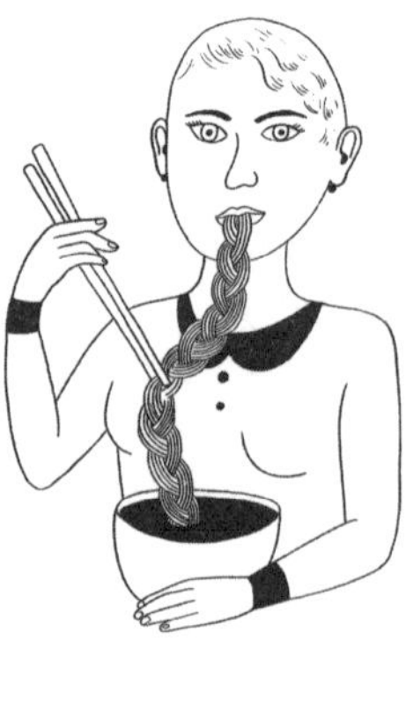

Manche Patienten verspeisen ihr ausgerissenes Haar sogar. Es bleibt dann unverdaut im Magen liegen und bildet über die Zeit Riesenklumpen, die den gesamten Magen ausfüllen. Wenn dann der Klumpen weiterwächst und zopfförmig bis in den Dünndarm geschoben wird, nennt man es das »Rapunzel-Syndrom«. In so einem Fall muss der Haarklumpen endoskopisch (also mittels Spiegelung) oder durch eine Bauch-OP entfernt werden.

Einmal waschen und pflegen bitte

Wer seinen Haaren Gutes tun will, sollte lieb zu ihnen sein, denn Haare sind empfindsam. Auch aggressives Waschen und Entfetten können schaden.

Unter dem Mikroskop sehen unsere Haare aus wie Tannenzapfen. Sind sie gesund, liegen die Schuppen eng an, das Licht wird gut reflektiert, und die Haare glänzen. Geht es dem Haar nicht gut, stehen die Schuppen – die Hornlamellen – vom Haarschaft ab, und das Ganze sieht aus wie ein ausgetrockneter Tannenzapfen.

Davon abgesehen, dass unser Haar dann matt wirkt, Spliss und Haarbruch drohen, ist eine entfettete Kopfhaut anfälliger für Erreger.

Unsere Kopfhaut wird durch zwei Fettsorten geschmeidig gepflegt: den Talg aus den Poren und die Barrierefette, die von der Oberhaut in einem langwierigen vierwöchigen Prozess erschaffen werden. Sie vertreiben unerwünschte Erreger. Eine zu fettige Kopfhaut ist aber auch nicht schön: Hormone, auch die aus einer unpassenden Antibabypille, und unsere Ernährung können Talgdrüsen überstimulieren. Das passiert bei mehr als einem Glas Milch pro Tag, Konsum von Weißmehl, Zucker, Fast Food und Marihuana.

Fetten Haare noch mehr, wenn man sie zu häufig wäscht? Nein, das ist ein Mythos. Die zuständigen Talgdrüsen in der Lederhaut, dem zweiten Untergeschoss unserer Haut, merken nicht, was weiter oben wirklich abgeht, und schieben unermüdlich Fett in den Haarkanal, egal wie oft der Kopf schamponiert wird. Deshalb ist gegen ein sanftes tägliches Haarewaschen nicht unbedingt etwas einzuwenden.

Um ein gesundes Kopfhaut-Gleichgewicht zu erreichen, sind milde Haarwaschmittel sinnvoll, die eigentlich wenig Spaß machen – es sollten Shampoos sein ohne Duftstoffe, Farbstoffe, Konservierungsstoffe, sie sollten nicht schäumen, keine Glitzerpartikel enthalten und vor allem einen sauren pH-Wert haben, synthetische Tenside etwa mit Kokos und Zuckertensiden. Vorsicht bei stark aggressiven Tensiden wie Sodium Laureth Sulfat oder Sodium Lauryl Sulfat. Sie wirken austrocknend und tun einer bereits ramponierten Hautbarriere auf keinen Fall gut. Klassische alkalische Seife stört übrigens nicht nur den sauren pH-Wert, sondern lässt das Haar auch stumpf aussehen, und zwar durch die Ablagerung von Kalksalzen, wie man sie von versifften Badewannenrändern kennt. Die führen dazu, dass die Hornlamellen am Haarschaft unschön abste-

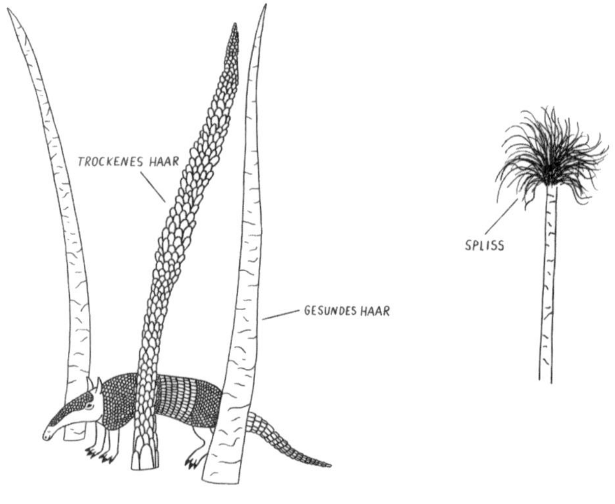

hen. Erste Hilfe kann hier saures Essigwasser leisten: Unsere Haartannenzapfen schließen sich wieder, und der Glanz kehrt zurück.

Spliss bekämpft man außer durch schonende Pflege und regelmäßiges Lufttrocknen mit einem Hauch Sheabutter oder Kokosöl, den man auf die geschundenen Haarspitzen aufträgt. Bei massiven Problemen mit Spliss sollten Sie über eine neue Frisur nachdenken: Spitzen, die ständig an den Schultern aufstoßen, begünstigen Spliss. Also lieber einen flotten Kurzhaarschnitt oder eine ganz lange Matte. Natürlich hassen Haare Glätteisen und Bleichmittel und mögen Spitzenschneiden, am besten mit einer heißen Schere. Bei 110–170 Grad werden die Spitzen abgeknipst, was diese glatt und wie versiegelt hinterlässt – sichtbar im Elektronenmikroskop.

Öko-Wellness für die Haare

Was aber tun, wenn man auf Industrieprodukte bewusst verzichten möchte? Gibt es überhaupt ernsthafte Alternativen? Wenn Sie Lust haben, ein bisschen zu experimentieren, dann habe ich ein paar Vorschläge aus dem Öko-Repertoire für Sie:

Mittel	Anwendung/Wirkung	Kommentar
asiatische Kräuterpulver gemahlene Pflanzenpulver: Shikakai (asiatische Akazienart), Amla (Indische Stachelbeere), Sidr (Christusdorn)	Pulver mit heißem Wasser anrühren, abkühlen lassen, in die Kopfhaut einmassieren, nach 10 bis 20 Minuten ausspülen	Shampoo Ersatz, durchblutungsfördernd; Peelingwirkung, antientzündlich durch Gerbstoffe, gute Kämmbarkeit

Roggenmehl	20 bis 30 Gramm Mehl mit warmem Wasser anrühren, abkühlen lassen, in die Haare einarbeiten, 5 Minuten einwirken lassen, ausspülen. Haarfestigender Effekt gegen »Fliegehaare«. Panthenol (Vitamin B_5) fördert Wundheilung; pH-Wert von 5,5 für den Säureschutzmantel	Shampoo-Ersatz, Haarfestiger, billig
Waschnüsse vom Seifenbaum aus Indien und Nepal	Fünf bis sechs halbierte Waschnussschalen in 250 ml warmem Wasser über Nacht im Kühlschrank ziehen lassen oder die Nüsse 10 Minuten auskochen, Schalen heraussieben. Sud über das Haar kippen und einmassieren. Enthält Saponine: natürliche schäumende waschaktive Substanzen; wirken auch gegen Hefepilze, die Schuppen verursachen.	Shampoo-Ersatz; Nachteil: Er riecht speziell, und kalkhaltiges Wasser verringert den Erfolg, weil sich wie bei Seife Kalkseife bildet. Daher Nachspülen mit Essigwasser.
Tonerde Lavaerde, Ghassoul oder Rasul aus Nordafrika	2 bis 3 Esslöffel des Pulvers mit genauso viel Wasser oder etwas mehr vermischen, eine Stunde quellen lassen, bis es gelig wird, im Haar kurz einwirken lassen, gründlich ausspülen. Die Substanzen sind reich an hautberuhigenden Mineralstoffen wie Magnesium, Silizium, Calcium und Eisen.	Shampoo-Ersatz. Bei bereits geschädigtem Haar sollte man Tonerde eher nicht nutzen, da winzige Ecken und Kanten der Tonerdepartikel zu Schäden des Hornfadens und zu Haarbruch führen können.

Warum auch zu viele Haare ein Problem sein können

Die Mutter meiner Schulfreundin war eine sehr elegante, groß gewachsene Dame mit rotblondem, konservativ geschnittenem Haar, Lack-Ballerinas mit Stoff-Schleife und Perlenohrringen. Eines Tages gingen wir zu dritt ins Schwimmbad. Der Bikini mit goldenen Schnallen, den sie in der Umkleide aus ihrer Tasche holte, zeugte von hanseatischer Eleganz. Doch als sie später zu uns an den Beckenrand trat, hatte ich für all diese Feinheiten keinen Blick mehr, ich sah nur noch eins: ihre Oberschenkel. Genau genommen die Bikinizone, die sich aus dem Edelbikini herauswand und gefühlt bis zur Mitte ihrer Oberschenkel rankte: dichte, dunkle, flauschige Locken. So etwas hatte ich bis dahin in meinem Leben noch nicht gesehen, und es hinterließ einen unvergesslichen Eindruck.

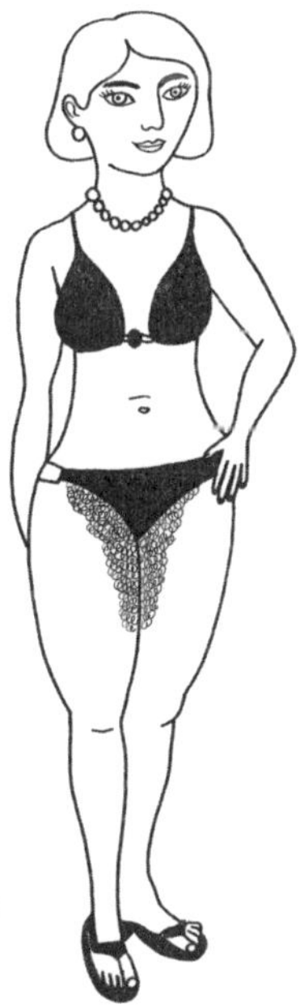

Übermäßiger Haarwuchs an den falschen Stellen kann besonders für Frauen zu einem echten Problem werden. Beim *Hirsutismus* beispielsweise wachsen ihnen Haare an klassischen »Männerstellen«: im Gesicht, auf der Brust, dem Rücken, dem Bauch und verstärkt an Armen und Beinen. Dunkelhaarige und mediterrane Frauen neigen etwas häufiger zu dieser Form der Vermännlichung, generell sind etwa 3 bis 5 Prozent aller Frauen davon betroffen. Bei ihnen sind die männlichen Hormone oder die Empfindlichkeit auf normale Spiegel erhöht und tritt auch im Rahmen des PCO auf (siehe vorangegangenes Kapitel). Männliche Hormone sorgen bei Frauen zwar für eine Extraportion

Power und sexueller Energie, führen aber neben verstärktem Haarwuchs am Körper gleichzeitig auch zu Haarausfall auf dem Kopf, fettiger Haut und Akne.

Die Grenze zwischen Normalzustand und Hirsutismus ist allerdings fließend, und der wirkliche Leidensdruck hängt oft von der Selbstwahrnehmung und dem Selbstbewusstsein der jeweiligen Frauen ab. Die berühmte mexikanische Malerin Frida Kahlo etwa hat ihren kleinen Oberlippenbart und ihre dicht zusammengewachsenen Augenbrauen bei Selbstporträts stets mitgezeichnet, und das mitunter sogar viel ausgeprägter als in Wirklichkeit vorhanden. Am Ende wurde daraus ihr Markenzeichen, das sie stolz den gängigen Schönheitsidealen entgegensetzte.

Bärtige Frauen waren übrigens lange Zeit ein wichtiger Bestandteil sogenannter Freak Shows, die bis zu Beginn des 20. Jahrhunderts durch die Lande zogen. Eine bekannte Bartfrau war die amerikanische Schauspielerin Jane Barnell, die als Lady Olga mit echtem Vollbart auf Jahrmärkten und im Zirkus auftrat und 1932 sogar im Filmklassiker »Freaks« mitspielte. Die Männer mochten das offenbar, denn immerhin war sie viermal verheiratet und hatte zwei Kinder.

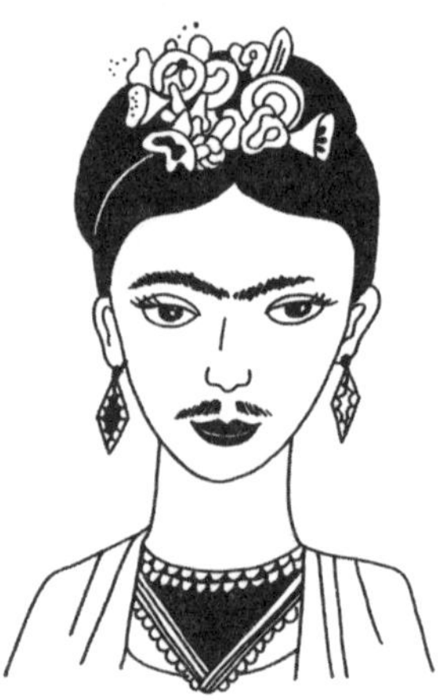

Doch nicht nur bei Frauen, die an echtem Hirsutismus leiden, sprießen borstige Barthaare am Kinn. Dafür sorgt eine Verschiebung der Hormone, die bei vielen Frauen ab vierzig langsam beginnt, weshalb die Pinzette fortan zum Inhalt der Handtasche gehört. Beliebte Kinnhaardetektoren sind dabei übrigens der Rückspiegel im Auto (deutlich vor dem häuslichen Vergrößerungsspiegel) oder die Umkleidekabine des

Edelkaufhauses. Ein tragischer Ort für Frauen, denn hier wird nicht nur die verhasste Cellulite plastisch ausgeleuchtet, hier werden auch alle Gesichtshaare perfekt sichtbar.

Bei meiner Arbeit im Altenheim habe ich bei vielen alten Damen lange schwarze und weiße Barthaare gesichtet, die munter weiterwuchsen, weil sie offenbar nicht mehr gesehen und deshalb auch nicht ausgezupft wurden. Das Tröstende ist, dass die nachlassende Sehkraft die mitalternde Zielgruppe, also die alten Herren, ebenfalls nicht verschont. Derart weichgezeichnet, wird auch die Liebste mit Kinnhaar weiterhin die schönste Frau der Welt bleiben. Falls Sie, meine Damen, sich darauf nicht verlassen wollen, können Sie die Hexenhaare weglasern lassen. Aber dann bitte rechtzeitig, bevor sie ergrauen, denn sonst findet der Laser sie nicht mehr.

Das Fell soll runter – aber wie?

Da ich selbst dunkelhaarig bin und ein halbwegs mediterraner Typ, brachte mir meine Mutter schon sehr früh und ganz selbstverständlich das Enthaaren optisch relevanter Körperzonen bei. Feinstrumpfhosen mit darunter platt gedrückten langen Beinhaaren, Tank Tops mit Achselhaar oder auch die zottelig wuchernde Bikinizone – all das wollte sie mir ersparen. Damals war man der Überzeugung, dass Männer mehrheitlich eher enthaarte Frauen attraktiv finden. Weshalb meine Mutter mich auch ermahnte, mir die Beine nur von oben nach unten streicheln zu lassen. Nicht dass *er* sich bei kräftigen Beinhaarstoppeln noch die Hand aufkratzte ….

Es soll natürlich auch Männer geben, denen so ein bisschen Piksen nichts ausmacht oder die angesichts von dichtem Flaum auf den Beinen oder dazwischen besonders ins Schwärmen geraten. Da gibt es nichts, was es nicht gibt, genau wie im umgekehrten Fall: Manche Frauen lieben einen stark behaarten Männerrücken, weil es irgendwie wild und animalisch aussieht, andere finden zu viele Haare am Mann absolut abtörnend. Deshalb wird inzwischen auch bei vielen Herren das Körperhaar rasiert, getrimmt, gezupft, verglüht, gefädelt, gewachst, gesugart, chemisch aufgelöst und gelasert – je nach Region, Mode, Zeitgeist und Generation.

Überblick über die wichtigsten Enthaarungsmethoden

Ob Mann oder Frau, die Menschen haben sich die abenteuerlichsten Gerätschaften ausgedacht, um überschüssige oder ungewollte Haare im Zaum zu halten. Scheren, Zwirbelfäden, kleine rasierende Rasenmäher, Laser und Blitzlichtlampen, elektrische Drähte, Zupfwerkzeuge und kalte oder warme Klebmassen aus Wachs oder Zucker.

Methode	Wirkweise	Kommentar
Laser	Erhitzung des Pigments in den Haarwurzeln, die sich gerade in der Wachstumsphase befinden, durch künstlich gebündeltes und verstärktes Licht nur einer Wellenlänge	dunkles Haar mit heller Haut funktioniert am besten, helle Haare »findet« der Laser schlecht; mehrfach behandeln für langfristige Effekte; Augenschutz bei der Behandlung nötig; Verbrennungsrisiko; Sonne/Solarium 4 Wochen davor und danach meiden
IPL (Intense Pulsed Light), Blitzlampe	vergleichbar mit Laser, hat aber mehrere Wellenlängen	große Maschinen vergleichbar mit Laser; Achtung: frei verkäufliche kleine Handgeräte haben zu wenig Energie für dauerhaften Erfolg

Rasieren	das Haar wird mittels Klinge auf Hautniveau gekappt	billig, schnell, täglich wiederholen; Stoppeln sind kantig abgesäbelt, kratzen; die Haarwurzel bekommt von der Rasur nichts mit, daher wächst das Haar danach auch keinesfalls schneller; Mikroverletzungen: Eiterbakterien dringen ein, machen Eiterpusteln, eine (desinfizierte) scharfe Klinge nutzen; Kontaktallergie gegen Nickel und Klebestreifen aus dem Rasierer möglich
chemische Enthaarung	Hornfaden wird hier mit einer starken Lauge (pH 12) auf oder kurz unter Hautniveau zersetzt, danach diese mit Säure neutralisiert	billig, alle 2 bis 5 Tage wiederholen; Hautschäden und Kontaktekzeme; keine großflächige Anwendung, nicht an Schleimhäuten im Intimbereich
Thermolyse	ein dünner Draht wird in den Haarkanal geschoben, die Wurzel mit einem Hitzeimpuls zerstört	auch helle Haare können erwischt werden; nicht billig, langwierig; Narbenrisiko durch Überhitzung; der Behandler braucht sehr gute Augen
Wachsen, Sugaring	Masse aus kaltem oder warmem Wachs bzw. Zuckermasse umschließt die Haare, sie werden dann mit einem Ruck an einem Klebestreifen herausgezogen	für alle Hautfarben und Haartypen geeignet; die Haare wachsen weich nach; klappt erst ab einer bestimmten Haarlänge; die Hautbarriere wird zum Teil mit abgezogen, daher nachpflegen

Zupfen	die Haare werden einzeln aus dem Haarkanal herausgezogen	billig, schnell, für die Handtasche; gute Augen nötig; hält ein paar Wochen, manchmal Rückgang des Haarwachstums möglich (sieht man manchmal an den Augenbrauen); Haarbalgentzündungen durch Eiterbakterien, wenn die Pinzette die Haut etwas verletzt

Schamhaare und warum Intimfrisuren nicht nur reizend aussehen …

Mein Lieblingstaxifahrer, ein gestandener Mann um die 60 und privat Motorradrocker, würde an dieser Stelle in ein Loblied über die weibliche Scham verfallen. Für ihn gibt es nichts Weiblicheres als einen üppigen Dschungel im Schritt. So, wie wir ihn auf einem Gemälde von Gustave Courbet entdecken können. »Der Ursprung der Welt« von 1866 wagt den Blick zwischen die Beine einer nackten Frau, dekoriert durch schwarzes Lockengewuschel.

Manche jüngere Betrachter dürften hier hingegen wohl Igitt-Anfälle bekommen. Wimpern, Brauen, Kopfhaar – das geht noch, aber alles andere ist an Frauenkörpern verboten, ein absolutes No-Go. Wie Sie ja bereits wissen, haben Scham- und Achselhaare eine wichtige Funktion. Sie wirken wie ein von der Natur für uns gefertigter Baumwollschlüpfer, das frei und wild wachsende Lockenhaar legt sich locker und flauschig in unsere Körperfalten und verhindert, dass das Geschlecht direkt auf dem Schenkel aufliegt oder die Arme direkt auf dem Rumpf reiben und es so zu feuchten luftarmen Kammern kommt. Denn wie bei

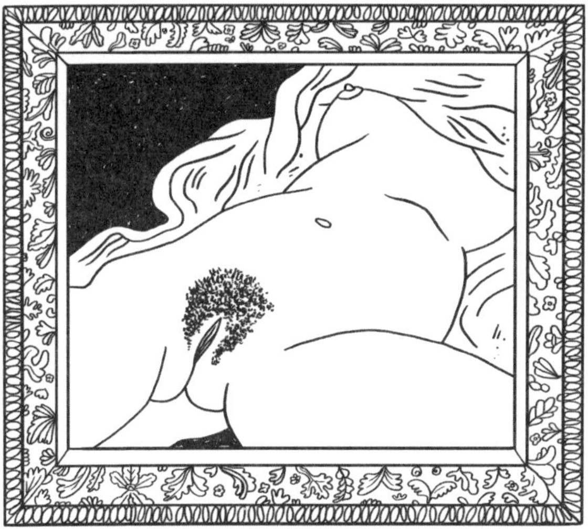

DER URSPRUNG DER WELT
VON GUSTAVE COURBET

einem Windelpopo führt Feuchtigkeitsstau schnell zum Wundwerden, zumindest zu einem Aufweichen unserer Hautschutzbarriere.

Man muss sich die oberste Hautschicht, die Epidermis, wie eine atmungsaktive Goretex-Membran vorstellen. Sie schützt gut, aber es tritt dennoch Feuchtigkeit hindurch, und die muss verdunsten können. Auch verschiedene Drüsen bringen Schweiß und Duftsekrete in die Faltenregion. Das Schamhaar hilft, dass es nicht zu schweißig wird, und durch die große Oberfläche der vielen Haare wird die Verdunstungsfläche noch größer. Das kühlt und belüftet. Hätten wir Haare auch zwischen den Zehen, dann wäre das eine perfekte Präventionsmaßnahme gegen Käsefüße.

Aber wie für so viele gute Einrichtungen der Natur haben wir dafür nicht immer etwas übrig. Das Frisieren und Enthaaren gehört quasi schon zum guten Ton, und wer mal so richtig die Blicke

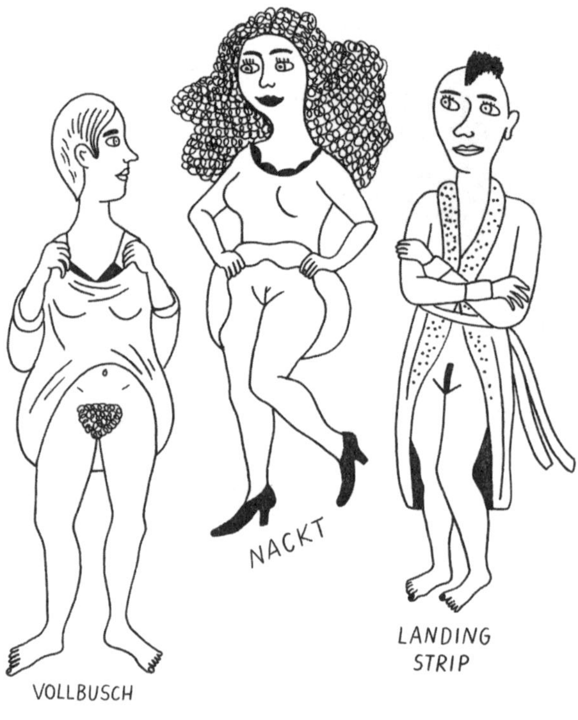

auf sich ziehen will, der muss nur in der Sauna seinen Intimpelz vorführen, bei Frauen bieten sich dazu getragene Beinhaare an. Sind die Haare ab, präsentiert sich schonungslos die intime Anatomie, was bei vielen den Wunsch nach Intimtuning weckt. Eine Variante ist das Vulva-Design. Ja, das gibt es tatsächlich. Frau kann mittels Laserbehandlung oder chirurgischem Eingriff eine (Um-)Formung des weiblichen Geschlechts vornehmen lassen. Auch Hyaluronsäure kann in die Schamlippen gespritzt werden, damit sie voller wirken, ebenso kann man sich die Klitoris und den vermeintlichen G-Punkt im Inneren der Vagina aufpolstern lassen. Der Lovechannel gehört heute zum Gesamtpaket der Selbstoptimierung.

Und was gestern noch peinlich war, ist heute hip: Arsch frisst Hose gilt bis heute als peinlich, das Pendant vorne rum war immer ein modischer Fauxpas. Doch inzwischen ist es ein Modetrend, wenn sich die Schamlippen plastisch und haarlos durch die Leggins oder das Höschen abzeichnen. Für diesen »Cameltoe-Look« (Kamelzehenlook) gibt es sogar extra geschnittene Cameltoe-Slips und sogar Hartschalen-Einsätze für den Schlüpfer, die eine sich deutlich abzeichnende Vulva nachbilden. Na dann, viva la Vulva!

In Sachen Intimfrisur ist der **Vollbusch**, der in vielen Kulturen ein Zeichen für Fruchtbarkeit ist, natürlich pflegetechnisch die unkomplizierteste Variante. Leider hat die volle Haarpracht untenrum auch einige Nachteile: Filzläuse lieben das Intimfell und halten sich mit Vorliebe an ihm fest. Zudem haftet an Schamhaar der menschliche Duft besonders gut.

Die zweite häufig getragene Frisur ist der **Landing Strip**. Er läuft wie ein längliches Bärtchen sorgfältig zurechtgestutzt auf die Vulva zu. Ihn gibt es in verschiedenen Breiten, weshalb er manchmal auch an einen Irokesenhaarschnitt erinnert. Es gibt auch eine »Negativ«-Form des Landing Strips, wie ich erst kürzlich in meiner Praxis beobachten konnte. Dabei war das Genital komplett haarfrei, aber rechts und links davon wuchs es buschig und lockig in der Bikinizone. Das erinnerte mich sehr an Mutton Chops, also jene Wangenbärte, die Gentelmen und Freaks gern tragen. Auch hier bleiben Mund und Lippen frei und werden eingerahmt von buschigen Koteletten.

Die dritte Variante folgt dem Motto: Alles muss runter. Das **nackte Genital** erinnert dann sehr an kindliche Genitalien, was natürlich zu der Frage führt, warum viele Erwachsene genau das so attraktiv finden. Aus psychoanalytischer Sicht eine durchaus wichtige Problemstellung. Vorbild für den weltweiten Siegeszug der

Komplettenthaarung ist ganz sicher die Pornoindustrie, die ihren Kameraleuten auf diese Weise »freie Bahn« verschafft hat und noch intimere Einblicke ermöglichte. Vermutlich wurde so auch die Arbeit der Darsteller erleichtert, weil sie beim Oralverkehr weniger Haare im Mund hatten.

Oft wird die intime Haarentfernung mit hygienischen Argumenten begründet. Viele Moslems sind untenrum total nackt, da das Enthaaren hier zum kulturellen Baderitual gehört. Selbst Kleopatra soll sich schon »gesugart« haben. Männer enthaaren manchmal ihren Hodensack samt Scham und lassen den Rest kurioserweise stehen. Weshalb der Hoden dann blitzblank und glatt aus einem Meer von Haaren an Oberschenkeln und Bauch herauslugt. Ganz nach dem Motto: Je kürzer die Hecke, desto höher das Haus …

Wer den Intimbereich rasiert, leidet dort nicht nur verstärkt an Eiterpickelchen, sondern laut Untersuchungen im Durchschnitt häufiger an sexuell übertragbaren Erkrankungen. Eventuell leben die Betroffenen auch einfach nur ein wilderes Sexualleben, oder es liegt eben doch an der Prozedur: Die Rasur schwächt unsere Hautbarriere aus Fetten und Hornschüppchen, und so können zum Beispiel die Viren von Feig- und Dellwarzen viel leichter in unseren Körper eindringen. Das hat auch mit den Substanzen zu tun, die beim Rasieren benutzt werden. Die sind meist zu basisch und zerstören den Säureschutz der Vagina und ihrer Umgebung. Dann können Fremdkeime aus dem eigenen Darm oder die Keime von Besuchern wie

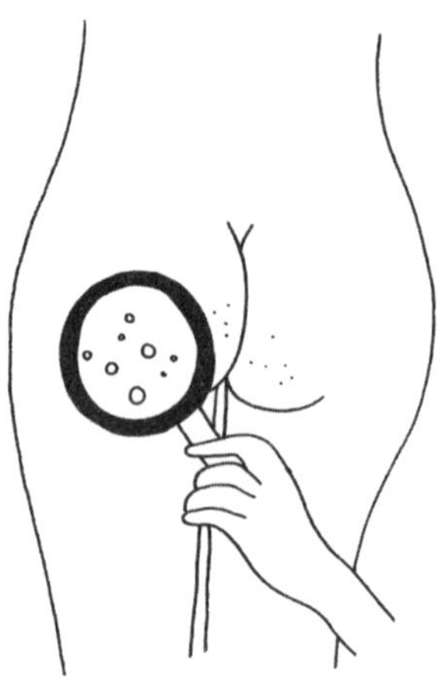

Fingern, Zungen oder Penissen nicht mehr effektiv weggeätzt werden. Ein Kompromiss für die Gesundheit wäre, das Intimhaar zu trimmen und zu schneiden, damit schonen Sie Ihre Haut, manchmal pikst es aber. Und ansonsten – alles Geschmackssache …

Nasenhaare

Das Stichwort trimmen bringt mich gleich zu einer weiteren Problemzone, die vor allem bei Männern mitten im Gesicht liegt. Denn da sprießt und wächst es munter aus den Nasenlöchern. Bei einigen Herren sind nur ein paar zarte Fühler zu erkennen, bei anderen hängen ganze Angelschnüre Richtung Oberlippe. Was also tun? Einfach die Angelschnüre wieder schamvoll ins Loch zurückstecken und dann kunstvoll mit anderen Nasenhaaren verknoten? Oder doch zur Pinzette greifen und mannhaft auszupfen?

Wer das selbst schon einmal probiert hat, der weiß, das geht nicht ohne Schmerzen. Einmal die Pinzette angesetzt, und schon schießen reflexartig Tränen in die Augen. Unser evolutiv gewachsenes inneres Alarmsystem denkt vermutlich, dass da furchtbare Gefahr droht, also ein Sandsturm etwa oder der Angriff von fiesen Killerinsekten, und sofort wird die Bedrohung schon mal prophylaktisch weggetränt … Diese Reaktion ist auch genau richtig. Denn der Zupfschmerz in der Nase ist ein wichtiges Warnzeichen unseres Körpers. Im Gesicht verläuft der empfindlichste Gefühlsnerv des Menschen, der *Nervus trigeminus*. Und mit dem ist nicht zu spaßen. Er ist das hypersensible Frühwarnsystem für alle Sinnesstationen am Kopf und auch für das Gehirn. Nehmen Sie das Warnzeichen also ernst und zupfen Sie die Nasenhaare bitte nicht

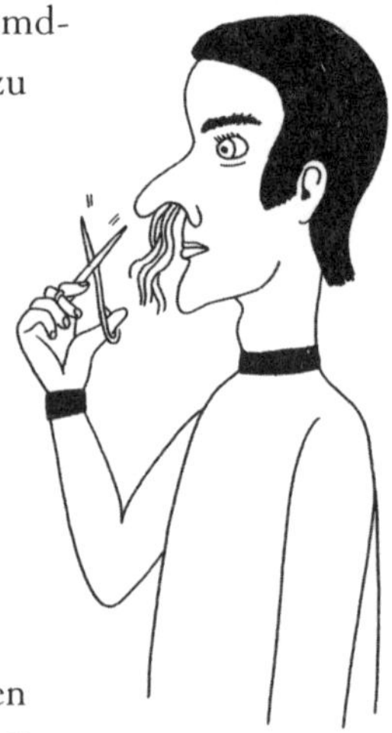

aus. Sie werden gebraucht, als wertvolle Fremdpartikelfilter und Abwehrgitter gegen allzu neugierige Insekten und Spinnen. Außerdem kann das Auszupfen zu Infektionen führen. Denn auf jedem Nasenhaar befindet sich eine Vielzahl von Keimen und Bakterien. Die könnten ganz leicht in frisch gerupfte Haarfollikel einwandern und dort zu einer Entzündung führen oder gar einen Furunkel bilden. Ganz gefährlich wird es, wenn diese Bakterien weiter in die Venen eingeschwemmt werden und dann bis ins Gehirn vordringen und dort die großen Venenkanäle verstopfen. Besser ist es also, lästige Haare lieber zu kürzen. Ein eleganter Nasenhaartrimmer oder eine Nasenhaarschere sind deshalb immer sehr männerfreundliche Feiertagsgeschenke.

Oben grau

Ist graues Haar heute noch ein Tabu? Gemessen daran, wie viele Menschen, besonders Frauen, sich die Haare färben, wenn sich die ersten grauen Strähnen einschleichen, wahrscheinlich schon. Sehr unangenehm ist auch, wenn der Betrug auffällt und der grauenvolle graue Haaransatz alle zwei bis drei Wochen wieder hervortritt. Männer färben auch, das hat aber ein wenig nachgelassen, seit die Salz-und-Pfeffer-Strähnen dank George Clooney und Co. als sexy gelten.

Aber was passiert überhaupt im Körper, wenn wir ergrauen, und ist es wirklich ein Alterszeichen? Genau wie unsere Haut-

und Augenfarbe hängt auch die Haarfarbe von der individuellen Melanin-Mischung ab. Produziert wird es in den pigmentbildenden Zellen, den Melanozyten, die den Farbstoff in das wachsende Haar einspeisen. Wenn wir ergrauen, ist das ein Zeichen dafür, dass die Melanin-Produktion abnimmt. Statt Farbpartikel lagern sich im Haar dann Luftbläschen ein, das Haar wirkt optisch weiß.

Manche Menschen haben schon mit zwanzig Silbersträhnen, andere erst mit sechzig. Das ist genetisch programmiert. Gelegentlich aber ist es doch die Umwelt, die die Haare vergreisen lässt. Tierversuche konnten belegen, dass Stress über die Nervenfasern der Haarwurzel auch die Pigmentfabrik erreicht und das Haar grau werden lässt. Verantwortlich dafür ist Wasserstoffperoxid (H_2O_2), vielen auch als Bleichmittel bekannt. H_2O_2 wird jeden Tag in unserem Stoffwechsel gebildet, auch in unserem Haar und im Alter mit zunehmender Menge. Wenn das Haar nicht in der Lage ist, das Wasserstoffperoxid rechtzeitig abzubauen, dann attackiert es das Melanin-produzierende Enzym, und das Haar entfärbt sich.

Ein solches Ergrauen passiert normalerweise schleichend. Doch immer wieder hört man von Menschen, die vor Kummer oder Stress über Nacht ergraut sind. Das mag in diesen Fällen daran liegen, dass das Immunsystem sich plötzlich gegen die eigenen Haare richtet und alle farbigen Haare auf einmal herausfallen. Nur die bereits ergrauten bleiben übrig.

Wer sich mit grauen Haaren nicht abfinden kann oder mag, greift in der Regel zur Chemie, oft sogar zu einer Mischung aus verschiedenen Chemikalien. Viele Haarfärbemittel enthalten aromatische Amine. Sie gelten als krebserregend und erbgutschädigend. Friseure, die viel mit Haarfärbemitteln hantieren, haben beispielsweise ein erhöhtes Risiko, an Blasenkrebs zu erkranken. Die schwarze Farbe »p-Phenylendiamin« ist zudem ein starker Auslöser für Kontaktallergien.

Wie gefährlich aber sind die Mittel für alle, die ihre Haare färben, und das immer wieder? Dazu ist die Studienlage gemischt, es gibt sehr beunruhigende, aber auch leicht entwarnende Ergebnisse, was das statistische Risiko einer Krebserkrankung durch Haarefärben angeht. Forscher haben festgestellt, dass gebildete Frauen mit College-Abschluss besonders gefährdet sind. Warum das so ist, können sie aber nicht richtig erklären. Es wird diskutiert, ob sich diese Frauen zum Färben öfter einen Friseurbesuch leisten und die Farben dort aggressiver sind als die do-it-yourself Produkte aus dem Supermarkt.

Leichtere Farben wie Tönungen enthalten im Grunde dieselben unerfreulichen Stoffe und halten zudem kürzer auf dem Haar. Wer gefärbte Haare hat, wird gewissermaßen zum Dauerfarbspender, denn bei jeder Haarwäsche lösen sich kleine Farbpartikel. Die gelangen nicht nur ins Abwasser, sie können auch über die Haut aufgenommen werden, was auch erklärt, warum Menschen, die gegen die Farbe eine Allergie entwickelt haben, noch wochenlang nach dem Färben unter Rötung, Juckreiz und Schwellungen leiden. Dennoch werden diese Risiken bewusst in Kauf genommen.

Leider gibt es keine völlig risikofreie natürliche Alternative, wobei reines unverändertes Naturhenna als gut verträglich gilt. Gleichwohl wird auch hier immer wieder vor Verunreinigungen und Beimischungen von Giften und Allergenen gewarnt: Blei, Cadmium, Nickel und p-Phenylendiamin und weitere riskante, teils unbekannte Pflanzeninhaltsstoffe. Auch dieser besondere Farbcocktail kann also fatale Folgen haben.

Leise rieseln die … Schuppen

Weiße Schüppchen auf dunklem Haar oder einer dunklen Bluse sind kein schöner Anblick, der Träger wirkt gleich ein bisschen ungepflegt. Man kann sie auch nicht einfach wegwischen, es sind einfach zu viele. Und vor allem rieseln sie kontinuierlich nach. Jeder Mensch verliert jeden Tag unzählige Hautschuppen, jede Stunde, jede Minute. Es sind abgestorbene Zellen, die ihren Nachfolgern weichen müssen. Unsere Kopfhaut erneuert sich alle vier Wochen. Wenn dieser Vorgang zu schnell abläuft und rund tausend Hautzellen aneinanderkleben, werden sie als Schuppen sichtbar. Das ist zwar meist harmlos, aber unschön. Eine Ursache kann zu viel und zu aggressive Pflege sein und eine Kopfhaut, die die bunte duftende Kosmetikwelt eher abstoßend findet.

Wer sichtbare Schuppen wieder loswerden möchte, muss zunächst wissen, ob es sich um fettige oder trockene Schuppen handelt. Viele denken ja, Schuppen seien immer ein Anzeichen für trockene Haut, aber oft ist das Gegenteil der Fall. **Fettige Schuppen** entstehen, wenn die Talgdrüsen überaktiv sind. Das freut den Hefepilz *Malassezia furfur,* der das Fett in den Poren liebt und sich den Wams vollhaut. Seine anschließenden Ausscheidungen sind freie Fettsäuren, und die reizen die Kopfhaut. In der Hoffnung, das Übel so zu verscheuchen, beginnt die Kopfhaut, schneller als normal abzuschuppen. Verreibt man fettige Schuppen zwischen den Fingern, hinterlassen sie einen Ölfilm auf der Haut.

Betroffene, die unter fettigen Schuppen leiden, haben zudem oft Rötungen an der Stirn, im Augenbrauenbereich, rechts und links der Nase und in den Ohren, manchmal auch Pickel oder bräunliche bzw. weißliche Flecken auf dem Oberkörper. Auch wer sich alle ein bis zwei Tage die Haare waschen muss, weil sie sonst zu fettig sind, der weiß jetzt, er leidet an einem Fettkopf.

Was kann man bei Schuppen und Entzündung anwenden?

Produkt	Wirkweise	Kommentar
ayurvedische Kopfhaut-Tinktur mit Niem, Curcuma, Färberwurzel, Sweet Indrajao und Kokosöl	1x täglich auf die Kopfhaut auftragen; Anti-Pilz, antibakteriell, antioxidativ, entzündungshemmend, den pH-Wert regulierend; lindert Juckreiz, wirkt hautpflegend, rückfettend und feuchtigkeitsbewahrend	geeignet bei Schuppen, Schuppenflechte, Neurodermitis, Juckreiz und Entzündungen der Kopfhaut
Essigwasser (1 bis 2 EL Apfelessig auf einen Liter Wasser)	Regeneration des Säureschutzmantels; vertreibt unerwünschte Kopfhautkeime	legt Hornlamellen an den Haarschaft an, lässt Haar glänzen
Anti-Pilz-Shampoos: Selendisulfid, Zinkpyrithion, Ciclopiroxolamin, Ketoconazol	reduzieren die Anzahl des reizenden Hefepilzes Malassezia furfur	rezeptfrei; drei Minuten einwirken lassen

Trockene Schuppen entstehen bei Menschen, deren Haare nie richtig fettig werden und deren Kopfhaut schnell mit Irritationen auf Pflegemittel reagiert. Hier hilft alles, was die Haut nicht noch trockener macht, also selteneres Haarewaschen, das Verwenden von besonders milden Shampoos aus Zucker- oder Kokostensiden ohne Duft-, Farb- und Konservierungsstoffe und nicht schäumend, dafür gegebenenfalls versetzt mit Urea (Harnstoff), einem natürlichen Feuchthaltefaktor, und der Verzicht aufs Haareföhnen. Bei hartnäckigen Problemen denken Sie an die Schilddrüse und den Mikronährstoffcheck im Blut.

Läuse

Häufig kommen elegante saubere Mütter mit ihren herrlichen eleganten sauberen Kindern in meine Sprechstunde, weil der Kopf so juckt. Bereits beim Hereinkommen werde ich darüber informiert, dass man keine Läuse gefunden habe. Man vermute eine Allergie, vielleicht gegen das neue grüne Fruchtshampoo. Um mir selbst ein Bild zu machen, suche ich als Erstes hinter den Ohren. Meist werde ich direkt fündig. Dort kleben winzige kleine Nissen am Haar. Manchmal sind sie weiß, also schon leer und erinnern an Schuppen, manchmal sind sie noch dick und braun, weil die Babylaus noch drinnen liegt. Selten rennt auch eine echte Laus durchs Untersuchungsfeld.

Läusebefall führt an der Kopfhaut und im Nacken zu Juckreiz, Quaddeln, Rötung und Schuppung. Bleiben Läuse lange unentdeckt, kommt es zur bakteriellen Superinfektion mit gelben Krusten und zur Lymphknotenschwellung am Hals. Die Läuseübertragung erfolgt durch direkten Kontakt von Haar zu Haar, viel seltener über Gegenstände. Die ersten Beschwerden treten drei Wochen nach Infektion auf. Für die Behandlung kommen chemisch-toxische Lösungen infrage oder, gesünder, spezielle Anti-Läuseöle, die die Läuse innerhalb von 10 bis 60 Minuten ersticken. Anti-Läuseöle wirken zugleich haarpflegend und erleichtern das Kämmen. Sie sind ungiftig und daher Therapie der Wahl, die bedenkenlos auch mal vorbeugend genutzt werden kann. Nach acht Tagen sollte man die Prozedur wiederholen, um Läuse, die noch nach der ersten Behandlung aus Nissen geschlüpft sind, auch zu erwischen. Ein Nissenkamm mit ganz schmalen Zinkenabständen von 0,2 mm erleichtert es, die toten Läuse samt Nissen auszukämmen.

Nach der Behandlung ist der schlimmste Juckreiz meist direkt weg. Aber manchmal bleibt ein Rest, weil die Haut noch gereizt ist. Dann hilft eine milde Kortisonlösung.

Zur Sicherheit kann man die Kontakttextilien bei 60 Grad waschen. Bürsten, Kämme, Spangen, Haarreifen usw. kann man in heißem Wasser gründlich reinigen. Unbelebte Gegenstände übertragen Läuse allerdings nur sehr selten. Nach drei Tagen ohne Menschenkontakt sterben sie.

Da Läuse allgemein mit Unsauberkeit verbunden werden, spricht man nur ungern darüber. Genau das sorgt aber dafür, dass ganze Schulklassen oder Kitagruppen inklusive der dazugehörigen Familien oft wochenlang mit Läusen zu kämpfen haben, weil man sich immer gegenseitig ansteckt. Besser wäre ein gut kommuniziertes (z. B. per E-Mail-Elternverteiler) und gleichzeitiges Kollektiv-Entlausen aller möglichen Kontaktpersonen. Dann haben die kleinen Krabbler keine Chance.

14 Sieger nach Punkten: Warzen, Knubbel und Flecken

Als ich zum ersten Mal schwanger war, las ich einen liebevoll gemachten Ratgeber. Darin gab es eine wunderschöne Bilderserie, die ein appetitliches schwangeres Fotomodell zeigte, nackt und mit stetig wachsendem Bauch. Eine Aufnahme aber war offenbar durch die Retusche geflutscht. Mit einem Mal sah man, dass das schöne Modell unzählige Leberflecken hatte und erhabene Wucherungen. Ich fand das gut und sehr natürlich, der Verlag, der sich ganz offensichtlich Makellosigkeit gewünscht und die anderen Fotos digital hatte bearbeiten lassen, dürfte sich vermutlich darüber geärgert haben.

Natürlich wissen wir, dass eine so perfekte Haut niemand hat, sondern nur Miss Photoshop. Trotzdem gehen wir solchen manipulierten Bildern auf den Leim und machen sie zum Maßstab dessen, wie wir sein wollen. Und vergessen dabei, dass diese ganzen Hochglanzschönheiten das Werk eines geschickten Grafikers sind und nicht das der Natur! Lassen Sie uns deshalb ein kleines Experiment machen, sozusagen einen Realitätscheck: Stellen Sie sich bitte vor einen Spiegel und entkleiden Sie sich. Betrachten Sie bitte genau Ihre Haut und streichen Sie sanft darüber. Sie können das auch gemeinsam mit Ihrem Partner machen und dann einfach mal um die Wette zählen. Na? Wie viele Stellen finden Sie, an denen sich Ihre Haut von der glatten Oberfläche einer Porzellanfigur unterscheidet? Ich bin mir sicher, Sie werden zahlreiche Punkte, Flecken oder Erhabenheiten entdecken, von denen manche ganz sicher erst in den letzten Jahren entstanden sind. Willkommen im großen internationalen Klub der Knubbel- und Fleckenbesitzer!

Diese keineswegs exklusive Mitgliedschaft bewirkt aber nun gerade nicht, dass wir Knubbel und Flecken als etwas Normales verstehen würden. Ganz im Gegenteil. In meiner Praxis erlebe ich jeden Tag Menschen, die sich kaum noch mit nacktem Oberkörper an den Strand oder ins Schwimmbad wagen, weil dann ja alle Welt sehen kann, dass sie »da was haben«, das sie lieber verstecken wollen. In uns allen steckt diese Angst, »anders zu sein«, weniger perfekt als der Rest, der vermeintlich weniger Makel hat, oder gar als hässlich wahrgenommen zu werden. Leider haben einige Patienten wirklich die Erfahrung gemacht, dass andere Menschen auf Abstand gehen, wenn sie vermuten, hinter Flecken oder Verdickungen könnte eine schlimme Krankheit stecken. Man will sich ja nicht anstecken …

Lassen Sie uns also mal schauen, was wir auf unserer Haut alles entdecken können, was davon harmlos und völlig natürlich ist und wo wirklich Anlass zum Handeln geboten ist.

Blutschwämmchen, Spinnen-Leberfleck und erweiterte Äderchen

Stehen Sie noch vor dem Spiegel? Nein? Dann nehmen Sie bitte wieder Aufstellung, denn jetzt geht es los. Aufgabe Nr. 1: Wer findet vereinzelte rote Minihübbelchen?

Zu Beginn sind es meist kleine rote Punkte, die mit der Zeit wachsen, eine 3-D-Struktur annehmen und schließlich groß wie eine Erbse werden können. Man könnte jetzt einfach von Blutschwämmchen reden, aber wir Ärzte sind Könige der Eselsbrücken, das hilft ungemein beim Lernen im Medizinstudium. Deshalb entstehen oft zauberhafte Begriffe für nervige Erkrankungen. In diesem Fall nennen wir die leuchtend roten Hubbel sehr einprägsam »Kirsch-Angiome«. Sie vermehren sich im Alter, was uncharmante Kollegen ganz unverhohlen zur Diagnose »senile Angiome« führt. Taktvolle Ärzte werden diesen Begriff natürlich tunlichst vermeiden …

Angiome haben eine glatte glänzende Oberfläche, die Farbe kann von Rot über Lila bis hin zu Schwarz variieren. Letzteres liegt an einem Knäuel aus Blutgefäßen im Angiom, die verstopfen und so Minithrombosen verursachen können. Im Prinzip ungefährlich, aber wenn so ein Angiom ganz dunkel aussieht, kann es mit einem schwarzen Hautkrebs verwechselt werden. Bei Unsicherheit wird es herausgeschnitten und feingeweblich untersucht. Ist die Diagnose jedoch eindeutig, lassen sich Blutschwämmchen unkompliziert mit einem Laser behandeln. Sie werden dann augenblicklich grau und verschwinden innerhalb von Tagen oder Wochen. Sollten Sie auf die Idee kommen, selbst ein wenig herumzuschaben, dann sollten Sie bedenken, dass Angiome wegen des Blutgefäßknäuels stark bluten! Das passiert auch, wenn eines versehentlich aufreißt. Also besser den Fachmann ranlassen und den beim Check bitte auch einen Blick unter die Gürtellinie werfen lassen. Dort verstecken sich Blutschwämmchen nämlich mit Vorliebe, also Hosen runter.

Sind kleine Blutgefäße erweitert, neigen sie neben der Knäuelbildung auch zu anderen Strukturen. Sie schlängeln sich zum Beispiel wie Kabel im Gesicht und an der Nase entlang, quasi Krampfadern der Gesichtshaut. Die elastischen Fasern der Gefäße sind ausgeleiert und können sich nicht mehr eng zusammenziehen. Deshalb werden die Adern jetzt für jedermann sichtbar. Die Ursachen: viel Sonne, Solarium, Rauchen und eine gewisse erbliche Veranlagung, besonders bei den hellen keltischen Hauttypen. *Couperose* oder *Rosazea* bringt diese Neigung zu Äderchen mit sich. Die Haut ist zudem besonders empfindlich für Irritationen,

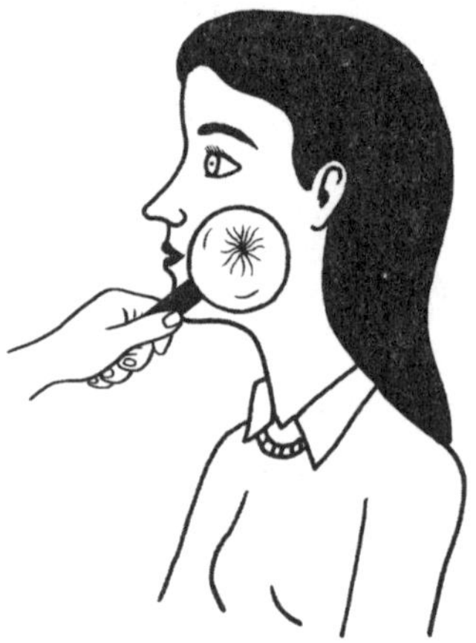

sie reagiert gern mit Pickeln und im fortgeschrittenen Stadium mit der Bildung einer Knollnase.

Manchmal findet man in der Haut auch sternartige Gefäßverzweigungen, die von einem großen zentralen Gefäßpunkt abgehen. Das passiert dann, wenn dickere Gefäße aus der Tiefe der Haut senkrecht an die Hautoberfläche stoßen und sich dann in unzählige feine kleine Äderchen verzweigen. Wir Hautärzte nennen sie liebevoll »Spider-Nävi« – Spinnennester.

Bei diesen Problemen kann ebenfalls eine Lasertherapie helfen. Ein Gefäßlaser erhitzt gezielt die roten Stellen, weil er eine Wellenlänge nutzt, die nur von Rot aufgenommen wird. Die Hitze verändert die Eiweißfasern in der Gefäßwand, das Gefäß zieht sich zusammen, und der Rest wird dann vom Körper weggeräumt und verdaut.

Milien-Grießkörner und Reibeisenhaut

Aufgabe Nr. 2: Wer entdeckt minikleine weißgelbe Kugeln, die ganz oberflächlich in der Haut liegen? Bingo, Sie haben *Milien*. Noch nie gehört? Dann nehmen wir doch den etwas gängigeren Begriff, den wir Mediziner aus dem Lebensmittelbereich entliehen haben, um diese winzigen Hornperlen appetitlich und anschaulich zu beschreiben: Grießkörner. Sie entstehen fast immer grundlos, wie vieles in der Natur, manchmal auch nach Mikroverletzungen

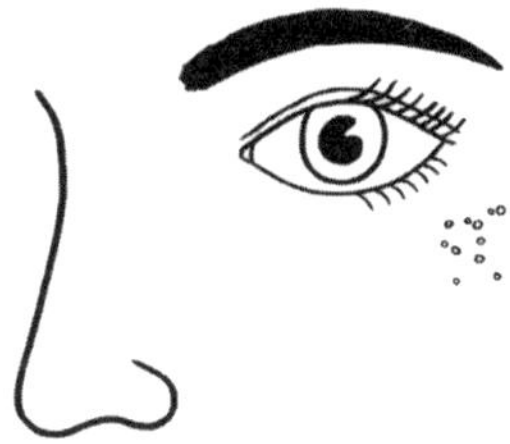

und heftigem Reiben. Wenn sie nicht von allein wieder verschwinden, ritzt man die Oberhaut ein wenig an und schiebt das Kügelchen heraus.

Wenn Sie über die Außenseiten der Oberarme und Oberschenkel oder über die Wangen streichen, ertasten Sie vielleicht weitere Unebenheiten, die Haut fühlt sicher eher wie ein Reibeisen an, nicht wie ein Pfirsich. Sehen Sie genauer hin, können Sie an diesen Stellen Poren mit einem rauen Hornpfropfen entdecken. Manchmal sind die Stellen rötlich, also leicht entzündet. Beim Aufkratzen tritt ein gekringeltes Haar hervor. Diese Reibeisenhaut oder *Keratosis pilaris* (= Hornpropfen in Haarfollikelöffnungen) wird vererbt und tritt bei 40 bis 50 Prozent der Bevölkerung auf. Hellhäutige mit etwas Übergewicht und tendenziell trockener oder gar zu Neurodermitis neigender Haut sind bevorzugt betroffen. Einer übermäßigen Hornbildung kann man vorbeugen, indem man der Hauttrockenheit entgegenwirkt: Waschen nur mit Wasser ohne austrocknende Seifen und Eincremen mit Fettcremes, die Harnstoff, Salicylsäure oder Ammoniumlactat enthalten, die das Horn auflösen. Zur Pflege eignet sich auch eine ayurvedische Salbe mit Niem, Gelbwurz (Curcuma), Färberwurzel und Sweet Indrajao mit Kokosöl, Sheabutter oder Vaseline. Nach dem Aufweichen kann man das gelöste Horn sanft mit einem Bimsstein oder Peelinghandschuh abrubbeln. Sonne beruhigt die Rötungen meist.

Zysten, Pickel und Lipome

Aufgabe Nr. 3: Nun fahnden wir nach Körnern im XXL-Format. Wer findet unter der Haut prall elastische, kugelartige Gebilde, so ähnlich wie in der Haut versenkte Trauben mit ganz ähnlicher Konsistenz?

Wenn Sie jetzt eine Lupe nehmen und sich das Gebilde genau anschauen, erkennen Sie vielleicht eine Minipore. Das war der ehemalige Ausführungsgang einer normalen Hautpore, ein schlanker Kanal, aus dem ein feines Haar wächst und in den eine Talgdrüse ihr Fett ergießt.

Das Haar in der Pore leitet den Talg aus der Tiefe hinaus an die Oberfläche wie eine Drainage. Wenn allerdings der Porenausgang verstopft ist, dann sammeln sich Talg, Zellschüppchen und Bakterien im Porenkanal und dehnen ihn in der Tiefe auf. Dann kann er entweder platzen, was bei Pickeln oft passiert und zu Narben führen kann, oder aber der ehemalige Porenkanal wird zu einem Sack. Das nennt man dann Zyste. Wenn die Talgdrüse noch intakt ist und weiter fleißig Material nachschiebt, wächst die Zyste an und kann sich entzünden. Bei minder schweren Fällen von Haarbalgentzündungen hilft eine Zugsalbe. Das ist eine nach Teer riechende, schwarze und schieferölhaltige Salbe, die man auf die Zyste aufträgt. Das Ganze schließt man am besten für ein paar Tage mit einem atmungsaktiven Verband ein. Mit etwas Glück ergießt sich der breiige Inhalt nach draußen. Bei schweren Fällen kann eine kleine Operation nötig werden. Bei Zysten ohne Ausführungsgang, die im Volksmund Grützbeutel *(Atherome)* heißen, ist eine Operation die einzige mögliche Therapie; sie haben eine stabile Wand, die man komplett entfernen muss, wenn man die Kugel raushaben will. Dazu wird ein kleines oder großes Loch gestochen oder geschnitten. Durch dieses Loch wird der Grützbeutel herausgeschält, manchmal gespült und die leere Wundhöhle gereinigt. Der Grützbeutelinhalt riecht manchmal streng.

Wer starke Nerven hat und sich so eine Operation mit teilweise explosiver Entleerung einmal selbst anschauen möchte, auf YouTube gibt es dazu passende Videos …

Übrigens kann auch ein ordinärer Pickel ganz schnell Karriere machen und zu einer Zyste werden. Deshalb Vorsicht! Beim Versuch des Pickelausdrückens verletzt man leicht den Ausführungsgang; er heilt oberflächlich zu, und innen drin kann der Inhalt nicht mehr abfließen. Selbst wenn das Pickelausdrücken bei vielen Paaren ein Akt der Liebe ist. Freudianische Psychoanalytiker vergleichen die durch liebende Hände herbeigeführte Eruption eines Pickels gar mit einem orgastischen Erlebnis. Das bringt aber nichts, wenn nach dem »Höhepunkt« alles entzündet ist. Ich erlebe immer wieder Patienten, die nach diversen Quetschversuchen mit schwersten Entzündungen zu mir kommen, mit dem entschuldigenden Satz: »Ich konnte einfach nicht widerstehen …« Als würde ihnen der Pickel zurufen: »Drück mich.«

Ich weiß nicht, ob ich von Ihnen verlangen kann, dass Sie aus Respekt vor uns Hautärzten das Haus verlassen, ohne den saftigen reifen Pickel auf Ihrer Stirn oder sonst wo entfernt zu haben. Dann aber bitte nur ganz vorsichtig, mit kurzen Nägeln, Desinfektion von Fingern und Pickel vorher und nachher, Wechsel aus sanftem Spreizen und zartem Drücken, melkend und bloß keine Gewalt! Tabu sind dafür öffentliche Orte (Hygiene!), und gefährlich ist alles oberhalb der Oberlippe. Hier können Bakterien in Hirngefäße gespült werden mit dramatischen Folgen.

Manchmal finden sich in der Haut Gebilde, die gern mit Zysten verwechselt werden, tatsächlich aber *Lipome* sind. Das sind weiche und rundliche Tumoren aus Fettgewebe, die von einer faserigen

Kapsel aus Bindegewebe umschlossen werden und manchmal auch gekammert sind. Sie sind gutartig, können aber so groß werden, dass sie unsere Haut und unseren Körper stark deformieren, sodass die Betroffenen sich kaum noch aus dem Haus trauen, weil sie überall angestarrt werden. Besonders schwierig wird es für Menschen, die unzählige, großvolumige Lipome über den gesamten Körper verteilt haben. Männer sind etwas häufiger davon betroffen.

Im Regelfall verursachen Lipome keine Schmerzen oder nur ganz leichte, wenn sie zum Beispiel auf Nerven drücken oder wenn kleine Nervenfasern eingewachsen sind. Die Gutartigkeit dieser Tumoren erkennt man an ihrer Beweglichkeit. Das heißt, sie sind klar von der Umgebung abgegrenzt und lassen sich in der Haut leicht verschieben. Sollte dem nicht so sein, können andere Gewebetumoren vorliegen. Spätestens jetzt ist eine genaue Abklärung mittels Ultraschall, MRT oder einer Gewebeprobe sinnvoll.

Normalerweise werden Lipome bei Bedarf einfach herausoperiert. Wer viele Lipome hat, trägt bei dieser Methode am Ende natürlich viele Narben davon. Alternativen kommen aus dem Bereich der Schönheitschirurgie: Bei großen weichen Lipomen am Bauch eignet sich die Methode des Fettabsaugens. Eine weitere interessante Therapie ist die Fett-weg-Spritze. Sie funktioniert zwar nur langsam, aber narbenfrei. In der Schönheitsmedizin wird sie bei Problemzonen-Fettpölsterchen und Doppelkinn eingesetzt. Das Prinzip ist recht einfach. In das Fettpolster oder eben in die Geschwulst wird Phosphatidylcholin gespritzt, eine Fettsubstanz, die aus der Sojapflanze gewonnen wird (nichts für Soja-Allergiker), aber auch ein normaler Zellmembranbaustein unserer Körperzellen ist, in Kombination mit der Gallensäure Desoxycholsäure. Das Verfahren stammt eigentlich aus der inneren Medizin, wo Phosphatidylcholin gegen Fettembolien (Fettklumpen in Gefäßen) in die Vene gespritzt wurde. Wird es mit einer dünnen Kanüle in ein Lipom gespritzt, platzen die Fettzellen, und die Einzelbestandteile werden vom Körper abtransportiert. Diese Behandlungsmethode wird vielfach erfolgreich eingesetzt, obwohl es dafür bislang noch keine offizielle Zulassung gibt.

Warz ab!

Wer noch nie eine Warze hatte, darf sich glücklich schätzen. Er gehört zu einer kleinen, aber feinen Minderheit – rund 80 Prozent aller Menschen gelten warzentechnisch als »verseucht«. Keine sehr schöne Vorstellung, denn daraus folgt: Die Ansteckungsgefahr ist enorm, sie lauert quasi überall. Klassische Warzen sind eine Infektionskrankheit, ausgelöst durch *Humane Papillomviren,* kurz HPV. Je nach Untergruppe entwickeln diese Viren Vorlieben für die eine oder andere anatomische Region. Übertragen werden die Warzenviren über Hautschüppchen, die wir in jeder Sekunde unseres Lebens an die Umwelt verlieren. Man kann sich sogar an sich selbst infizieren. Das passiert, wenn wir mit mehr oder weniger Genuss an bereits vorhandenen Warzen herumkratzen oder herumpolken. Dadurch gelangen infektiöse Partikel unter die Fingernägel und werden so per Hand-Taxi an andere Körperstellen transportiert.

Ins Reich der Legenden gehört indes die Annahme, dass man die Warze »verteilt«, wenn sie blutet. Warzen sitzen ausschließlich in der obersten Hautschicht, und zwar in den hornbildenden Zellen. Wenn eine Warze blutet, heißt das, die Verletzung geht tiefer. Dadurch wird die Warze nicht ansteckender, als sie ohnehin schon ist. Es kann aber zum Einspülen anderer Erreger – in diesem Fall Bakterien – in den Blutkreislauf kommen, mit entzündlichen Folgen.

Warzen sind sehr geduldige Gesellen, sie haben es nicht eilig. Zwischen Infektion und Sichtbarwerden können bis zu 20 Monate vergehen. Bei Schwimmbadbesuchen ohne Badelatschen und im Kreise der lieben Familie sind die Ansteckungsraten besonders hoch. Wenn das Virus-Genmaterial unsere Hautbarriere erst einmal überwunden hat, schleust es sich direkt in unser Erbgut ein. Dort wird es sesshaft und beginnt in bester schwäbischer Tradition mit dem Häuslebau. Die sichtbare Warze ist das Haus der Viren, und manchmal werden daraus ganz imposante Wohnanlagen.

Hände und Füße sind dabei die Filetgrundstücke für den Häuslebau. Schwitzige Hände und feuchtkäsige Füße in Gummiturnschuhen, schweren Arbeitsschuhen und Skistiefeln ergeben einen herrlich weichen Baugrund. Die Liegenschaft ist oft schlecht durchblutet und verfügt zudem über eine kaputt geseifte, trockene und löchrige Hautbarriere. All das sagt den Warzenviren: »Willkommen, fühlt euch wie zu Hause.«

Die Viruswarzengebäude gibt es in diversen Ausführungen. Das Standardmodell sind die halbkugeligen rauen Knubbel an den Händen oder anderswo am Körper. Manchmal entdeckt man auf den Dächern schwarze Punkte. Das ist nicht etwa Dreck, das sind Minithrombosen, die entstehen, wenn die kleinsten aller Blutgefäße, die Kapillaren, durch Hornmassen (das Warzenbaumaterial) abgequetscht werden. *Pinselwarzen* zieren gerne mal das Augenlid, und *Dornwarzen* bohren sich durch den Druck beim Laufen tief in die Fußsohle. Gerade sie können große Beschwerden verursachen, obwohl man sie frühzeitig erkennen könnte: an einem Kreis inmitten der feinen Linien der Fußsohle. Oft aber werden diese Kreise – wenn sie überhaupt entdeckt werden – als Hühnerauge, Druckstelle oder als eingelaufener Fremdkörper verkannt. Das führt dazu, dass Dornwarzen im Frühstadium meist unbehandelt bleiben und die Betroffenen unbemerkt zur Virenschleuder werden. Wie der Name vermuten lässt, ähnelt die Warze einem Dorn; der bohrt sich hart und störrisch in das weiche Fußgewebe, wo er gerne hin- und herwackelt und so für Mikroeinrisse in der unmittelbaren Umgebung sorgt. Eine ideale Eintrittspforte für Bakterien, die sich zwischen Dorn und weicher Umgebungshaut in die Tiefe schummeln und einen Fußinfekt mit noch heftigeren Schmerzen, Fieber und schlimmstenfalls einer Blutvergiftung auslösen können. Nehmen Sie also hin und wieder Ihre Füße in Augenschein (oder lassen Sie jemand anderen auf die Sohle gucken, bevor Sie sich eine Zerrung holen) und gehen Sie rechtzeitig zum Arzt.

Zwingend behandlungsbedürftig sind auch *Feigwarzen,* die sich im und um den Genitalbereich und den Anus ansiedeln. Sie werden ebenfalls durch Humane Papillomviren verursacht und sind eine ernst zu nehmende Geschlechtskrankheit. Aber das wissen Sie ja bereits aus Kapitel 9.

Theoretisch könnte man bei so einer Warze sagen: Ist ja von allein gekommen, das geht bestimmt auch von allein wieder weg. Und tatsächlich, das könnte hier klappen. Der Warzenvirenkiller Nr. 1 ist nämlich unser eigenes Immunsystem. Ist es geschwächt, haben die Viren leichtes Spiel. Gewinnt es wieder an Kraft, haben die Erreger verloren. Unter Ärzten nennt man dieses Therapieschema mit wichtigem Gesicht »aktives Zuwarten«. Man könnte in diesem Fall auch sagen: »Warz ab!«

Dieses »Watch-and-wait-Prinzip« liefert auch die Erklärung, warum das oft belächelte Warzenbesprechen durchaus erfolgreich sein kann. Das Immunsystem mancher Patienten reagiert sehr sensibel auf diese besondere Form der »sprechenden Medizin«, weshalb sogar Wunderheiler mit Amuletten erfolgreich sein können. Die körpereigenen Abwehrkräfte werden stimuliert und gestärkt, die Zeit tut ihr übriges, die Selbstheilung kommt in Gang.

Leider klappt das nicht immer, und dann kann und muss auf andere Weise geholfen werden – allein schon, um andere nicht anzustecken. Wer selbst keine Erfahrung mit der Behandlung von Warzen hat, sollte in jedem Fall zum Arzt gehen. Normalerweise werden die »Warzenhäuser« außerhalb des Intimbereichs mit säurehaltigen Lacken und Pflastern aufgeweicht, danach kann man sie leicht abschaben. Besonders effizient ist es, wenn im Lack gleichzeitig ein Viruskillermedikament enthalten ist, das die Bewohner abtötet. Bewährt haben sich auch Verfahren, bei denen Warzen mit starker Laserhitze oder Kälte aus flüssigem Stickstoff bei minus 196 °C der Garaus gemacht wird. Weniger effizient sind dagegen frei verkäufliche Kältesprays. Die erreichen nur minus 55 °C, viel zu »warm« für eine effektive Behandlung. Ebenfalls nicht zu empfehlen sind chirurgische Verfahren, da Warzenoperationen oft Schmerzen und Narben verursachen und die Häuslebauer recht standorttreu sind. Rückfälle sind häufig.

Zum Abschluss noch ein paar wichtige Tipps gegen hartnäckige Warzen:

- Lassen Sie Ihre Beinvenen mit Ultraschall auf Krampfadern untersuchen. Sie führen zu Blutstau und Schwellungen im Gewebe. Die Fuß-Abwehr wird geschwächt. Krampfadern behandeln lassen.
- Tunen Sie Ihr Immunsystem! Abbau von Stress, denn das Stresshormon Cortisol schwächt es.
- Mikronährstoffe im Blut prüfen: Eisen, Zink, B-Vitamine, Vitamin C, Selen, Vitamin D. Sie sind wie Zahnräder im Stoffwechsel. Klemmt eins, kommt das System ins Stocken. Eventuell gezielter Einsatz von Nahrungsergänzungsmitteln.
- Darmflora stärken, heißt: Immunsystem stärken (siehe Kapitel Reizdarm).

- Hautbarriere stärken! Duschen nur mit Wasser oder sehr sparsam mit sauren, milden synthetischen Waschsubstanzen (Zucker-, Kokostenside). Bei Trockenheit rückfettende Pflege (Fettcremes mit befeuchtendem Harnstoff).
- Die Impfung gegen Gebärmutterhalskrebs hilft ebenfalls gegen vulgäre Warzen und Dornwarzen. Die HP-Viren sind eng verwandt. Bisher noch nicht dafür zugelassen: »off label use«.
- Naturheilkunde: Pflanzen: Schöllkraut, Zypressen-Wolfsmilch, Knoblauch, Thuja occidentalis, Mariendistel. Auch bewährt: Bienenkittharz Propolis; kolloidales Silber (auch Silberwasser oder Silbersol, erhältlich in der Apotheke). Alle diese Mittel werden auf die Warze aufgetupft mit antiviraler Wirkung. Volksmedizin ist Erfahrungsmedizin, es gibt kaum Studien. Achtung – auch Naturmittel können zu Reizungen oder Allergien führen.

Ansonsten laufen Sie viel barfuß oder legen Sie die Füße hoch und lesen Sie einfach entspannt weiter. Warzen hassen Entspannung! Abwarten und Tee trinken könnte also schon reichen …

Allerlei andere Anhängsel

Nicht alles, wo Warze draufsteht, ist Virus drin. Will heißen: Es gibt Hauterscheinungen, die Warze als Namensbestandteil haben, aber nicht ansteckend sind, sondern gutartige und unbedenkliche Hauttumoren. **Stielwarzen** sind solche Pappenheimer. Wenn Sie die Füße kurz vom Sofa nehmen und sich wieder vor den Spiegel begeben würden, kann ich Ihnen die Dinger zeigen.

Aufgabe Nr. 4: Suchen Sie nach weichen hautfarbenen oder bräunlichen Knötchen. Sie können länglich aussehen oder rund

und sind über einen schmalen Stiel mit der Haut verbunden. Sie lieben den Hals und umspielen die Achselhöhlen, manchmal zieren sie auch den Schritt, die Augenlider oder den Rumpf. Da, wo Haut auf Haut oder auch Kleidung auf Haut reibt, wachsen sie mitunter wie kleine Gummibäume. Sie befallen Jung und noch öfter Alt und Mittelalt.

Als ich in der Chirurgie gearbeitet habe, erlebte ich, wie sich Operateure nach einer komplizierten Darmverlegung oder dem Einsetzen einer neuen Hüfte einen Spaß erlaubten. Sie nutzten die Reste des chirurgischen Fadens, um beim noch narkotisierten Patienten Stielwarzen abzubinden (Nachahmen auf eigene Gefahr). Mit dem Faden unterbrachen sie die Blutzufuhr des Anhängsels, es wurde schwarz und fiel ab. Ein kleiner Zusatzservice nach geglückter OP. Auch ich kümmere mich gern um Stielwarzen, aber nur, wenn der Patient wach ist und das wirklich wünscht. Das ist vor allem der Fall, wenn lange Stielwarzen im Blickfeld herumbaumeln, den Lidschlag behindern oder einfach wehtun, weil man ständig – zum Beispiel mit der Halskette – daran hängen bleibt, oder sie kosmetisch stören. Bitte versuchen Sie niemals, selbst an Stielwarzen herumzuschneiden, womöglich noch mit der rostigen Nagelschere, das kann zu schweren Infektionen führen. Überlassen Sie das bitte einem Arzt, der wirklich steril arbeiten kann und auch eine superscharfe chirurgische Schere benutzt. Und schwups, ist das Ding ab.

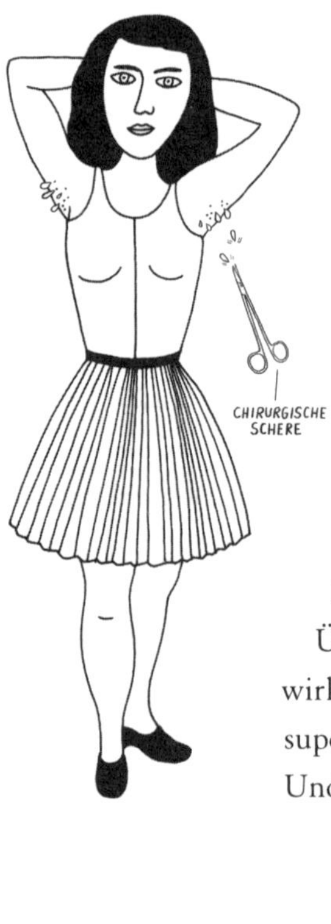

Manchmal braucht man im Kampf gegen unliebsame Anhängsel auch einen energischen Partner. Im konkreten Fall war das eine resolute Ehefrau, die eines Tages ihren Mann in meine Praxis schleppte. Der Gatte hatte auf seinem Oberkörper lauter Hautwucherungen, die bei der Hochzeit noch nicht da gewesen waren.

Zahllose Menschen entwickeln im Laufe des Lebens solche Wucherungen. Sie haben unterschiedliche Namen, obwohl sie vereinfachend Warzen heißen. Die berüchtigtste Nicht-Viruswarze ist die **Alterswarze**. Ein Begriff, der sich hartnäckig hält und nicht sehr charmant klingt, denn auch Menschen mit Anfang 30 können schon betroffen sein. Aber es stimmt schon, im Laufe der Jahre treten sie häufiger auf, erst vereinzelt und später auch in großen Rudeln. Einfühlsame Mediziner, die bei ihren Patienten jeglichen Bezug zu gelebten Jahren umschiffen wollen, sprechen etwas kryptisch von *Seborrhoischen Keratosen*. Ich jedenfalls bevorzuge das Wort »Hornknubbel«, denn genau das sind sie.

Auch Sie können solche Knubbel vielleicht bei unserem Spiegel-Experiment an sich entdecken. Wie Käfer kleben sie auf unserer Haut und sind gelblich braun bis schwarz. Mal mit rauer warziger, mal mit speckig glänzender Oberfläche. Daher auch der Fachbegriff *Seborrhoische* (fettige) *Keratose* (Verhornung). Manchmal bröseln sie beim Abtrocknen ab und sehen oft schockierend dunkel aus, was schnell Angst macht, denn viele denken sofort an schwarzen Hautkrebs. Doch glücklicherweise entarten Hornknubbel nie! Sie nerven höchstens und sind Betroffenen mitunter peinlich. Dabei sind sie ein echtes Massenphänomen. Bei einem Ü-70-Tanztee kann man fest davon ausgehen, dass etwa 80 Prozent aller Partygäste über eigene Hornknubbelbestände verfügen.

Wie? Sie haben gar keine dunklen Hornkäferchen gefunden? Sondern flache weiße? Dann sind Sie möglicherweise in den besten

Jahren und ein Sonnenanbeter noch dazu. Der Name dieser Verhornungen, die sich vor allem auf Unterschenkeln und Unteramen finden lassen, erinnert an die klassische Stuckdeko, die heute noch an den Decken mancher Altbauwohnungen zu finden ist: **Stukkokeratosen** heißen diese hellen »Käferchen«.

Wer die lästigen Hornknubbel – egal, ob weiß oder schwarz – loswerden möchte, darf den Weg zum Arzt nicht scheuen.

Nur, wenn die sonst harmlosen Hornknubbel ganz plötzlich und in großen Mengen auftreten und vielleicht sogar noch jucken, sollte man zur Sicherheit mal die Organe checken lassen. Nicht dass im Inneren des Körpers irgendwo bösartige Kräfte am Werk sind, die den Hornkäfern Wachstumssignale senden.

Oh Schreck, ein Leberfleck

Unser kleiner Realitätscheck mit dem Spiegel hat Ihnen hoffentlich nicht die Laune verdorben, sondern Sie darin bestärkt, dass Makellosigkeit und Photoshop öde sind. Gut so! Denn dann gehören Episoden wie die folgende vielleicht der Vergangenheit an: Eine meiner Patientinnen bestellte sich aus dem Internet eine ätzende Lösung. Sie wollte damit ihren Leberflecken zu Leibe rücken, die sie als unerträglichen Makel empfand. Ihre Haut wurde bei diesem Selbstversuch schwer verätzt.

Jeder gute Arzt weiß: Wenn ein Leberfleck entfernt wird, muss unbedingt eine feingewebliche Untersuchung vorgenommen werden, um unter dem Mikroskop nach bösartigen Zellen oder Krebsvorstufen zu fahnden. Meine Patientin hatte in dieser Hinsicht doppeltes Pech. Sie hatte nach dem Ätzen große rotweiße Narben und wusste zudem nicht, was sie sich da eigentlich weggeätzt hatte. Sollten Reste der Leberflecken in der Haut verblieben sein, können diese Zellen unbemerkt entarten und eines Tages tatsächlich schwarzen Hautkrebs auslösen. Das passiert leider häufiger, als man denkt. Als ich noch im Krankenhaus gearbeitet habe, traf ich einen solchen Patienten. Der schwarze Hautkrebs hatte bereits schlimm gestreut, die Metastasen waren überall, aber den Ursprung des Hautkrebses konnte man nicht finden. Dann fiel ihm ein, dass er sich vor Jahren braune Stellen an der Schläfe und am Ohr hatte weglasern lassen – ohne feingewebliche Untersuchung. Vermutlich waren das damals bereits Vorstufen oder sogar erste entartete Flecken des schwarzen Hautkrebses.

In den allermeisten Fällen aber sind Leberflecken ganz harmlos und können sogar zum Markenzeichen werden, wie bei Cindy Crawford oder Peter Maffay. Manche sprechen dann auch von Schönheitsflecken, wobei Fleck hier eigentlich nicht stimmt. Diese Male, die häufig im Gesicht zu finden sind, haben eher eine 3-D-Struktur und zeichnen sich nach außen wie eine Halbkugel ab. Diese Leberflecken enthalten neben Pigmentzellen eine Menge faseriges Bindegewebe, das im Laufe der Jahre ständig mehr wird, weshalb man diese großen Kugelgebilde vor allem bei Menschen höheren Semesters findet und besonders eindrucksvoll als Hexenwarzen im Märchen. Der Gipfel ist erreicht, wenn aus diesen Riesenteilen dann auch noch Haare sprießen.

Weil diese Leberflecken fast immer gutartig sind, kann man sie getrost stehen lassen; wer sich aber damit plagt, findet Hilfe. Man kann sie mit chirurgischen Instrumenten oder dem Laser abtragen. Aber Achtung, auch diesmal nur, wenn das Gewebematerial nicht im Mülleimer landet, sondern unter dem Mikroskop des Pathologen!

Zum Abschluss noch ein Trost für alle, die damit hadern, dass sie recht viele Leberflecken haben. Sie haben gute Chancen, langsamer zu altern und zu vergreisen als andere. Denn Vielpunktler haben am Ende ihrer Chromosomen, also ihrer Erbgutfäden, längere Schutzkappen. Diese sogenannten Telomere werden bei jeder Zellteilung etwas angeknabbert, bis sie irgendwann aufgebraucht sind. Danach kann sich die Zelle nicht mehr erneuern, sie verliert ihre Funktion, und die Alterung nimmt ihren Lauf. Wer längere Schutzkappen hat, ist also klar im Vorteil!

15 Von der Macht der Schwerkraft und den Freuden des Alters

Man ist so alt, wie man sich fühlt. Oder wie man sich anfühlt. Sagt der Dermatologe.

Das Alter kommt unweigerlich – und trotzdem mühen wir uns ein Leben lang, ihm zu entgehen, es zu übertünchen, zu überdecken und zu leugnen. Photoshop und Bildbearbeitungs-Apps für Selfies, Silikon, Botox, Fettabsaugung, Lifting und Co. sind gewissermaßen der Erste-Hilfe-Koffer bei unseren Angstzuständen rund ums Altern. Und zwar unabhängig davon, welche Bildung wir genossen haben, auf welcher sozialen Stufe wir stehen oder ob wir Männlein oder Weiblein sind. Die Angst vor dem Alter macht vor niemandem halt.

Fühlen Sie sich nicht innerlich auch manchmal noch so richtig wild und jung, quasi wie in der Spätpubertät? Und dann gehen Sie an einem Spiegel vorbei, werfen einen kurzen Blick hinein und erschrecken plötzlich über die vergleichsweise alte Hülle, die diesen doch so jungen Geist umgibt. Es knittert, baumelt, ergraut, der Körper hat weniger Saft, ist krumm, die Haut ist fleckig, das Haar dünn, die Zähne sind abgenutzt, die Augen brauchen eine Brille …

Wenn Sie selbst noch keine dieser offensichtlichen Zeichen des Alterns an sich wahrnehmen, haben Sie natürlich leicht reden und denken vielleicht: Also ich möchte später auf jeden Fall in Würde altern. Das mit der Würde ist allerdings leichter gesagt als getan. Denn zu den allmählich fortschreitenden, aber unausweichlichen optischen Veränderungen gesellen sich allerlei Zipperlein und Einschränkungen, und dann kann das mit der Würde schon mal haken. Es sei denn, Sie gehören wirklich zu denen, die ausschließlich stolz auf ihre Falten und das gelebte Leben blicken, dass sich nun für alle sichtbar abzeichnet.

Die Werbung hält für jene, die sich gegen das Altern stemmen, eine unfassbare Produktpalette bereit. Wenn Sie zu dieser umworbenen Zielgruppe gehören sollten und glauben, Sie müssten sich nur eine Substanz wie etwa Q10 ins Gesicht schmieren und könnten damit die Falten beseitigen und das Altern aufhalten, muss ich Sie leider enttäuschen. Ich kenne nicht einen Fan von Faltencremes, der keine Falten hätte – egal, welche Zusätze in den teuren Tiegelchen und Tuben enthalten sind. Unsere Haut hat nun einmal eine beeindruckend stabile Barriere errichtet, die uns vor dem Zugriff von Allergenen, Erregern und Chemikalien schützt – und damit leider auch vor dem Eindringen all der herrlichen Anti-Aging-Substanzen.

Sie werden nun einwenden, dass sich im Netz Studien finden, die genau belegen, dass Faltencremes mit Fischsperma, Schneckenschleim, Schlangengift oder anderen mehr oder weniger seriösen Inhaltsstoffen wundersame Verjüngungseffekte zaubern können. Ich verrate Ihnen, ganz unter uns, was wir Mediziner dazu sagen: Glaube keiner Studie, die du nicht selbst gefälscht hast! Ich habe selbst erlebt, wie Ergebnisse manipuliert werden können, absichtlich oder unabsichtlich: mal etwas mehr Druck bei einer Messung, dezentes Auf- oder Abrunden von Mengen – und schon kommen wir dem gewünschten Ergebnis gleich viel näher. Manchmal ist es die eigene Hoffnung des Wissenschaftlers, manchmal der Studiensponsor aus der Industrie oder manchmal gar der Wunsch nach einer beachteten Publikation und damit besseren Karrierechancen, die die Statistik beeinflussen – ganz unbewusst natürlich …

Da hängt was …

Ein weiteres Phänomen des Alterns, das insbesondere uns Frauen zu schaffen macht, betrifft die Brüste. Sie kennen den Witz vielleicht: Eine alte Frau möchte Selbstmord begehen. Sie holt das Jagdgewehr ihres Mannes aus dem Schrank und beschließt, sich ins Herz zu schießen. Weil sie nicht weiß, wo genau das Herz liegt, ruft sie schnell ihren Hausarzt an. Der sagt ihr, das Herz läge etwa zwei Finger breit unter der linken Brustwarze. Gehört, getan: Die Frau drückt ab. Am nächsten Morgen liest man in der Zeitung, eine ältere Dame habe sich ins Knie geschossen.

Der Grund dafür, dass die weibliche Brust im Alter stärker hängt, ist das Nachlassen der elastischen Fasern und des Haltebindegewebes. Der Verlust an Wasser speichernder Hyaluronsäure im Gewebe fördert die Erschlaffung zusätzlich. Natürlich bleiben auch die Herren nicht ewig straff. Woran erkennen wir einen alternden Mann? Daran, dass die Glocken länger werden als das Seil!

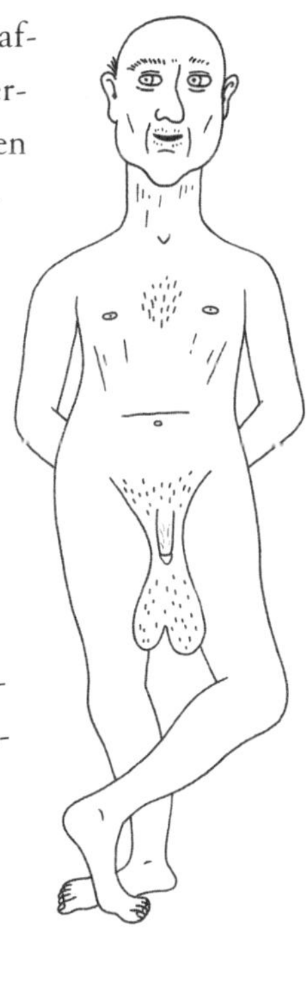

Das Gewebe wird dünn und schlapp, wie ausgeleierte Socken. Im Liegen sind wir alle schön, doch im Stehen stellt die Schwerkraft für alle eine Herausforderung dar. Speziell Frauen stürzt der Abwärtstrend der Brustwarzen, begleitet von losem Bindegewebe immer wieder in Identitätskrisen. Cellulite oder auch *Dermopanniculosis deformans* heißt das wellige Po- und Oberschenkelprofil, das die Frau zum Vollweib macht. Die Natur hat das so genial für uns erfunden, damit wir in Zeiten einer Schwangerschaft schnell Fettreserven für die Leibesfrucht einlagern und abrufen können. Durch diese segensreichen Fettpakete verlaufen senkrechte Fasern, die das Gewebe unterteilen. Die Fasern docken von unten an der Haut an und ziehen sie nach unten. So entsteht eine Delle. Daneben ploppt die Haut, vom Fett nach oben gedrückt, wieder prall hervor und formt einen Hügel bis zur nächsten Einziehung und so weiter … Verstärkt wird dieses »Auf und Ab« dadurch, dass das Bindegewebefasernetz, das unser Fett in Form halten soll, selbst im Alter labbriger wird. Und ja, dann haben wir nicht nur Cellulite, dann ist auch der Po wackeliger und schwingt vielleicht etwas pathetischer, anstatt jung und saftig zu vibrieren. »Hauptsache Bewegung«, kann ich Ihnen versichern, denn die Männerwelt ist da meist viel gnädiger, als Sie es mit sich selbst sind. Mancher Mann ist ganz verzückt, wenn der Po der Angebeteten bei der Liebe wackelt. Und dann ist da noch dieses Gespräch zwischen einem Mann und einer Frau. Er sagt: »Ich will nichts Festes.« Sie sagt: »Dann nimm meine Oberschenkel!«

Natürlich altern wir nicht nur in der Haut, sondern in allen Etagen und Abteilungen unseres Körpers. Gut zu erkennen ist das am Gesicht, das sich aus der Tiefe verändert: Gesichtsschädel und Kiefer bauen sich ab, die Zähne werden platter, der Mund fällt ein, die Muskulatur geht zurück, das Fettgewebe legt zu oder sackt durch die Materialermüdung der Haltefasern ab. Das in unserem gesamten Gewebe gespeicherte Feuchtigkeitswunder Hyaluronsäure (ein Gramm kann bis zu sechs Liter Wasser binden!) ist am Ende unseres Erdendaseins nur noch maximal zu einem Fünftel seines Ausgangswertes verfügbar. Alles wird saftloser und schlapper, wie bei einem Luftballon, dem langsam die Luft ausgeht. Wer jetzt denkt, er kann diese leeren Depots mit einer Creme auffüllen, der irrt leider. Denn die Moleküle der Hyaluronsäure sind viel zu groß, um die Hautbarriere zu passieren. Sie legen sich auf die Haut und plustern die obere Hornschicht allenfalls für ein paar Stunden mit Feuchtigkeit auf. Nur wenn Hyaluronsäure in die Tiefe gespritzt wird, kann man Falten auffüllen. Über Kapseln eingenommen, sind die Glättungseffekte maximal dezent. Der Volumenverlust und der Abbau festigender und elastischer Fasern bewirken, dass sich die »länger« werdenden Hautlappen in Wellen, Falten, Knitter, Linien, Furchen, Säcke und baumelnde Partien legen. Illustriert wird das Ganze durch erweiterte Äderchen, braune Flecken und Rauigkeiten, die nicht mehr von allein weggehen. Sie sind ein Zeichen dafür, dass das Mauerwerk unserer Hautzellen durch die Sonne und das Leben Schaden genommen hat und stellenweise an Stabilität einbüßt. Wie groß der Einfluss gerade von Sonnenlicht auf die Hautalterung ist, können Sie ganz leicht bei einem kleinen Experiment überprüfen. Dazu müssten Sie sich noch mal überwinden und vor dem Spiegel Aufstellung nehmen. Wieder benötigen wir den Po, den Sie sogleich mit Ihrem Gesicht vergleichen! Haben Sie die 35 überschritten, werden Sie deutlich erkennen: Die sonnenbedingte Lichtalterung ist ein massiver Altersbeschleuniger. Denn während Sie im Gesicht womöglich Fältchen, Äderchen, Flecken oder raue Stellen entdecken, ist Ihr Po dagegen glatt und weist keine oder nur wenige Vorboten des Alterns auf. Allenfalls in der Mitte finden Sie eine große Falte, und die gehört sinnvollerweise genau da hin.

Die Spuren der Lichtalterung beobachte ich als Ärztin jeden Tag bei der Hautkrebsvorsorge an meinen Patienten. Und obwohl der Po auf den Tag genauso alt ist wie das Gesicht, wirkt er im Vergleich unfassbar jung. Und das liegt daran, dass er den Großteil seines Lebens gut geschützt in Hose, Badehose oder anderer Kleidung verbringt. Bei exzessiven Nacktbadern ist der Unterschied nicht mehr ganz so eklatant, aber für den Rest gilt: Würden Sie Ihr Gesicht konsequent vor zu viel Sonne schützen, könnte es genauso

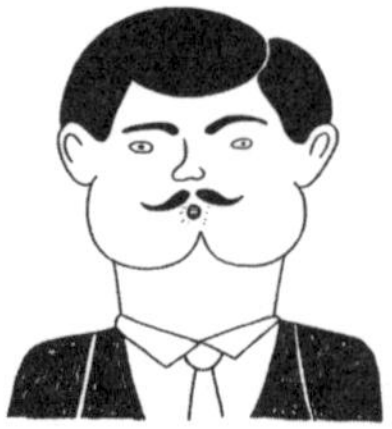

jung und unverbraucht aussehen wie Ihr Po. So gesehen könnte man das Prädikat Arschgesicht eigentlich auch als Kompliment betrachten. Neueste Untersuchungen zeigen, dass auch das künstlich erzeugte bläuliche Licht aus Smartphones, Tablets und Fernsehern die bestrahlte Haut altern lässt und die Hautschutzbarriere schwächen kann.

Das Geschäft mit der Angst

Nun könnte man sagen, ein paar Fältchen hier, ein paar Flecken da – können wir nicht froh sein, wenn unser Körper gesund ist und einigermaßen funktioniert? Gibt es keine drängenderen Probleme? Die gibt es sicher, aber so einfach ist es leider nicht. Oder warum geben so viele von uns ihr Alter nur ungern preis? Und warum nur investieren wir so enorm viel Zeit und Geld in das Versprechen, durch diese oder jene Maßnahme ewig jung zu erscheinen? Ich glaube, wir tun uns mit dem »Altern in Würde« deshalb so schwer, weil Altern uns an den Tod erinnert, an Unfruchtbarkeit, den Verlust von Kraft, Leistungsfähigkeit und Energie. Und weil jung und schön zu sein in unserer Gesellschaft als höchst erstrebenswert gilt. Das Ideal hat sich inzwischen zu einem regelrechten Jugendwahn entwickelt: Die Beauty- und Anti-Aging-Industrie boomt, und wer nur ausreichend Geld auf den Tisch legt, für den scheint zu gelten: anything goes. Unsere Gesellschaft ist auf Machbarkeitsmodus programmiert, niemand möchte derjenige sein, der den Zug versäumt, wenn es Richtung ewige Jugend und puppenhafte Schönheit geht. Altern ist heute keine Selbstverständlichkeit mehr, die das Leben nun mal mit sich bringt. Altern ist etwas, das nicht sein muss!

Leider hat dieser Trend auch Einzug in die Medizin gehalten. An der Berliner Charité fand vor einiger Zeit die Vorlesung eines prominenten Schönheitsarztes aus Übersee statt. Alle Kollegen, die hin und wieder mit Botox und Hyaluronsäure gegen Falten hantieren, strömten herbei, um den Faltenpapst zu hören und natürlich auch zu sehen. Als er vor uns auf der Bühne stand, war er von oben mit Scheinwerfern beleuchtet und bot einen verstörenden Anblick. Er selbst hatte offenbar kein Problem damit, nicht nur seine berufliche Erfahrung, sondern gleich auch seine äußere Erscheinung in die Lehrveranstaltung einzubringen: »Liebes Publikum, ich muss mich entschuldigen, ich habe ausprobiert, wie viel Botox in eine Männerstirn passt«, begrüßte er uns.

Gut, Ärzte im Selbstversuch hat es zu allen Zeiten gegeben. Manche infizierten sich mit tödlichen Krankheitserregern, um sie zu studieren, andere unterbanden ihre Atmung, um Nahtoderlebnisse auszulösen – aber Botox? Ich wäre als Patientin schreiend davongelaufen und hätte mein Vorhaben, vielleicht ein kleines Spritzchen hier und da zu setzen, sofort aufgegeben.

Botox ist ein Nervengift und als solches in der Lage, die Bewegung der Gesichtsmuskeln in den behandelten Regionen jeweils für ein paar Monate lahmzulegen, bevor der Effekt von selbst wieder abklingt und die Prozedur wiederholt werden muss. Man glättet damit gerne die »Zornesfalten« im Stirnbereich zwischen den Augenbrauen und die »Sorgenfalten«, die quer über die Stirn laufen. Rechts und links oberhalb der Augenbrauen aber verbleibt immer noch eine gewisse Beweglichkeit, die Augenbrauen wandern etwas nach oben. An den Oberseiten der Brauen ist kecke Restmimik möglich. Dort, wo kein Botox gespritzt wurde, werden die Muskeln nicht selten hyperaktiv. Das kann positive Effekte haben, den Blick etwas öffnen und schwere Oberlider ein wenig nach oben ziehen. Manchmal geschieht allerdings auch zu viel des Guten. Wenn ein

Talkshowgast – und in diesem Fall sind es meist Frauen – unverwandt und egal bei welcher Frage so wahnsinnig erstaunt in die Kamera guckt, nennen wir Mediziner das auch »Spockzeichen«, nach dem unvergessenen Mister Spock aus der Serie »Raumschiff Enterprise«. Für Leonard Nimoy hatten sich die Maskenbildner die permanent nach oben gezogenen Augenbrauen als Markenzeichen ausgedacht. Wer mehr literarischen Klassikern zugetan ist, nennt das Phänomen auch den »Mephisto-Blick«.

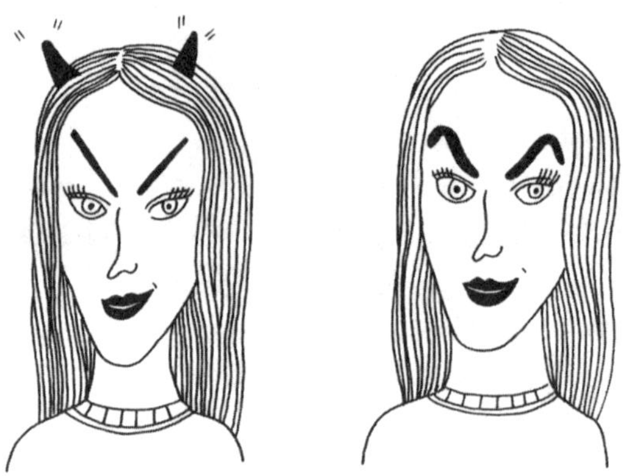

MEPHISTO SPOCK

Ich weiß nicht, zu welcher Fraktion sich der prominente Antifaltenpapst auf der Bühne hingezogen fühlte. Jedenfalls hatte er ganze Arbeit geleistet, sich auch noch die Brauenbewegung weggeschossen und damit jegliche Muskelspannung lahmgelegt. Wenn man nun aber die natürliche Eigenspannung der Stirnmuskulatur ausknockt, sackt die Stirn herunter wie ein defekter Rollladen. Da der Beauty-Doc wie jeder alternde Mann an Stirn und Oberlidern noch dazu über lose Haut verfügte, hatten sich seine Augenbrauen durch die Botoxbehandlung quasi über die Augen geschoben. Aber, wie er uns erzählte, seine Frau habe dafür gesorgt, dass er am Ende doch wieder den Durchblick hatte. Die war nämlich ebenfalls

Schönheitsärztin und »konnte Hyaluronsäure«. Und die hatte sie ihm wulstförmig in die Augenbrauen gespritzt; dadurch sah er zwar ein wenig aus wie ein Neandertaler, doch die Wülste zogen die Lider zurück nach oben, und er hatte wieder Durchblick.

Sein Alter konnte er allerdings weder durch Botox noch Hyaluronsäure verbergen, geschweige denn aufhalten. Weniger wäre hier durchaus mehr gewesen. Die Zeichen des Alterns unter einem toten Botox-Sarkophag zu begraben ist eindeutig keine gute Idee! Und zudem ziehen gerade solche überrestaurierten Gesichter die Blicke der Umgebung auf sich und jede Menge Lästereien nach sich …

Einige Monate später besuchte ich auf Einladung einer Firma, die Beauty-Produkte an Ärzte verkauft, den Vortrag eines anderen Schönheitsgottes – diesmal aus Brasilien, wo dieser Markt besonders boomt. Ich habe prinzipiell nichts gegen den dezenten Einsatz solcher Produkte, stellenweise sind die Ergebnisse ganz charmant. Doch was ich auf dieser Veranstaltung erlebte, war geradezu grotesk und zutiefst beunruhigend. Es begann vermeintlich harmlos: Der Redner zeigte Bilder ästhetischer Räumlichkeiten mit feinster Innenarchitektur und ebensolchem Mobiliar. War ich versehentlich in eine Veranstaltung von Wohnraumdesignern geraten?

Keineswegs: Der Beauty-Guru verglich nun die Räume mit Frauen aus verschiedenen Ländern und den dort gängigen Schönheitsidealen. So gäbe es Frauen, die ihre Gesichter in italienisch-barockem Stil herrichten würden. Andere dagegen hätten es mehr mit kühler Eleganz. Beides, so meinte er, sei legitim und einfach nur Geschmackssache. Ich wusste immer noch nicht, worauf er damit hinauswollte. Doch dann kam es: »Nicht angemessen und absolut zu verurteilen«, legte er los, »sei das Gesicht der deutschen Frau!« Zur Illustration zeigte er ein verdrecktes Kellerloch mit kaputten Fenstern und Wänden, von denen der Putz abblätterte.

»Kollegen«, sagte er, »kümmert euch endlich um die Gesichtsrenovierung der deutschen Frau.« Auch sie wolle doch sicher dazugehören zur Weltgemeinschaft der »Schönen« und dürfe sich nicht länger gehenlassen. »Schreiten Sie zur Tat, Kollegen«, rief er noch aus, bevor er selbst zur Tat schritt und seine Fähigkeiten an Freiwilligen demonstrierte. Eine Kamera übertrug auf metergroße Leinwände, wie er »die deutsche Frau«, jenes visagistische Kellerkind, »schönspritzte«.

Wir durften zusehen, wie er Furchen und Volumenverluste in den Wangen, Tränensäcke und Knitterfalten zunächst analysierte und danach Unmengen Füllmaterial in das Gesicht pumpte. Das Vorher-nachher-Foto zeigte sichtbare Veränderungen und war in der Tat beeindruckend. Nur leider handelt es sich bei Menschen nicht um platte Fotos, sondern um bewegliche Individuen mit Mimik und 3-D-Relief. Als die frisch gespritzten Models am Schluss der Veranstaltung vom gnadenlos hellen Scheinwerferlicht ausgeleuchtet auf der Bühne standen und auf der Leinwand für jeden gut sichtbar interviewt wurden, offenbarte sich das ganze Elend: Wulst-Lippen bewegten sich eigenmächtig in alle Himmelsrichtungen, aufgesetzte Apfelbäckchen verschoben sich bizarr gegen die darunterliegende Muskulatur. Wenn diese Muskulatur beim Lachen arbeitete, blickten wir in imposante Hügel- und Dellenlandschaften aus Hyaluronsäuredepots, die sich störrisch der Bewegung widersetzten.

Wer Menschen auf diese Weise verunstaltet und Frauen mit schlecht eingerichteten Kellerräumen vergleicht, bei dem stehen offenbar selbst einige Möbel nicht richtig; vor allem im Oberstübchen. Gleichwohl ist es offensichtlich, dass der brasilianische Schönheitsexperte mit seiner Marktphilosophie Erfolg hat. Denn hier wird mit Hoffnungen und Ängsten gespielt und mit viel Geld, das auf dem Markt der ewigen Jugend zu verdienen ist.

Wie wir altern und was wir vielleicht doch tun können

Leider kann ich nicht verhindern, dass manche den Zeichen des Alterns mit solch drastischen Mitteln zu Leibe rücken. Aber ich kann Ihnen, liebe Leser, ein wenig Backgroundwissen an die Hand geben, damit Sie besser verstehen, was beim Altern eigentlich im Körper geschieht, warum vieles, was Ihnen Kosmetikindustrie und Medizin versprechen, nur bedingt eingelöst werden kann, und warum eine verantwortungsvolle Lebensführung noch die besten Effekte bringt.

Der Prozess der Alterung besteht aus einer Vielzahl von Vorgängen und spielt sich in allen Bereichen des Körpers ab – an den sichtbaren, wie der Haut, an den weniger sichtbaren, wie der Muskulatur, den Knochen und dem Bindegewebe, und schließlich an den von außen unsichtbaren, den Organen. Wie genau welche Prozesse ineinanderwirken, beobachtet die Wissenschaft zunächst an Modellen wie Hefen, Fliegen, Würmern, Mäusen und überträgt es dann auf den Menschen. Die Vorgänge sind komplex, aber ich will versuchen, Ihnen neun Hauptzeichen der Alterung unseres Körpers etwas genauer aufzuschlüsseln.

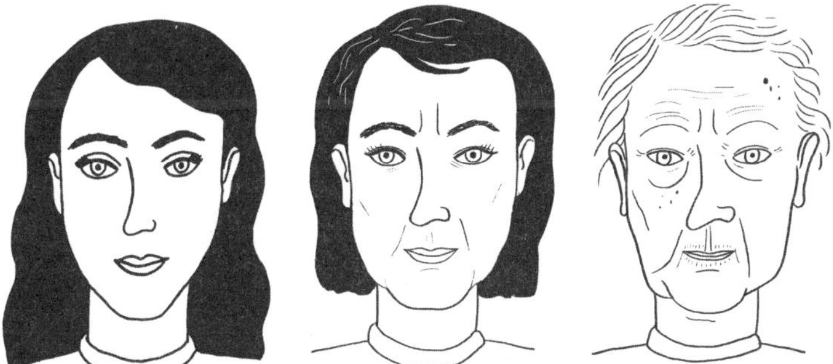

DNA-Schäden

Die Alterung beginnt schon am ersten Tag unseres Lebens mit der Ansammlung von Schäden im Erbgut unserer Zellen, in der DNA. Sie erinnern sich an den Biologieunterricht? Die DNA ist im Zellkern einer jeden Körperzelle verpackt und ist die Steuerzentrale unseres Lebens. Hier liegen aufgereiht unsere Gene. Sie werden von einer Art Kartenlesegerät für Gene abgelesen, der jeweilige Code steuert dann die Produktion von Eiweißen und Botenstoffen.

Doch die Codeabfolge der DNA kann gestört und vernichtet werden. Äußere Faktoren, wie Sonne, Rauchen, Radioaktivität, Feinstaub, Chemikalien, Medikamente, Viren, und innere Faktoren wie ein gestörter Erbgut-Reparaturservice sowie freie Radikale, also aggressive Sauerstoff- und Stickstoffverbindungen, die im Stoffwechsel dauernd entstehen, setzen dem Erbgut in den Zellen zu. Ein Übriges tun Stress, Krankheiten, Mikronährstoffmangel im Blut, aber auch normaler Verschleiß – wie bei einem alten Auto. Die Gene können verkleben, verdrehen, falsch zusammengesetzt oder chemisch verändert werden. Der Körper ist leider nicht immer in der Lage, alles zu reparieren, was da so an Schäden entsteht. So büßen die Zellen mit der Zeit ihre Funktion ein, vermehren sich nicht mehr oder wuchern tumorös und schädigen zudem oft noch ihr Gewebe-Umfeld, was sich in Form von Alterung, Krankheiten und auch Krebs äußert.

Abnutzung der Schutzkappen

Unsere DNA ist zu hübschen X-Formen (beim Mann auch zu einem Y) aufgewickelt und bildet damit insgesamt 46 Chromosomen, die unser komplettes Erbgut enthalten. Die Chromosomen wiederum tragen Schutzkappen an ihren Enden, die sogenannten

Telomere. Bei jeder Zellteilung werden sie abgenutzt und ein Stück weiter verbraucht, bis die Zelle am Ende nicht mehr teilungsfähig ist. Fortan fristet sie ihr Dasein als unfruchtbarer Greis oder verabschiedet sich gar final in den Zelltod. Menschen mit kurzen Chromosomenenden vergreisen und sterben statistisch gesehen früher. Deshalb gelten die Telomere auch als »Zündschnüre des Alters«.

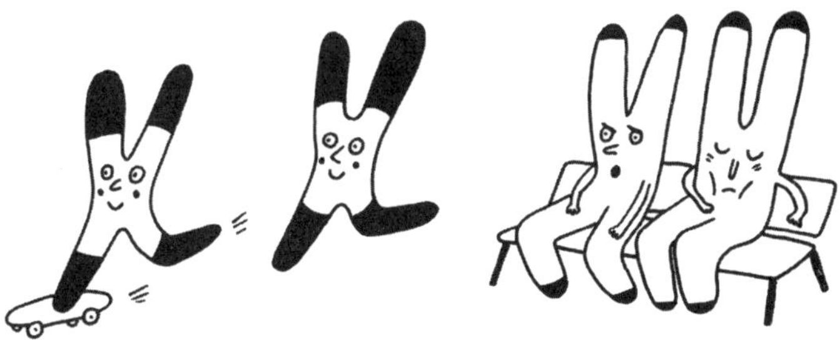

Auf die genetische Länge der Telomere haben wir leider keinen Einfluss, die ist vorgegeben. Ein gesunder Lebensstil scheint sie aber länger lang zu halten. Und wenn die Telomere lang sind, heißt das, dass wir biologisch jünger sind, als unser kalendarisches Alter vermuten lässt.

Genetische Veränderungen

Wir alle kommen mit einem bestimmten Set an Genen auf die Welt. Sie werden, wie bereits erwähnt, von kleinen Arbeitsgeräten abgelesen und in vielfältige Eiweißstrukturen umgesetzt. Manche dieser Gene aber lassen sich durch unsere zelleigenen Scanner nicht lesen, obwohl sie eigentlich vorhanden sind. Sie sind verklebt wie die Seiten in einem Kochbuch: Das Rezept für Nudelauflauf ist darin zwar enthalten, aber die entsprechenden Buchseiten lassen sich nicht einzeln aufblättern, sodass man das Rezept nicht lesen und nachkochen kann. Solche Verklebungen sind sogenannte epigenetische Veränderungen. Sie führen etwa dazu, dass die Produktion jener Eiweiße gestört ist, die für die Reparatur, den Aufbau, die Immunabwehr und die Zellkommunikation zuständig sind. Die Folge – das Altern – wird beschleunigt.

Epigenetische Veränderungen sind sogar vererbbar. Eltern haben also auch in dieser Hinsicht eine Verantwortung für ihren Nachwuchs, auch die Männer. Gutes Spermamaterial entsteht, wenn der Erzeuger frühzeitig gesund lebt. Wir können beeinflussen, wie stark und wie früh unsere zelleigenen Kochbücher verkleben oder ob sich ein paar gute Rezepte eventuell doch wieder öffnen lassen. Eine gute Ernährung, eine gesunde Darmflora, der Verzicht auf Rauchen, Weichmacher, Pestizide und Drogen helfen uns dabei. Gene sind also nicht nur Schicksal, man kann seine nicht so guten Gene etwas tunen, andererseits seinen guten Genen Schaden zufügen. Die gute Nachricht ist: Wir haben Stoffe in uns, die einen positiven Einfluss auf unsere Epigenetik haben. Das ist die Enzymfamilie der Sirtuine mit ihrem gesundheitsfördernden und lebensverlängernden Effekt. Sie schalten die guten Gene an und stellen die nicht so guten ab. Diese »Anti-Aging-Enzyme« werden noch erforscht, aber bekannt ist bereits, dass man sie mit Resveratrol aktivieren kann. Resveratrol ist ein sekundärer Pflanzenstoff, der in der Weintraubenschale und auch im Rotwein vorkommt. Er schützt die Traube vor Bakterien, Pilz- und Virusinfektionen, Giften und UV-Strahlung – und bewirkt das Gleiche auch beim Menschen. Resveratrol findet sich auch in Himbeeren, Pflaumen und Erdnüssen. Leider entfaltet dieser Jungbrunnen-Stoff seine Wirkung nach bisheriger Meinung nur in Verbindung mit den restlichen Pflanzenbestandteilen. Extrahiert und abgefüllt in Kapseln zum Schlucken als Nahrungsergänzungsmittel, galt er als so gut wie wirkungslos. Doch Hoffnung kommt aus dem Labor, wo es Forschern gelungen ist, den Rotweinstoff ohne alkoholischen Anteil zu nahezu 100 Prozent für unseren Körper verfügbar zu machen. Er wird bereits im Mund über die Schleimhaut ins Blutgefäßsystem aufgenommen und kann sich so die zerstörerische Passage durch den Magen-Darm-Trakt sparen.

Und noch ein Trost: Es gibt einen weiteren kostenlosen Sirtuin-Antreiber bei Mensch und Tier – die Kalorienreduktion! Beim Menschen klappt das mit intermittierendem Fasten, also alle zwei, drei Tage mal einen Tag nichts essen. Oder 16 Stunden fasten und nur während der acht darauffolgenden Stunden etwas essen. Beim Nagetier steigt die Lebenserwartung durch diese spaßarme, aber sehr effektive Maßnahme um sage und schreibe 40 Prozent. Der menschliche Körper kennt Hungerperioden aus der Steinzeit, er braucht den Hunger sogar als Erneuerungsimpuls. Ebenso, wie Kälte uns zittern, aber auch schlanker werden lässt, macht Hunger zwar keine Freude, aber jünger. Und nach drei Tagen Fasten steigen die Energie und die Euphorie messbar an, vermutlich, um dem Körper Kraft zu geben für die nun langsam doch mal anstehende Nahrungssuche.

Gestörte Eiweißbalance

Die Nummer vier unserer Altersmotoren sind die Eiweiße. Sie steuern den Hauptteil der Zellfunktionen unseres Körpers und bestehen aus Aminosäuren, die wie bei einer bunten Perlenkette aneinandergereiht sind. Damit sie ihrer anspruchsvollen Aufgabe gerecht werden können, müssen die Eiweißperlenketten aber erst einmal wie feine Damastservietten kunstvoll gefaltet werden. Dabei erhalten die frisch produzierten Babyeiweiße Unterstützung von *Chaperonen,* was witzigerweise der englische Begriff für »Anstandsdamen«

ist, also Personen, die uns helfen, uns korrekt zu benehmen. Chaperonen sind Helfereiweiße, die sich wie ein Donut um die Aminosäurekette legen und beim Falten helfen. Läuft das nicht korrekt ab, kann es leichter zu Erkrankungen wie Alzheimer und Parkinson kommen oder auch zu einer Linsentrübung im Auge. Der Alterungsprozess wird beschleunigt, und irgendwann verabschieden sich dann auch die Chaperonen in den wohlverdienten Ruhestand und können unsere Eiweiße nicht mehr schützen.

Doch auch was schön gefaltet ist, muss nicht ewig halten. Bei Stress liegen die Proteine verwurschtelt in der Zelle herum wie Spielzeug in einem unaufgeräumten Kinderzimmer. Sind dann die Chaperonen und auch deren Helfereinheiten, Eiweiß-Putztrupps, außer Gefecht, verheddern sich die entfalteten Eiweißfäden immer weiter zu einem hoffnungslos verknoteten Knäuel, und die Zellalterung nimmt ihren Lauf. Von der Kosmetikindustrie werden nun Anti-Aging-Präparate zum Einnehmen angepriesen. Das Bindegewebeeiweiß Kollagen soll quasi als Eiweißnachschub für eine junge Haut sorgen. Kann das funktionieren?

Eiweiße werden im Dünndarm in ihre Einzelbestandteile, die Aminosäuren, und in kurze Eiweißbruchstücke zerlegt und dann über die Darmschleimhaut in den Blutkreislauf aufgenommen. Erst jetzt entscheidet der Körper, wohin er diese Eiweißbausteine schicken will. Er lässt sich weder von Ihnen noch von der Kosmetikindustrie vorschreiben, diese Eiweiße nur zum Lifting, zur Faltenkorrektur oder zur Straffung Ihrer verknitterten Unterlidregion zu benutzen. Dennoch haben sie offenbar einen Effekt. Dichte, Elastizität und Feuchtigkeit der Haut nehmen einzelnen Untersuchungen zufolge nach Einnahme tatsächlich messbar zu, wenn Präparate mit ein paar Gramm Kollagen geschluckt werden. Gleichzeitig tut man auch etwas für andere bedürftige Gewebe wie Haare, Nägel, Knochen und Gelenke.

Kostengünstiger als gekaufte Kapseln oder Ampullen ist eine ausgewogene Ernährung; die liefert nämlich dieselben Aminosäuren wie teure Nahrungsergänzungsmittel, mal in mehr, mal in weniger konzentrierter Form. Gute Eiweißquellen sind Eier, Quark, Käse, Fleisch, Fisch, Garnelen, Samen, Soja, Tofu, Nüsse, Mandeln, Kerne, Quinoa oder Haferflocken; ebenso Linsen und Bohnen und der Geheimtipp – Omas über Stunden ausgekochte Knochenbrühe (nichts für Vegetarier). Die darin enthaltene Gelatine ist eine preiswerte Quelle für Kollagen.

Aminosäuremischungen als Nahrungsergänzungsmittel sind in Sportlerkreisen und bei der Therapie diverser Leiden (zum Beispiel Haarausfall, Schlafstörungen, Depressionen, Auszehrung) in Gebrauch. Ob Aminosäuren in Ihrem Körper fehlen und eine zusätzliche Einnahme sinnvoll ist, kann man über eine entsprechende Messung im Blut feststellen lassen. So oder so: Die Berentung der Chaperonen lässt sich dadurch leider nicht aufhalten.

Nährstoff-Schmuggel: Zoll überfordert!

Zellen sind immer hungrig und stopfen gerne und ständig Nährstoffe in sich hinein. Eine Art Fress-Zoll achtet darauf, dass sich die Zelle beim Essenfassen nicht übernimmt. Die Zollbeamten haben keinen leichten Job. Sie können überfordert sein und abgelenkt, und so wird unkontrolliert jede Menge Nahrung importiert, obwohl der Körper gar nicht danach verlangt. Übergewicht, Diabetes, Entzündungen und Alterung nehmen zu! Die moderne Industriekost stört die Wachsamkeit der Zollbehörde, weil diese evolutiv auf derart starke Stimuli nicht eingestellt ist. In der Steinzeit gab es nun mal keinen Zucker, kein Mehl, kein Brot, kein Gebäck, keine Nudeln, Cerealien oder Fertiggerichte. Diese Nahrungsmittel setzen aber Unmengen an Zucker frei und pushen damit unsere körpereigenen Botenstoffe Insulin, und Insulin like growth factor. Das führt zu übermäßigem Zellwachstum, Zivilisationskrankheiten und Entzündungen.

Auch Milch im Übermaß wirkt sich mit enthaltenen Rinder-Mikro-RNA-Partikeln, die an unsere Gene manipulierend andocken können, und Aminosäuren (Leucin, Isoleucin, Valin) wachstumsfördernd aus. Mal abgesehen von der Muttermilch, steht das Powergetränk noch kürzer auf dem menschlichen Speiseplan als Getreide, nämlich erst seit rund 7000 Jahren und in größeren Mengen ohnehin erst, seit es Kühlschränke gibt. Parallel dazu entwickelten sich die klassischen Zivilisationskrankheiten, wozu übrigens auch Akne zählt … Durch Fructose, Milchzucker und auch Glucose (Zucker und Mehl) verzuckert unser Gewebe. Dabei entstehen sogenannte AGEs. AGE meint in diesem Fall nicht das englische Wort für Alter, sondern steht für »Advanced Glycation Endproducts«. Das ist eine Substanzklasse, die im Rahmen der Maillard-Reaktion entsteht. Die kennen wir aus der Küche, wenn etwas braun und knusprig wird. Dabei werden Aminosäuren und Zucker zu neuen Verbindungen umgewandelt, die unsere wertvollen Körpereiweiße wie mit Kaugummi verkleben. Pappig werden auch das Bindegewebe, das uns Spannkraft geben soll, und die Enzyme, die für uns den Stoffwechsel betreiben. AGEs erhöhen die Diabetes-Gefahr und verlangsamen die Wundheilung. Sie degenerieren unser Nervensystem, beeinträchtigen unsere Organe und führen nicht selten zu chronischen Entzündungen.

Diese AGEs produzieren wir nicht nur selbst, wir nehmen sie auch zu uns, wenn wir Chips essen, Gegrilltes oder Gebackenes. Ja und wer dann auch noch raucht, der schaltet den AGE-Alterungsturbo ein.

Mitochondrien-Fehlfunktion

Innerhalb unserer Zellen arbeiten kleine Fabriken, eine Art autonome Energiekraftwerke. Diese sogenannten Mitochondrien entstanden vor einer Milliarde von Jahren aus Bakterien, die einen Wirt suchten, der ihnen eine kuschelige Bleibe bietet. Sie haben sich in Ur-Einzellern häuslich eingerichtet und bereits diese unsere Mikrovorfahren mit ihrer Power beglückt.

Mitochondrien besitzen eine eigene DNA, die allerdings viel empfindlicher ist als die in unseren Zellkernen. Sie ist anfälliger für Gifte, Pestizide, Stress und Medikamente. Als direkte Nachfahren von Bakterien reagieren sie besonders empfindlich auf Antibiotika. Abgesehen davon kann die Mitochondrien-DNA natürlich auch ganz eigene Schäden entwickeln, manche sind irreparabel.

Beim Menschen werden Mitochondrien über die Mutter an die Nachkommen vererbt. Man sollte sich als Mann daher gut überlegen, ob man vielleicht weniger auf die Brüste, das Haar oder die Zähne der künftigen Mutter seiner Kinder schaut und dafür lieber Erkundigungen über die Qualität ihrer Mitochondrien einholt. Zugegeben, das ist leider nicht ganz so einfach wie die Begutachtung der äußeren Reize.

Die Arbeit der Mitochondrien ist sehr wichtig für unseren Alterungsprozess. Wenn die Hälfte der Mitochondrien-DNA verschlissen ist, kommt es zur Gewebealterung. Für Sie persönlich wahrnehmbare Zeichen von Mitochondrienschäden können die Abnahme der Belastbarkeit, gesteigerte Infektneigung, chronische Müdigkeit, Gelenkerkrankungen oder eine spürbare Gewichtszunahme sein. Auch Herz-Kreislauf-Probleme, Parkinson, Alzheimer, Diabetes und andere chronische Erkrankungen sind nicht selten durch Funktionsstörungen der Mitochondrien bedingt. Von Medizinern gern als »Psychomacke« bezeichnete Symptome wie Müdigkeits- und Erschöpfungs-Syndrome, Burn-out, gesteigerte

Sensitivität gegenüber Chemikalien, Reizdarm und Fibromyalgie (Körperschmerz) mögen zwar auch seelisch beeinflusste Erkrankungen sein, neueste Forschungen aber zeigen, dass auch eine Fehlfunktion der Mitochondrien die Ursache sein kann.

Wenn die Mitochondrien in alten Zellen erlahmt sind, wird auch der von ihnen produzierte Powerstoff ATP (Adenosin-Triphosphat) nicht mehr ausreichend zur Verfügung gestellt. Die Mitochondrien-Zellwand wird brüchig, und die Kommunikation mit der Nachbarschaft, also anderen Zellorganen, schläft ein. So werden geschädigte Mitochondrien zu frustrierten Einsiedlern in den Zellen, ein Frust, der aggressiv macht und zum Abschuss von Radikalen führt. Solche freien Radikale werden verstärkt auch beim Sport gebildet, eine bestimmte Dosis von ihnen stimuliert den Selbstreparaturmechanismus in den Zellen und trägt so zur Verjüngung des Organismus bei. Wird die Zelle aber mit freien Radikalen überversorgt, kann die zu hohe Menge nicht mehr sinnvoll genutzt und vor allem nicht mehr ausgeglichen werden. Die Zellen werden geschädigt.

Was also tun? Der Verschleiß der Mitochondrien lässt sich wie das Altern nicht stoppen, wir können aber versuchen, sein Tempo durch unsere Lebensweise zu beeinflussen. Auch hier ist eine gesunde Ernährung wichtig, möglichst ohne Pestizide, Nitrate, Schwermetalle und vor allem ohne gehärtete Fette, die besonders in Fast Food enthalten sind.

Achten Sie auch darauf, ob Ihre Atemluft am Arbeitsplatz stark mit Feinstaub aus Druckern oder Kopiergeräten belastet ist. Schädlich sind Rauchen, Alkoholmissbrauch, Drogen und – Achtung! – Tattoofarben. Meiden Sie chronischen Stress, körperliche Überlastung. Problematisch, wenn auch nicht immer vermeidbar, ist außerdem die Dauereinnahme von Medikamenten. Wer seinen

Mitochondrien etwas Gutes tun will, dem empfehle ich moderates Muskel- und Ausdauertraining, hin und wieder Fastentage, das Auffüllen der Mikronährstoffspeicher, ganz besonders auch mit Omega-3-Fettsäuren aus Fischöl oder Algenöl und, wie schon häufiger in diesem Buch, eine Sanierung der Darmflora.

Zellvergreisung …

… ist kein schönes Wort. Wir sammeln im Laufe des Lebens eine stetig steigende Zahl von vergreisten Rentner-Zellen an. Wie im echten Leben sind alte Zellen oft mürrisch und verbittert und in ihrer Senilität auch aggressiv. Sie sondern – wie schon dargestellt – Entzündungsmacher und Eiweißzerstörer ab. Damit stecken sie leider auch ihre jüngere, frischere Umgebung an, die dann ebenfalls schneller altert!

Ein paar der Greisenzellen sind aber für den Körper gar nicht schlecht, und das nicht nur, weil wir das Alter ehren sollen. Sie wirken nämlich der Krebsentstehung direkt entgegen! Das tun sie, indem sie einfach keine Lust auf Krebs haben, weil sie selbst nicht bereit sind, sich auf ihre alten Tage noch der anstrengenden ungebremsten Zellvermehrung hinzugeben. Doch wie immer scheint auch das eine Frage des Gleichgewichts zu sein, oder in diesem Fall der Demografie: Eine Gesellschaft, in welcher der Anteil der Alten ständig steigt und die Geburtenraten sinken, wird Probleme bekommen. Bis dahin aber sind in sich ruhende weise Greise auch eine Bereicherung für die Gesellschaft.

Erschöpfung der Stammzellen

Glücklicherweise ist unser Körper im Großen und Ganzen eigentlich ein harmonisch funktionierendes Gemeinwesen. Er sorgt bei aller Wertschätzung reiferer Zellgenerationen immer für junge Erneuerung aus den Stammzellen. Das ist ein Pool noch nicht spezialisierter Körperzellen, aus denen sich alle möglichen Zelltypen und Gewebe entwickeln können, also Hautzellen, Knorpelzellen, Organe, Nervengewebe usw. Ich verrate Ihnen sicher kein Geheimnis, dass auch diesen Stammzellen selbst nicht die ewige Jugend beschieden ist. Das Übermaß an Zivilisations-Kalorien überreizt unsere Stammzellen und laugt sie aus. Besonders betroffen sind das Blut, die Knochen, die Muskulatur, unsere Haut und unser Verdauungssystem. Apropos Verdauung: Steinzeitkost und Hungerphasen sorgen für ein längeres Überleben auch der Stammzellen. Menschen, die in ursprünglicheren Gesellschaften leben und dabei weder an einem bakteriellen Infekt noch an einer Verletzung sterben, können tatsächlich ganz besonders alt werden und dabei sehr gesund bleiben. Ersatzweise bietet die Kosmetikindustrie ihre vielfach beworbenen Gesichtscremes mit Apfelstammzellen an. Zu einer Lebensverlängerung unserer Stammzellen führen diese Wundermittel leider nicht. Nicht mal zu Apfelbäckchen.

Veränderte Zell-zu-Zell-Kommunikation

»Wir müssen reden« ist ein wichtiger Satz im wirklichen Leben. Wenn die Verständigung mit dem Umfeld nicht stimmt, geraten wir schnell ins Trudeln. Ähnlich verhält es sich in unserem Körper. Zellen kommunizieren miteinander über Hormone, Nerven und Botenstoffe. Diese Sprache wird durch Entzündungssubstanzen empfindlich gestört, so wie Funksignale durch Störfrequenzen. Daher ist einer der wichtigsten Altersbeschleuniger im Körper die chronische Entzündung. Dabei ist die Entzündung als Teil unseres Abwehrsystems an sich etwas Notwendiges. Sie sorgt dafür, dass wir akute bakterielle oder virale Infekte oder Verletzungen effektiv bekämpfen können. Diese Entzündung schmerzt, ist heiß und rot oder kann Fieber hervorrufen. Gefährlich ist die stille, schleichende Entzündung ohne direkte akute Symptome. Allenfalls fühlt sich der Betroffene schlapp, zu wenig leistungsfähig oder hat hier und da eine Befindlichkeitsstörung. Die Entzündung ist im Blut ebenfalls messbar! Die Parameter steigen an, wenn man etwa im Inneren des Bauches zu viel Fett um die Organe angesammelt hat. Andere schwelende Entzündungsherde sind Allergien, Autoimmunerkrankungen, chronische Infektionen und eine gestörte Darmbarriere. Ist sie »löchrig« (ganzheitliche Mediziner nennen das »leaky gut«), weil schleimbildende und Schleimhaut abdichtende Bakterienstämme fehlen, können Giftstoffe oder noch unverdaute Nahrungsmittel Kontakt zum Immunsystem bekommen und das Abwehrsystem überfordern. Es reagiert mit Entzündung. Diese führt in allen Etagen unseres Körpers zu Sprachlosigkeit und Missverständnissen zwischen den Zellen und damit zu Schäden an Zellmembranen, im Erbgut und im Zellstoffwechsel. Und das lässt uns bald alt aussehen …

So, jetzt haben Sie hoffentlich einen Überblick über die wichtigsten Prozesse erhalten, die beim Altern in unserem Körper ablaufen. Und Sie haben sicher auch erkannt, dass Anti-Aging, Slow Ageing, Healthy Ageing oder Happy Ageing – wie auch immer man es nennen mag – nur funktionieren, wenn wir selbst all diese neun Faktoren mit ihren unzähligen Unterfaktoren frühzeitig und langfristig positiv beeinflussen. Das beste Rezept dafür ist und bleibt der ganzheitliche Ansatz, also unser Lebensstil.

Und zum Abschluss dieses Kapitels noch ein paar Zahlen: Epidemiologen haben Folgendes errechnet: Wer gesund lebt, kann sein Dasein um bis zu 17 Jahre verlängern. Unsere Gene beeinflussen unsere Lebenserwartung nur zu 25 Prozent. Eine Packung

Zigaretten pro Tag verkürzt das Leben um 7 bis 9 Jahre, ein zu hoher Blutdruck um 5 Jahre, zu hohe Insulinwerte um 4 Jahre. Jedes Kilo Übergewicht bedeutet mindestens zwei Monate weniger Lebenszeit. Doch Vorsicht, auch Untergewicht kann das Leben verkürzen, und zwar um bis zu 3,5 Jahre. Starker Alkoholkonsum schlägt bei Männern mit minus 3 Jahren zu Buche. Zu viel rotes Fleisch ergibt minus 2,4 Jahre bei Frauen und minus 1,4 Jahre bei Männern.

16 Auf dem Menopausenhof – zum Mitlesen auch für Männer (mit Insider-Infos)

Mögen manche es als Katastrophe empfinden – irgendwann bricht für beide Geschlechter eine Zeit an, in der sie besonders mit inneren Werten punkten: mit Blutzucker- und Blutdruckwerten oder mit Leber- und Hormonwerten. Diese Lebensphase setzt mit den Wechseljahren ein, die bei Frauen in die Menopause mündet, das Ende der Fruchtbarkeit. Das männliche Pendant dazu nennt sich Andropause, aber dazu später mehr!

Wir Ärzte nennen die Phase der Wechseljahre auch »Klimakterium«, und nicht umsonst ist dieser Begriff vom griechischen *klino* abgeleitet, was sich mit »sich neigen« übersetzen lässt und das Klimakterium zum Neigungspunkt macht. Viele Frauen haben in der Tat das Empfinden eines Abwärtstrends. Der Verlust der weiblichen Fruchtbarkeit schlägt sich auch auf die Psyche nieder. Ein Lebensabschnitt geht unwiederbringlich zu Ende. Und das fällt oft zusammen mit dem »Empty-Nest-Syndrom«: Wenn die Kinder flügge geworden sind und das Elternhaus verlassen, mag das für manche eine Erleichterung sein, für andere zieht mit dem Nachwuchs aber auch eine Lebensaufgabe aus. Abhängig davon, wie stark sich die Eltern auf diese Rolle fokussiert haben, ob sie nun allein und auf sich zurückgeworfen sind, oder ob sich der Abschied auf Raten vollzieht, weil das Nesthäkchen noch zu Hause ist, muss die familiäre und partnerschaftliche Situation jetzt neu ausbalanciert werden. Manche Paare scheitern daran und nehmen den Begriff Wechseljahre wörtlich, denn Wechselstimmung, das wissen wir von Wahlen, gipfelt nun mal in dem Ruf nach neuem Personal. Und vor allem nach jüngerem. Was bei Männern längst ein alter

Hut ist, scheint inzwischen auch bei Frauen angekommen zu sein: der Trend zum deutlich jüngeren Partner. Heidi Klum und Co. machen es vor. Deshalb ist der Slogan »Reife Frauen warten auf dich!« längst viel mehr als die Werbung für besondere Hotlines oder die Erinnerung an den herannahenden Muttertag.

Menopause, Männerpause?

Die Lebensphase rund um die Menopause ist eine, über die Frauen (und Männer erst recht) nur ungern sprechen. Sie ist verbunden mit allerlei negativen körperlichen Begleiterscheinungen und vielen Ängsten. Dabei klingt der Begriff Meno*pause* im ersten Moment so, als würden Frauen durch ein Klingelzeichen vom Menopausenhof zurück in die Klasse gerufen, wo es fröhlich weitergeht wie zuvor. Pause ist in diesem Fall jedoch dem griechischen *pausis* entlehnt, was schlicht und ergreifend Ende bedeutet. Und dieses Ende kündigt sich über einen mehrjährigen Zeitraum an. Bereits vor dem Eintritt in die Menopause wird die Menstruation unzuverlässiger, sie tritt unregelmäßiger auf, ist mal schwächer, dann wieder stärker, aber kürzer, bis sie irgendwann ganz wegbleibt. Ab Mitte vierzig nimmt die Produktion von Progesteron ab. Der kalte Östrogenentzug setzt schließlich mit etwa sechzig Jahren ein – bei einem Drittel der Frauen so heftig, dass sie sich sehr unwohl fühlen. Die Folgen können Schlaf- und Konzentrationsstörungen sein, Verstimmungen oder sogar Panikattacken. Manche Frauen werden depressiv, haben Arthrose in den Fingern, Gliederschmerzen oder bekommen Herz-Kreislauf-Probleme mit Herzrasen, Blutdruckanstieg oder Schwindel. Besonders belastend und als peinlich empfunden werden Hitzewallungen mit Schweißausbrüchen, meist in Situationen, wo man sie gerade wirklich nicht brauchen kann. Gleichzeitig wird die Haut trockener und schlaffer. Die Saftproduktion im Gewebe wird ebenso heruntergefahren wie die Herstellung von Talg. Und damit nicht genug: Das Kopfhaar wird dünner, die Kinnhaare werden mehr. Die Scheide wird oftmals trocken, sie juckt und kann beim Sex schmerzen.

Apropos Sex: »Können Frauen in deinem Alter überhaupt noch?«, fragte kürzlich eine Enkelin ihre dynamische Großmutter. Was für eine Frage! Die Antwort lautet: Oh ja! Denn die Menopause kann auch erfreuliche Seiten haben: Wenn Frauen in die Wechseljahre kommen, ist das Thema Empfängnisverhütung durch. Manche finden das ganz großartig, sie genießen ihre Sexualität erst jetzt so richtig. Hinzu kommt, dass reifere Frauen Sex oft intensiver erleben als jüngere Frauen. Was vielleicht daran liegt, dass sie besser wissen, was sie mögen, und das auch offener aussprechen.

Trockene Scheide, Juckreiz und Schmerzen beim Sex

Die Kehrseite ist allerdings: Mit dem veränderten Östrogenhaushalt nimmt bei vielen Frauen das sexuelle Verlangen ab. Und auch in unseren weniger öffentlichen Körperregionen zeigen sich in den Wechseljahren Veränderungen, über die niemand gern spricht: Die Vagina wird trockener und dünnhäutiger, sie sieht nicht mehr saftig und rosig aus, sondern blass. Manchmal erkennt der Gynäkologe sogar kleine punktförmige Einblutungen, weil die Gefäße fragil werden. Der Östrogenabsturz ist dafür verantwortlich, dass Frauen in manchen Bereichen ihres Körpers schneller altern als Männer, die ja in vielen Fällen noch bis ins biblische Alter zeugungsfähig sind. Sie sollten wissen, dass Frauen in der Menopause durch die nachlassende Befeuchtung der Scheide und die verletzlich ausgedünnten Scheidenwände beim Sex, genauer gesagt beim Vaginalverkehr mitunter Schmerzen haben könnten.

Die zuständigen Drüsen für eine feuchte Scheide sitzen an deren Eingang. Es sind zum einen die Bartholinischen Drüsen, zum anderen die Skene-Drüsen. Diese schlüpfrigen Helfer produzieren physiologische Gleithilfen für Sex. Wenn die Durchblutung des Gewebes im Alter abnimmt, kann es etwas länger dauern, bis aus dem Gefäßnetz auch innerhalb der Vagina Flüssigkeit abgepresst wird. Bei den Herren der Schöpfung sind also etwas Ausdauer und Technik gefragt.

Wer sich darauf nicht verlassen mag oder trotz ausreichender Stimulation Schmerzen beim Verkehr hat, der kann auf einige praktische Helfer zurückgreifen. Sie sind auch jüngeren Frauen bekannt, die eventuell eine trockene Scheide durch die Antibabypille haben. Für den richtigen Glitsch sorgen dann im Bedarfsfall handelsübliche Feuchtigkeitscremes, Gleitmittel oder Kokosöl, Olivenöl, durch ein Sieb gepresstes Gel von gekochten Leinsamen und andere greifbare Hausmittel. Auch Speichel, liebevoll appliziert, ist ein Klassiker. Gleitmittel vermindern die schmerzhafte Reibung beim Sex und nehmen mögliche Ängste davor. Außerdem können sie eine originelle Ergänzung beim sexuellen Spiel sein. Wer in der Intimgegend des Partners den Duft der Kokosnüsse einsaugt, fühlt sich gleich wie beim Tanz unter Palmen.

Gleitmittel auf Wasserbasis vertragen sich mit Kondomen und sind leicht abwaschbar. Allerdings trocknen sie auch schnell, ihre gleitende Arbeitszeit ist deshalb kürzer. Bei Gleitmitteln auf Ölbasis (und dazu zählt auch das gute Salatöl) ist Vorsicht geboten: Sie sind zwar meist frei von Konservierungsstoffen und damit besser verträglich, doch für Latexkondome verläuft der Kontakt mit Babyöl, Massageöl oder Vaseline tödlich. Sie bekommen Löcher und reißen! Präparate auf Silikonbasis vertragen sich zwar mit Kondomen, nicht aber mit silikonhaltigem Sexspielzeug und Hightech-Materialien aus thermoplastischem Gummi. Silikon greift ihre Oberflächen an. Hier muss wasserhaltiges Gleitgel her. Sollten Sie keine Toys verwenden und es eher klassisch mögen, können Sie silikonhaltige Gele natürlich verwenden: Sie wirken durch die enthaltenen Öle auch bei geringerer Dosierung wesentlich länger als solche auf reiner Wasserbasis. Im Unterschied zu wasserbasierten Mitteln machen sie allerdings heftige Flecken auf der Bettwäsche.

Manche Frauen pflegen ihre Vagina mit Scheidenbefeuchtergelen und können diese auch beim Sex nutzen. Die Gele enthalten Hyaluron- und Milchsäure, die den sauren pH-Wert im Scheidenmilieu unterstützen und den alkalischen Spermienschwall schneller neutralisieren; bei labiler Bakterienlage in der Vagina ist das von Vorteil.

Sind die Schmerzen bei der Liebe mit all diesen Mitteln nicht beherrschbar, kommen Hormone zum Einsatz, die den abgesunkenen Östrogenspiegel regional neutralisieren. In einem ersten Schritt versucht man es mit der örtlichen Anwendung von Östrogencremes oder -zäpfchen in der Vagina. Die Scheidentrockenheit wird so in vielen Fällen gebessert. Sexuelle Lust und Antrieb bringen sie jedoch nicht zurück. Das lässt sich, sofern durch Hormonmangel bedingt, nur über eine Hormongabe in den Blutkreislauf erreichen. Wobei wir bei Schritt zwei wären. Wenn die Behandlung »vor Ort« nicht reicht, kann man Hormone geben, die über die Körperhaut aufgecremt und als Pille eingenommen werden. Das wirkt dann allerdings im ganzen Körper und nicht nur direkt in der Scheide. Womit wir bei der heiß diskutierten Frage angekommen wären, ob wir überhaupt Hormone nehmen sollten, wenn wir die Beschwerden des Alterns lindern oder sie hinauszögern wollen. Wie man die schmerzende Scheide mitunter auch mit einem Laser wieder fit kriegt, erfahren Sie gleich.

Neben der trockenen Scheide in der Menopause kann es noch andere Gründe für Schmerzen beim Sex geben, die manchmal so schlimm sind, dass der Vaginalverkehr überhaupt nicht mehr klappt. Manchmal steckt dahinter eine Autoimmunerkrankung namens *Lichen sclerosus,* was so viel wie »trockene, harte Flechte« bedeutet. Sie trifft übrigens beide Geschlechter.

Es handelt sich um eine zunehmende Verhärtung und Vernarbung des Bindegewebes im Intimbereich. Diese Stellen sind flach oder leicht erhaben, weiß oder beige gefärbt, oft mit einem roten Rand und fühlen sich pergamentartig an. Neben Schmerzen beim Geschlechtsverkehr und Juckreiz kann es zu blutigen Einrissen der Schleimhaut kommen, auch wenn diese mit bloßem Auge betrachtet eigentlich noch intakt aussieht. In anderen Fällen verengt und vernarbt die Vulva derart, dass die Klitoris quasi eingemauert wird. Durch die Narbenstränge verändert sich auch der Urinstrahl. Bei beiden Geschlechtern sind milde und sehr aggressive Verläufe möglich. Bei Männern erkennt man flächenhafte oder punktförmige pergamentartige, porzellanweiße derbe wie narbig wirkende Stellen an der Eichel und der Vorhaut. Ihre Oberfläche wirkt dünn und glänzt. Manchmal sieht man Einblutungen. Juckreiz, Spannungsgefühl, Schmerzen werden von gehäuften Infektionen mit Bakterien oder Pilzen begleitet. Die Vorhaut wird immer härter und verengt, auch die Harnröhrenöffnung kann davon betroffen sein. Das Heimtückische bei dieser Erkrankung ist, dass eine so stark veränderte Haut und Schleimhaut in 3 bis 6 Prozent der Fälle Karzinome entwickelt. Regelmäßige Kontrollen sind daher wichtig.

Wie so oft in der Medizin werden die Ursachen für *Lichen sclerosus* in der Genetik, im Immunsystem oder im Hormonhaushalt vermutet. Quasi als Standardreflex verordnen Mediziner daher gern Cremes, die entweder das Immunsystem unterdrücken oder aber in den Hormonhaushalt eingreifen. Bei Frauen kommen rezeptpflichtige Salben mit Östrogen und Progesteron zum Einsatz, bei Männern testosteronhaltige Präparate, die, örtlich angewendet, die Schleimhaut untenrum in Schuss halten sollen. Sitzbäder ergänzen die Behandlung. Diese Maßnahmen fruchten jedoch nicht immer.

Wie bei anderen Hautentzündungen auch (etwa Schuppenflechte und Neurodermitis, die man gerne am sonnigen Toten Meer behandelt), nutzt man bei der Behandlung von *Lichen sclerosus* künstliches Sonnenlicht, wohldosiert aus medizinischen Leuchten, die UV-Strahlen abgeben. Die langwellige UVA-Strahlung dringt in die Tiefe der Haut und Schleimhaut ein und vertreibt ähnlich einer Kortisoncreme Entzündungszellen. Mit Tabletten ist bei der Diagnose *Lichen sclerosus* dagegen nicht viel auszurichten.

Besser wirksam ist die Kältetherapie, bei der ein Stempel mit minus 196 °C aufgedrückt wird, der zuvor in flüssigem Stickstoff so stark heruntergekühlt wurde, dass das kranke Gewebe vereist wird und sich ablöst.

Ich empfehle Frauen, die einen *Lichen sclerosus* haben, oder auch »nur« eine juckende, trockene oder schmerzende Scheide, über die Vaginallasertherapie mit dem fraktionierten CO_2-Laser nachzudenken, bei der das Gewebe durch kleine punktförmige Impulse erhitzt wird.

Die ganze Prozedur in örtlicher Betäubung dauert nur wenige Minuten, fährt aber den Stoffwechsel der Schleimhaut und die Durchblutung hoch, sodass sich das verkümmerte Gewebe erneuert und wieder »saftig« wird. Wenige Sitzungen liefern Ergebnisse, die man auch gewebekundlich eindeutig nachweisen kann. Die Beschwerden klingen ab. Sex ist in vielen Fällen bereits nach einer Sitzung und wenigen Tagen Pause endlich wieder genussvoll möglich. Diese Methode wirkt übrigens auch bei Frauen mit leichter Inkontinenz.

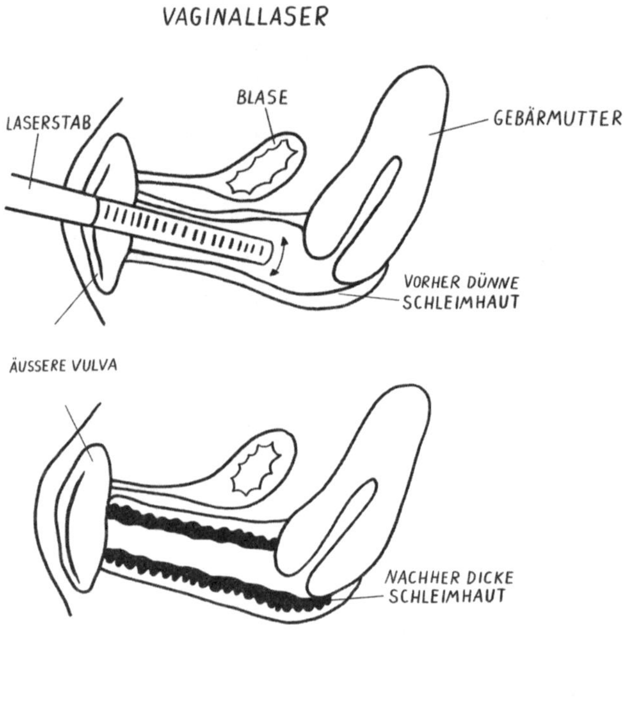

Hormon(ersatz)therapie und der ganzheitliche Ansatz

Unter Medizinern tobt ein gewaltiger Streit, der einem Religionskrieg ähnelt. Anhänger und Kritiker der Hormontherapie kämpfen erbittert gegeneinander. Natürlich werden für jede Position wissenschaftliche Studien herangezogen, deren Interpretation jedoch Spielräume zulässt, die eindeutige Aussagen erschweren, ja vielleicht sogar unmöglich machen. Tut man Frauen mehr Gutes oder mehr Schlechtes, wenn man ihnen die Hormone künstlich verabreicht, die sie selbst ab der Perimenopause um die fünfzig Jahre (zwei bis drei Jahre vor der Menopause) nicht mehr in jugendlichen Mengen bilden? Wann und wie lange sollte man sie einnehmen? Empfiehlt man Hormone als Ersatz aus Lifestyle- und Anti-Aging-Gründen, oder sollten sie der Therapie echter Klimakteriumsbeschwerden vorbehalten sein, wie Schlaflosigkeit, Schwitzattacken, Konzentrationsstörungen, Depressionen und der Zunahme des Bauchfetts?

Statistiken bescheinigen einer rechtzeitig begonnenen Hormonersatztherapie (um die fünfzig) eine gute Prophylaxe für Osteoporose (wirkt nur, solange man die Hormone einnimmt), Herz-Kreislauf-Probleme mit Gefäßverkalkungen und Demenz. Anders herum haben Hormongaben auch Nebenwirkungen. Beginnt man die Therapie nicht gleich zu Beginn der Menopause, sondern Jahre später, erhöht sie das Risiko für Herzinfarkt und Schlaganfall.

Es besteht unter Hormontherapie grundsätzlich ein erhöhtes Thrombose- und Embolierisiko (Venenverschluss durch Blutgerinnsel und Abschießen eines Blutpfropfens in eine Lungenschlagader) wie bei der Pille schon beschrieben. Um dieses Risiko etwas zu reduzieren, wird in der Menopause Östrogen lieber auf die Haut aufgetragen, als in Form einer Tablette eingeworfen, um den Weg vom Mund über den Magen-Darm-Trakt zur Leber zu umgehen, sodass weniger Gerinnungsfaktoren gebildet werden. Die Hormon(ersatz)therapie kann einen schlummernden Brustkrebs wecken, zum Wachstum und Ausbruch bringen. Auch das Risiko für den seltenen Eierstockkrebs steigt langfristig an. Sie kann zu Migräne führen, im Gesicht können plötzlich braune Flecken auftreten, einige Autoimmunerkrankungen können verschlechtert (andere aber auch verbessert) werden.

Wichtige Tipps für Hormon-Anwenderinnen:

- Östrogen darf niemals allein ohne den Gegenspieler Progesteron (Gestagen) verabreicht werden, denn sonst steigt das Risiko für Gebärmutterschleimhautkrebs.
- Nur bei Frauen, die keine Gebärmutter mehr haben, kann auf die Gabe von Progesteron verzichtet werden.
- Schon die Östrogencremes, die mitunter kritiklos gegen Falten ins Gesicht geschmiert werden, gelangen über die Haut und wirken im gesamten Körper.
- Progesteron wirkt hingegen in Cremeform nicht berechenbar zuverlässig, weil die Aufnahme über die Haut schwankt und die Blutspiegel nicht stabil sind, die Einnahme als Tablette ist sicherer.

Effekte von Sexualhormonen, die übrigens aus dem Blutfett Cholesterin entstehen, sind nicht perfekt kalkulierbar. Das liegt daran, dass sich Hormone bei jedem durch unterschiedliche Enzymaktivität umwandeln können, bei jedem Menschen eine genetisch unterschiedliche Ausstattung und Empfindlichkeit der Empfangsstellen für die Hormone existiert, variable Hormonmengen durchs

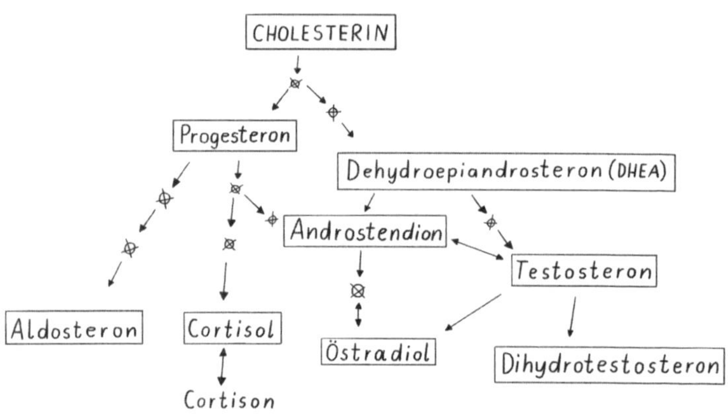

Blut schippern, mal frei, mal mit Transporter, und auch die Geschwindigkeit ihres Abbaus individuell nicht abzuschätzen ist. Unser Körper ist in Bezug auf Hormone für Ärzte und Apotheker eine Blackbox. Niemand kann vor einer Hormongabe die Effekte genau einschätzen und vorhersehen. Das bedeutet auch, dass die Effekte durch ein und dasselbe Hormon bei unterschiedlichen Menschen genau konträr sein können.

Interessant ist auch, dass mehr als zwei Drittel aller Frauen die Menopause ohne oder nur mit leichten Abweichungen vom Wohlbefinden erleben. Dabei mangelt es allen gleichermaßen an Hormonen!

Untersuchungen konnten zeigen, dass auch hier die Lebensführung Einfluss nimmt. So lässt die westliche Ernährung Frauen im Klimakterium stärker leiden. Frauen, die sehr auf einen gesunden Lebensstil mit regelmäßiger Bewegung, Sport und naturbelassener Ernährung achten, klagen im Schnitt weniger über Beschwerden. Dementsprechend haben Asiatinnen weit weniger mit menopausalen Beschwerden zu kämpfen als Europäerinnen und Amerikanerinnen. Vermutlich auch deshalb, weil sie mehr Phytoöstrogene über die Nahrung aufnehmen, die sie mithilfe ihrer Darmflora auch aufschlüsseln und nutzen können. Phytohormone sind Pflanzenstoffe, die Östrogenen ähneln. Sie finden sich neben Soja auch in Lein- und Sesamsaaten, Kürbiskernen, Kleie, Hülsenfrüchten und vielen Gemüsen und Früchten.

Erkenntnisse wie diese sollten bei der Behandlung von Wechseljahrbeschwerden unbedingt berücksichtigt werden.

Die Naturapotheke hat so einiges für geplagte Frauen zu bieten: Traubensilberkerze gilt zurzeit als besonders geeignetes Produkt, um die typischen Beschwerden zu lindern, auch bei Frauen, die keine Hormone nehmen dürfen, weil sie Brustkrebs oder Gebärmutterschleimhautkrebs hatten. Präparate mit Rotklee, Soja,

Mönchspfeffer, Hopfen, Yamswurzel, Johanniskraut (Wechselwirkungen mit anderen einzunehmenden Medikamenten abklären und gesteigerte Sonnenempfindlichkeit beachten), aufgearbeitete Pflanzenpollen, das Anti-Aging-Mittel Resveratrol (das war der Stoff aus den Weintrauben) sind ebenfalls auf dem Markt. Da es sich oft um Nahrungsergänzungs- und nicht um Arzneimittel handelt, sind Studien, typisch für die Naturheilkunde, leider rar. Auch wenn die Risiken gering erscheinen, gilt für Naturpräparate ebenfalls: Eine Wirkung kann immer auch eine Nebenwirkung hervorrufen. Am besten beraten lassen!

Kein Naturpräparat, aber ebenfalls hormonfrei, ist ein Medikament, das Patienten mit übermäßiger Schweißbildung empfohlen wird. Aktuell wird es auch bei Schwitzattacken in der Menopause eingesetzt mit guten Ergebnissen. Sein Wirkstoff (Methantheliniumbromid) hemmt für Stunden die Aktivität der Schweißdrüsen.

Wenn Sie nun aber zu dem Drittel der Frauen gehören, deren Beschwerden stark sind, kann eine extra Hormonzufuhr tatsächlich therapeutisch sinnvoll sein. Ganzheitlich arbeitende Gynäkologen verschreiben anstelle synthetischer naturidentische Hormone. Sie werden aus Pflanzenhormonen der Yamswurzel (Diosgenin) oder der Sojabohne (Stigmasterin) gewonnen und gelten als verträglicher und weniger risikobehaftet. Doch auch sie werden von kritischen Medizinern hinterfragt.

Wer sich für eine Hormontherapie entscheidet, sollte das nie leichtfertig tun und sorgfältig Leidensdruck und Risikofaktoren abwägen. Ihr Frauenarzt wird während der Behandlung vor allem Gebärmutter und Brust gründlich und regelmäßig kontrollieren. Der aktuell geltende Kompromiss zum Thema lautet daher: So niedrig dosiert wie möglich und so kurz wie nötig. Eine Therapie, die länger als fünf bis acht Jahre geht, wird derzeit nicht empfohlen.

17 Der Andro-Pausenclown: Wer hat Angst vorm alten Mann?

Obwohl manche Männer das nicht wahrhaben wollen: Der Zahn der Zeit nagt auch an ihnen und ihren Sexualhormonen, wenn auch langsamer und nicht so radikal wie bei Frauen in der Menopause. Der Lack geht ab, der Biss flöten, der Penis wird träge, der Schmusebauch tritt deutlich in den Vordergrund. Ein schwerer Schlag, wo doch der überwiegende Anteil der Männer zeitlebens die Gewissheit braucht, ein ganzer Kerl zu sein. Für Frauen ist es im Spiel der Geschlechter eine grundsätzlich sinnvolle Maßnahme, die Männer in ihrer Virilität zu bestätigen und moralisch zu unterstützen, immer und ganz besonders dann, wenn der Saft dann doch eines Tages langsam nachlässt. Männer halten sich diesbezüglich eher bedeckt – sie reden nun mal nicht gern über Probleme, schon gar nicht über solche. Und wenn, dann soll es bitte hip und modern klingen: Der schicke Trendname für den Testosteronmangel kommt aus Amerika: »Low T«. Das klingt natürlich besser als »alter Mann«.

Seit einigen Jahren wird die hormonelle Midlife-Crisis auch mit dem Begriff Andropause bezeichnet, nach den männlichen Hormonen, den Androgenen. Das berühmteste Androgen ist natürlich das Testosteron.

Fällt der Testosteronspiegel sehr stark ab, verspürt der Mann Symptome wie Schlappheit und Antriebsarmut, Urologen hören ihre Patienten außerdem von Erektionsproblemen und Lustverlust sprechen. Manchmal zeigt Mann aber auch Veränderungen im Verhalten: Plötzlich wird ein PS-starkes Motorrad angeschafft, im Kontakt zu Frauen steigt der Flirtfaktor, als gälte es, sich vor

Erreichen des subjektiv empfundenen Verfallsdatums noch einmal selbst zu bestätigen. Mann tummelt sich bei Facebook und WhatsApp, der Dating App Tinder oder – etwas mehr retro – nutzt Kontaktgelegenheiten im wirklichen Leben. Manche Männer glauben in dieser Phase eine Botschaft zu vernehmen, die sich mit DILF abkürzen lässt. Die Sirenen, die sie damit betören wollen, sind ziemlich jung und halten ganz offensichtlich nach reifen Herren Ausschau, die dem Beuteschema »**D**ad, **I**'d **l**ike to **f**uck« entsprechen. Oder war es doch nur das schicke Auto? Mancher Kerl wird jedenfalls zum Andro-Pausenclown, zumindest für eine Weile …

Nicht mehr voll auf Testosteron

Mit dem Hormonabfall steigt auch bei Männern das Osteoporoserisiko. Zum einen sind durch die langsam einsetzenden Lieferschwierigkeiten beim Testosteron Knochen und Muskulatur direkt vom Abbau betroffen. Zum anderen sinkt besonders bei dünnen Männern der Spiegel des Östradiols ab, das im Fettgewebe aus Testosteron entsteht und für den Knochenbau mitverantwortlich ist. Durch dieses zweifache Defizit wächst auch die Gefahr von Knochenbrüchen.

Und dann ist da noch die Körpermitte: Vorbei sind die Zeiten des Sixpacks, jetzt dominiert das »Onepack«, das sich über den Gürtel wölbt und den direkten Blick auf das Gemächt versperrt. Auch wenn der Bauch Gemütlichkeit verspricht, zeigt er doch für alle sichtbar einen Verlust an viriler Kraft und Dynamik. Wie gut, wenn Mann ein so gesundes Selbstbewusstsein an den Tag legen kann wie ein ehemaliger Kollege von mir, der seinen Bauch mit nicht zu übertreffender Schlichtheit so umdeutete: alles Muskeln und Samenstränge!

Während bei Frauen die Hormonproduktion recht zügig absackt, geschieht dies beim Mann eher schleichend: Um etwa 1 Prozent geht es pro Jahr nach unten, dafür kann es damit aber schon ab dem 35. Lebensjahr losgehen. Maßgeblichen Einfluss auf den Abwärtstrend hat die Lebensführung: Alkohol, Rauchen, Bewegungsmangel, Übergewicht, einseitige Ernährung, Stress. Ein fitter Sportlehrer kann mit 65 noch Testosteronwerte haben wie ein Zwanzigjähriger; und Couchpotatoes, die nicht aus dem Sessel hochkommen, haben ab 35/40 teils schon niedrigere Testosteronwerte als mancher Achtzigährige. Meine Herren, es liegt also auch an Ihnen!

Ein übergewichtiger Sofasitzer hat noch ein zweites Problem. In seinem Fettgewebe sorgt das Enzym Aromatase dafür, dass aus Testosteron fröhlich Östrogen gebildet wird, weshalb betroffene Männer verweiblichen. Sie haben dichteres Haar und bekommen Brüste, um die manche Frau sie beneidet. Umstritten ist, ob sich auch der Penis verändert, ob er gar schrumpft. Stellt sich ein übergewichtiger Mann nackt vor den Spiegel, mag sich ihm der Eindruck aufdrängen, dass der kleine Unterschied immer kleiner wird. Früher sterben – und dann noch mit Schrumpfnudel?! Zumindest für Letzteres steht ein wissenschaftlicher Beweis wohl noch aus. Optimisten glauben an eine optische Täuschung, weil die unterhalb des Bauchnabels mit Fettgewebe gedämmte Fassade auch herausragende Teile verkürzt erscheinen lassen kann.

Sicher ist: Im Alter wird nicht nur weniger Testosteron und mehr Östrogen produziert. Das im Blut frei herumplanschende Testosteron wird obendrein stärker von einem Testosteronfänger-Eiweiß (SHBG) gebunden und steht der Männlichkeit deshalb weniger zur Verfügung als in jüngeren Jahren. Und dann lässt mit steigendem Alter bei beiden Geschlechtern auch noch das Nebennieren-Männerhormon DHEA nach, besonders wenn viel Stress im Spiel ist. DHEA (Dehydroepiandrosteron) ist nämlich ein Hormon, das helfen soll, das eigentliche klassische Stresshormon in Schach zu halten: das Cortisol (Kortison), das ja ebenfalls aus der Nebenniere kommt. Kein Wunder, dass das DHEA irgendwann schwächelt, wenn der Stress im Alltag unvermindert anhält.

Männerhormone nachfüllen?!

Menopause, Andropause – wie wir gerade schon bei den weiblichen Wechseljahren gesehen haben, nehmen wir den körperlichen Wandel nicht als Lauf der Natur wahr, sondern neigen dazu, ihn zur behandlungswürdigen Erkrankung zu erklären. Ein großes und für die »Patienten« durchaus mit Risiken behaftetes Geschäft. So können Männer mit Testosteron-Gelen gegen den Hormonabfall ancremen. In einer Studie konnte bei 790 Männern im Alter von 65 plus der Testosteronspiegel durch solche Gele auf die Werte junger Männer angehoben werden. Die Probanden beobachteten (leider nur für eine Weile) eine Belebung ihrer Sexualfunktionen und waren auch im Bewegungsradius etwas mobiler. Ihre Energie und geistige Fitness und die in der Studie gemessene Gehstrecke verbesserten sich nicht. Dafür nahmen die Ablagerungen in den Gefäßen zu, was das Risiko für Herzinfarkt und Schlaganfall erhöhen kann. Dass ein erhöhtes Risiko für Prostatakrebs besteht, konnte nicht ausgeschlossen werden. Zurzeit hält man das Risiko bei regelmäßiger Vorsorge jedoch für gering. Zumal auch deutlich zu niedrige Testosteronwerte ein Prostatakarzinom begünstigen können. Der Jungbrunneneffekt blieb jedenfalls in seiner Wirkung insgesamt überschaubar. Der menschliche Körper wird eben noch von einer Vielzahl anderer Faktoren beeinflusst.

Die Einnahme von Hormonen ist für den alternden Mann ebenso umstritten wie für Frauen. Anti-Aging-Mediziner sagen »ja«, ganzheitliche Mediziner sagen »nein«; Urologen und Endokrinologen sagen »vielleicht« und »es kommt darauf an«. Zurzeit ist die Gabe über die Haut oder auch als Spritze in den Muskel die beliebteste Methode. Die häufigste Nebenwirkung ist bei 15 Prozent der Testosterongaben ein zu starker Anstieg der roten Blutkörperchen. Das wirkt wie Doping, weil so auch mehr Sauerstoff durch das Blut transportiert wird, das dadurch jedoch dicker wird. Deshalb kann es zu Schlaganfällen und Embolien kommen. Man sollte also regelmäßige Blutbildkontrollen durchführen und die Dosis gegebenenfalls anpassen lassen.

Die Zeugungsfähigkeit wird durch Testosterongaben gemindert, die Hoden verlieren ihre mitunter beeindruckende Größe. Schließlich ist ja die Testosteronbildung durch Medikamente weitgehend outgesourct, der Körper muss also keine größeren Produktionsstätten mehr vorhalten, und der Hoden schrumpft weg wie ein nicht gebrauchter Muskel. Nach Absetzen normalisiert sich das aber wieder. Eine Zeit lang verabreicht, kann Testosteron helfen, wieder etwas in Schwung zu kommen; auch um Muskeln auf- und Fett abzubauen.

Wer sich – aus welchen Gründen auch immer – einer Androgentherapie (Ergänzung der Männerhormone Testosteron oder DHEA) unterzieht, kommt irgendwann auch am Dermatologen nicht vorbei. Dosisabhängig kommt es nämlich oft zu Haarausfall, Akne und fettiger Haut. Denn Androgene lassen nun einmal nicht nur die Muskeln wachsen, sondern auch die Talgdrüsen, die für fettige Ekzeme im Gesicht, Kopfschuppen und Pickel sorgen. Und während die Lebensdauer des Kopfhaares abnimmt, sprießt es an Stellen, wo Mann das nicht so gerne hat.

DHEA

Einer meiner Patienten litt an einem Mangel des Nebennieren-Männerhormons DHEA, misstraute aber der medikamentenfixierten Medizin und suchte eine Praxis für alternative Heilmethoden auf. Der ganzheitliche Mediziner verordnete Ashwagandha-Wurzelextrakt, ein traditionelles ayurvedisches Heilmittel. Beworben wird es als Allroundtalent gegen Burn-out, zur Verjüngung, Leistungssteigerung, für besseren Schlaf und darüber hinaus auch noch als Aphrodisiakum. Es gilt als sicheres Hausmittel, das auch Krebs bekämpft, das Immunsystem und unser Gedächtnis verbessert. Und es erhöht DHEA. Monate später kam dieser Patient mit sehr fettiger, großporiger und entzündeter Haut in meine Sprechstunde, was mich veranlasste, seine Hormone im Blut zu überprüfen. Mit dem Ergebnis, dass der DHEA-Spiegel (im Blut misst man das stabilere DHEAS, die Weiterentwicklung des DHEA) inzwischen viel zu hoch war! Der ursprüngliche Hormonmangel war zwar behoben, dafür hatten seine Haut und die Dichte des Kopfhaars stark gelitten.

Frauen, die das Hormon mitunter auch einnehmen, kann diese Wurzelextraktbehandlung übrigens tatsächlich einen Bart bescheren – auch das habe ich in meiner Praxis schon erlebt. DHEA steht in den USA im Supermarkt als leicht zugängliches Nahrungsergänzungsmittel. Wenn Sie eine Hormontherapie in Erwägung ziehen, sollten Sie Vor- und Nachteile kritisch abwägen. Voraussetzung für eine verantwortungsvolle Therapie ist immer eine mehrfache Hormonmessung im Blut und – darauf aufbauend – eine individuelle Risiko-Nutzen-Abwägung. Erst dann kann die Dosis möglichst individuell angepasst werden.

Und was können Sie nun tun, wenn Sie das Risiko einer Hormonbehandlung nicht eingehen wollen? Regelmäßiger Sex, Gewichtsreduzierung, wenig Alkohol, viel Sport und gesunde Lebensführung sind in jedem Alter eine exzellente Option, das körpereigene Testosteron zu tunen. Auch eine Lichttherapie – ein bewährtes Mittel gegen Winterdepressionen – ist einen Versuch wert. In einem Test wurden Probanden über zwei Wochen jeden Morgen für 30 Minuten mit weißem Licht mit 10 000 Lux beleuchtet. Licht hemmt die Freisetzung von Melatonin in der Zirbeldrüse – und erhöht den Testosteronspiegel.

Freunden des Naturheilkundlichen sei gesagt: Maca-Extrakt erhöht den Testosteronspiegel, wirkt leistungssteigernd, potenzfördernd und soll die Orgasmusfähigkeit verbessern. Viele Kräuter und Pflanzen, darunter Ginseng, Gingko, Damiana, Ingwer, Lavendel, Avena sativa (Hafer) und das Bienenprodukt Gelee Royale sind natürliche Helfer für Naturburschen. Und wem es gelingt, den Alltagsstress zu reduzieren, der lässt das DHEA quasi wie von selbst wieder ansteigen.

18 Hormone und Depressionen: ein Körpertabu oder was ist mit der Seele?

Depressionen gehören – ähnlich wie früher wohl die Migräne – zu den Befindlichkeiten, die von Unbeteiligten nicht immer ganz ernst genommen werden. Dabei erkranken im Laufe des Lebens rund 16 bis 20 Prozent der Bevölkerung an einer Depression. Das Bundesministerium für Gesundheit spricht von weltweit etwa 350 Millionen Menschen, Tendenz steigend, und bezeichnet die Depression als Volkskrankheit. Das wirft die Frage auf, ob es sich dabei um eine moderne Zivilisationskrankheit handelt. Ähnlich wie bei einer Allergie, bei der das Immunsystem durch ein Zuviel an Hygiene unterfordert und daher gelangweilt wird und dann eine Überempfindlichkeit gegen Pollen, Nahrungsmittel oder Hausstaub entwickelt. Gibt es Vergleichbares auch im Seelenleben? Haben wir zu wenig existenzielle Sorgen, sind wir zu gestresst, sind die Anforderungen heutzutage zu hoch, die Abläufe zu schnell, sodass die Menschen eine Art »psychische Allergie« in Form einer Depression entwickeln?

Man kann sich als Nichtbetroffener schwer in solche Stimmungstiefs hineinversetzen, doch man wünscht sie keinem. Depressionen sind eine ernsthafte, oft unterschätzte psychische Störung. Bei Nichtdepressiven lösen Depressive allerdings durchaus nicht nur Gefühle von Mitleid aus. Auch Ärger, kalte Wut und danach dann Schuldgefühle kennen insbesondere die Partner von Depressiven. Der Umgang mit einem solchen Patienten ist selbst für einen Arzt nicht immer einfach. Der Kranke lässt das Lächeln vermissen, sein Gesicht reagiert nicht so, wie man es sich wünschen würde, er schwingt nicht mit. Auch wenn man sich noch so viel

Mühe gibt, bleibt die Mimik des Gegenübers trüb und manchmal einen Hauch vorwurfsvoll oder säuerlich. Das löst zwangsläufig ungute Gefühle im Gegenüber aus. Dass eine Depression versteckte und manchmal offene aggressive, ja mörderische Anteile haben kann, zeigt die Geschichte des Patienten, der sich im Vorgarten seines Therapeuten erhängt hat — gleichsam als ultimativer Vorwurf gegen dessen vermeintliche »Unfähigkeit« und mangelnde Empathie.

Die »typische« Depression, wie man sie bisher kannte, äußert sich in bedrückter Stimmung, zwanghaftem Grübeln, Interessensverlust, Freudlosigkeit, verringertem Antrieb, Ermüdbarkeit und damit verbundenen Schlafstörungen. Auch Ängste und körperliche Symptome wie Schwindel, Bauchweh sowie Druck in der Brust kommen vor, schließlich sogar Zahnschmerzen, Kreislauf- oder Verdauungsprobleme. Nicht immer erkennt der Arzt den psychosomatischen Ursprung der Beschwerden. Hat er allerdings Verdacht geschöpft, nutzt er vielleicht für die Diagnose einen verschlüsselten Begriff, der sehr wissenschaftlich klingt, den Patienten nicht brüskiert, aber den Kollegen sagt: Achtung, hier liegt womöglich ein seelisches Leiden vor! Dieser Begriff ist »funktionell«. Wenn Sie in einem Arztbrief von funktionellen Bauchbeschwerden, funktionellen Rücken- oder Kopfschmerzen lesen, dann bedeutet das: psychisch bedingt.

Das Ausbilden körperlicher Beschwerden bei seelischen Belastungen ist ganz natürlich, sozusagen urmenschlich, aber keineswegs locker zu nehmen. Deshalb verpuffen Tröstungsversuche und gut gemeinte Ratschläge wie »Schau doch mal, dir geht es doch gut, Haus, Familie, Job – alles super!« bei Depressiven wirkungslos. Jeder von uns kennt mal schlechte Phasen. Aus diesem Loch kommt man von selbst wieder heraus, wenn die Ursache nachlässt oder vorübergeht. Depressive aber bleiben in ihrem Abgrund stecken, sie kommen ohne professionelle Hilfe da nicht mehr heraus.

Faktoren, die eine Depression begünstigen, sind oft verdrängte Kindheitserlebnisse und eine schwierige familiäre oder soziale Situation, die im Seelischen ihre Spuren hinterlassen hat. Auch gibt es eine gewisse familiäre Disposition, die Eltern an ihre Kinder weitergeben. Darüber hinaus sind von Medizinern noch viele weitere mögliche Faktoren ausfindig gemacht worden, etwa ein auf Dauer gestörter Tag-Nacht-Rhythmus, winterliche Dunkelheit, sozialer und beruflicher Stress. Sogar die Belastungen, denen eine schwangere Mutter ausgesetzt ist, kann beim noch ungeborenen Kind das Risiko, im späteren Leben an einer Depression zu leiden, erhöhen. Und, einmal mehr: Eine Schilddrüsenunterfunktion, ein Mangel an Bewegung, eine verschobene Darmflora mit depressiv machenden Bakterien, ein Mangel an Vitamin D oder bestimmten Aminosäuren im Blut, die der Körper für die Zusammensetzung des Glückshormons Serotonin benötigt, begünstigen Melancholien, die kleine Schwester der Depression.

Ein ganz wesentlicher Grund können auch lebenszyklisch veränderte Hormonkonstellationen bei Frauen und Männern sein. Bisher nahm man an, dass unter den Depressiven doppelt so viele Frauen wie Männer sind. Das wird zunehmend infrage gestellt: Die Symptome variieren wohl nur bei den Geschlechtern. Frauen neigen eher zu Stimmungsschwankungen, Ängsten, innerer Unruhe, Antriebslosigkeit, Vitalitätsverlust und Schlafstörungen. Sie suchen aber auch eher Hilfe, sodass ihre Depression statistisch erfasst werden kann.

In den Wechseljahren steigt das Risiko für Depressionen um das 14-fache. 16 bis 20 Prozent der Frauen erleben eine Depression erstmals in der Zeit rund um die Menopause. Besteht bereits eine entsprechende Diagnose, trägt die Menopause dazu bei, dass sich die Depression in 60 Prozent der Fälle verschlimmert. Möglicherweise liegt das am Abfall des Sexualhormons Progesteron.

Männer zeigen ihr Leiden oft anders: Sie entwickeln Aggressionen und Aktionismus, stürzen sich plötzlich in die Arbeit, betreiben exzessiv Sport oder Sex, twittern, posten, chatten nonstop, sie sind schneller frustriert, unzufrieden, trinken gern auch mal einen über den Durst und benutzen Alkohol als »Selbstmedikation«.

Dem »starken Geschlecht« wird nachgesagt, es rede weniger gern über seine Gefühle und neige zur Rationalisierung von Befindlichkeiten. Geredet wird zum Informationsaustausch, ganz nach der Devise: Machen statt Quatschen und alles schön unter Kontrolle haben. Dass Körper und Psyche eng verknüpft sind, schiebt Mann lieber weit von sich weg.

Virilität ist zum Teil anerzogen, teilweise aber auch physiologisch durch das Hormon Testosteron bedingt und durch die Tatsache, dass sich ein Junge eines Tages von der Mutter lösen und die weibliche Seite (»emotional, weinerlich«) von sich abspalten muss, um sich in seiner Männlichkeit nicht bedroht zu fühlen. Das ist auch der Grund – liebe Frauen, Sie werden das kennen –, warum sich ein Mann so gern und dringend immer wieder in seiner Männlichkeit bestätigt fühlen will.

Auch wenn sich in der Selbst- und Fremdwahrnehmung von Männern in den letzten Jahren einiges geändert hat, werden maskuline Beschwerden von Medizinern auch heute noch eher körperlichen als seelischen Leiden zugeordnet. Bei Männern ist zudem das Stresssystem neurobiologisch stärker hochgefahren, zumindest dann, wenn sie unter Leistungsdruck stehen; Frauen dagegen sind neurobiologisch stressresistenter, auch wenn sie sich subjektiv sogar gestresster fühlen als Männer. Das ist anhand von Stresshormonspiegeln im Blut messbar. Bei dauernder Überanspannung schrumpfen sogar einige Gehirnareale, Nervenkontakte gehen zugrunde, andere Areale nehmen dafür an Volumen zu. Das steigert bei Männern Kampfeslust und Risikobereitschaft und vermindert manchmal unter emotionaler Überforderung die Kontrollfähigkeit über ihr Verhalten. Männer suchen seltener Hilfe beim Psychotherapeuten, ihre Symptome werden von Ärzten als körperlich und nicht psychisch fehlgedeutet, Männer bringen sich in der Konsequenz dreimal häufiger um als Frauen.

Für beide Geschlechter gilt: Hormone finden ihre Verbindungsstellen im Gehirn und haben da Auswirkungen auf Gemüt und Verhalten. Körper und Seele hängen miteinander zusammen und beeinflussen sich gegenseitig. Wer Leidensdruck verspürt, sollte darüber reden und Hilfe suchen. Am besten bei einem leibhaftigen Psychologen oder Psychiater. Weil man so schlecht zeitnah einen Psychotherapieplatz bekommt, gibt es mittlerweile Psychotherapeuten als Online-Avatare, wo die Therapie durch einen Computer-Algorithmus bewerkstelligt werden soll. Dabei wäre doch ein gelungener Kontakt zu einem echten Menschen viel heilsamer. Antidepressiva sind bei schweren Depressionen oft zudem Teil der Therapie.

19 Körperoptimierung

Gesichtsraffung und Silikon

Mit der Symmetrie ist das so eine Sache. Sie gilt als ästhetisch, deshalb neigen wir dazu, uns an unseren eigenen Asymmetrien zu stören. Dabei sind sie ganz natürlich: Brüste, Nasenlöcher, ja ganze Gesichter sind asymmetrisch. Manche von uns stören sich so sehr daran, dass sie diese unbedingt reparieren und korrigieren wollen. Und vergessen in ihrem ganzen Optimierungswahn, dass ein perfektes Äußeres nicht unbedingt anziehender wirkt als eines mit Makeln, Macken und Dellen. Im Gegenteil, unperfekte Körper können sehr fesselnd, faszinierend, spannend und absolut attraktiv wirken.

Das gilt jedoch nicht so recht für Makel und Macken, die erst entstehen, wenn man sich vermeintlicher Makel und Macken entledigen möchte. Zu mir kam einmal eine Patientin mit einer dicken Erhabenheit auf der rechten Wange. Sie erzählte mir, sie habe sich Fäden durchs Gesicht ziehen lassen. Diese Methode der Schönheitschirurgie hat zum Ziel, hängende Gesichtshaut zu liften, indem sie hochgezurrt, gerafft und fixiert wird. Dazu bohrt man lange Fäden mit Widerhaken durch die Haut. Manche dieser Fäden sind nach einer Weile selbstauflösend, andere verbleiben für immer. Hat man allerdings viel Hautüberschuss, rafft sich die Haut wie ein Plisseerock vor dem Ohr. Mit ein wenig Glück hält das eine Weile, sieht symmetrisch aus, und der Faden drückt sich auch nicht durch die Haut hindurch. Zu besichtigen bei manchen schon etwas älteren Prominenten, die fette Würste wie Schienen unter der Haut präsentieren. Meine Patientin hatte mit dieser viel gepriesenen und verbreiteten Methode ebenfalls Pech: Sie hatte mit ihrer frisch gelegten Raff-Vorrichtung einen Vortrag gehalten, dabei über ihren eigenen Scherz gelacht und »tock« – riss der Faden auf der rechten Seite des Gesichts aus, die Wange sackte ab, der Faden kringelte sich zu einem schneckenhausartigen Ball unter der Haut zusammen. Das Publikum dürfte fasziniert gewesen sein von dem Spektakel, das sich im Gesicht der Vortragenden abspielte. Für diese, nun schlagartig einseitig gealtert, eine schreckliche Schmach. Der Faden ließ sich nun auch nicht mehr so einfach entfernen. Durch ein kleines Loch wurde mit mäßigem Erfolg versucht, das verkantete Material herauszupopeln. Es blieb eine Narbe, die beim Gegenüber sicher mehr Irritationen auslösen dürfte als ein paar Fältchen auf den Wangen …

Auch das Optimieren der weiblichen Brust mit Silikonkissen kann gut gelingen oder voll danebengehen. In Arztpraxen tummeln sich dann die, bei denen es leider schiefgegangen ist. So stellte sich eine Patientin mit einer einseitig verhärteten Brust vor: Ihr Immunsystem versuchte, das Fremdmaterial im Körper abzukapseln und einzumauern. Einer anderen war das Kissen geplatzt, obgleich von einem renommierten Hersteller, was zum Austreten des Silikons ins Gewebe führte und eine erneute Operation unter Narkose notwendig machte. Eine andere Patientin litt nach ihrer Brustvergrößerung unter Taubheitsgefühl in einer Brust und einer verminderten Reaktivität der Brustwarze. Schade für das Liebesspiel.

Viele Schönheits-OPs gelingen technisch primär gut, doch dann reagiert die Biologie des Körpers, und die zarten chirurgischen Schnitte oder auch vorsichtigen Laserbehandlungen führen zu vorab nicht immer kalkulierbaren Flecken, Narbenwucherungen oder erst recht sichtbaren Asymmetrien, die schwer korrigierbar sind.

Ein Klassiker sind hier Augenlidstraffungen, die nicht selten asymmetrische Ergebnisse hervorbringen mit unterschiedlicher Augenform, Größe und einem veränderten Gesichtsausdruck.

Über das Thema Botox und seine Folgen dürfte genug gesagt sein, weshalb ich hier gleich zu einem anderen Faltenfiller kommen möchte: Hyaluronsäure. Es wird weltweit milliardenfach gespritzt, was zu einer mitunter großen Leichtfertigkeit im Umgang damit führt. In Deutschland dürfen Ärzte und Heilpraktiker Hyaluronsäure spritzen. Letztere haben eine vergleichsweise kurze Ausbildung genossen und können bei Zwischenfällen, wie einem Gefäßverschluss oder allergischen Schock, nicht handeln, da sie die Gegenmedikamente weder erwerben noch verabreichen dürfen und können. Zahnärzte dürfen außer Lippen absurderweise keine andere Region mit Hyaluronsäure spritzen, und das, obwohl sie so gut wie kaum eine andere ärztliche Fachrichtung die Anatomie des Gesichtsschädels kennen – jedes Gefäß, jeden Nerv, jede Lücke im Schädel, jeden Muskel und Knochen. Ganz anders als jene Kursteilnehmerin eines Heilpraktikerkurses, die sich das Füllmaterial in Unkenntnis der Anatomie kurzerhand in die Stirn spritzte und dabei die Arterie traf. Die verstopfte, und Teile der Stirnhaut starben ab. Die Frau hatte noch Glück, dass sie kein Augengefäß erwischt hatte, da nämlich hätte sie erblinden können.

Sie sehen, Perfektion und Symmetrie mögen das Ziel sein, doch manchmal kommt es eben anders, als man dachte. Ich möchte hier keineswegs ein Plädoyer gegen Ausbesserungen an der eigenen Fassade halten. Bodytuning in allen Ehren, es wäre nur sinnvoll, manchmal nicht ganz so arglos an die Sache heranzugehen oder gar der Fantasie jeglicher Machbarkeit vollkommen zu erliegen. Risiken gibt es, und wenn es einen selbst trifft, wo es doch bei allen anderen gut gegangen ist, dann ist das Leid besonders groß. Nicht umsonst müssen im Schönheitsbereich arbeitende Ärzte horrende Zahlungen an ihre Haftpflichtversicherungen leisten …

Doch auch Laien können mit Beautymaßnahmen aus folgendem Bereich schwere Nebenwirkungen hervorrufen.

Heavy Metall: Ringe, Stifte und Implantate

Im Fitnessstudio nahm ich vor Kurzem an einem anstrengenden Work-out teil. Eifrig, wie ich war, und weil ich den Trainer gut sehen wollte, platzierte ich mich in der ersten Reihe – ein fataler Fehler, wie sich herausstellen sollte. Die Stunde war anstrengend, bald kam man ins Schwitzen und ich auch ganz schön ins Schnaufen. Dem Trainer ging es zu meiner Verblüffung nicht anders. Beim Atmen verströmte er einen unfassbaren Mundgeruch, das süßlich faulige Aroma waberte zu uns herüber und raubte uns mehr den Atem als das Work-out selbst.

Der Grund für diesen üblen Geruch war für mich schnell offensichtlich. Seine Unterlippe war durch zahlreiche Metall-Piercings zerlöchert, ein Ring reihte sich an den anderen. Ob man das nun schön findet oder nicht, sei dahingestellt. Jedenfalls setzte jeder dieser kleinen Tunnel in der Lippe Faulgerüche frei. Wenn er uns Anweisungen oder den Takt vorgab – »… und eins, und zwei, und drei, und vier …« –, hörte man immer deutlich das Klackern des Metalls an seinen Zähnen. Mit der Zeit wurden dadurch nicht nur die Zähne angegriffen, auch das Zahnfleisch hatte durch die Fremdkörper Schaden genommen. Die Fäulnisbakterien und der Parodontose-Atem mischten sich zu einem Duftpotpourri, das sich in jedem Piercing-Kanal festsetzte. Der Gute stank buchstäblich aus allen Löchern.

Warum nur, mögen sich die Ungepiercten unter uns fragen,

lassen sich Menschen unter großen Schmerzen allerlei Metall, Stifte, Implantate und Ringe in den Körper jagen? Und ich als Ärztin möchte die Frage ergänzen, warum sich viele nicht einmal mehr die Mühe machen, dafür zum Profistecher zu gehen; sie piercen sich selbst vor dem Badezimmerspiegel, am besten bei laufender Handykamera, um anschließend alles auf YouTube hochzuladen. Kein Wunder, dass es bei der Hälfte aller Piercings zu Komplikationen kommt.

Ähnlich wie bei Tattoos geht es auch beim Piercen um das Demonstrieren der eigenen Individualität bei gleichzeitigem Signalisieren der Zugehörigkeit zu einer Gruppe Gleichgesinnter. Eine Art Stammesritual 2.0, befeuert von bestimmten Modetrends. Und natürlich geht es auch um sexuelle Stimulation, wenn Piercings im Intimbereich oder an den Nippeln angebracht werden. Sicher tummeln sich auch ein paar Masochisten darunter, also Leute, die Spaß am Schmerz haben. Was viele aber wirklich nicht ahnen: Die Risiken, auf die sie sich da einlassen, sind beträchtlich.

Piercings stecken in Zunge, Lippen, Nase, Augenbrauen, Brustwarzen, im Nabel und in den Genitalien. Der Eingriff ist eine gezielte Körperverletzung und zu hundert Prozent mit einem chirurgischen Eingriff vergleichbar. Neben den normalen OP-Risiken kommen beim Piercen die ungewöhnlichen Verletzungsorte dazu und die Gefahren, die das Einbringen eines Fremdkörpers mit sich bringt. Hinzu kommt, dass oft medizinische Laien Hand anlegen, und nicht selten mit mangelnder Hygiene – so existieren weltweit zahlreiche Berichte über Infektionen mit Hepatitis B, C, Tetanus, Tuberkulose und HIV. Dieses Risiko besteht zum Beispiel dann, wenn nicht sterile Instrumente verwendet werden. Eine bestechende Logik, die aber nicht dazu führt, dass die Stechenden immer mit sterilem Material arbeiten.

Von Körperverletzung habe ich gesprochen, weil unsere Haut, die unseren Organismus überzieht, als effiziente Schutzschicht dient. Wird sie verletzt, löst das dicht gespannte Nervennetzwerk Alarm aus, die Signale werden an Rückenmark und Gehirn gesendet, die Immunabwehr wird aktiviert. Entzündungsbotenstoffe eilen über Blut und Lymphe und direkt aus den Nervenendungen herbei. Die Abwehrzellen machen mobil, der Körper versucht schnellstmöglich, die Wunde zu schließen und den gemeldeten Fremdkörper zu zerstören (durch Fresszellen, Tötungszellen und Antikörper), ihn wieder auszustoßen (Eiter) oder abzukapseln und somit unschädlich zu machen (Fremdkörper-Kapselbildungszellen).

Eine Verletzung, egal welcher Art, bedroht den Organismus und muss bekämpft werden. Piercingverletzungen durchstoßen Gewebeschichten und führen immer zu Vernarbungen. Selbst das von Piercingfreunden belächelte Ohrlochstechen bei Normalos ist an sich eine gezielte Vergewaltigung des Organs. Akupunktur- und Nervenpunkte werden gestört, was Auswirkungen auch auf entferntere Körperregionen haben kann.

Aber sehen wir uns nun einmal die harten Fakten an, die Nebenwirkungen, die Gepiercte leider in schöner Regelmäßigkeit in die Arztpraxen treibt.

Piercingschmuck und seine entsprechenden Befestigungen sollten aus Edelstahl oder Titan sein. Andernfalls ist das Risiko für eine Nickelallergie hoch, sie führt zu Ekzemen mit Juckreiz, Rötung und Bläschen. Selbst Gold ist oftmals mit Nickel versetzt.

Bei jedem Piercing besteht die Gefahr von Infektionen, auch mit aggressiven Problemkeimen, die vor Ort wüten oder durch streuende Bakterien mit einer Blutvergiftung, einer Herzinnenhaut-, Knochenmark- oder Nierenentzündung nebst völlig überdrehtem Immunsystem einhergehen. Hier ist eine Antibiose notwendig.

Die neu in den Körper gebohrten Kanäle sind dort nicht vorgesehen, deshalb versucht der Organismus verzweifelt, dagegen anzugehen. Begleiterscheinungen sind übel riechende Wundheilungsstörungen über Wochen und Monate, außerdem Abstoßungsreaktionen: Brustwarzenpiercings benötigen bis zu vier Monate, um zu heilen, Nabelpiercings bis zu neun Monate. Das sind Fristen, die weit über die Heilungszeiten normaler OP-Wunden hinausgehen.

Will man sich schließlich wieder vom Piercing lösen, ist es nicht ganz leicht, alte Piercingnarben schonend aus dem Gesicht zu schneiden, ohne dass neue Narben entstehen; immer muss der komplette Tunnel ausgeschnitten werden. Der ist aber oft narbig umschlossen, sodass auch die neue Narbe oft wieder etwas eingezogen wird.

Ohrpiercings ziehen in bis zu 35 Prozent der Fälle Komplikationen nach sich. Insbesondere solche, die durch den Ohrknorpel gestochen werden, bergen ein hohes Risiko: Der Knorpel hat keine eigenen Blutgefäße und ist sehr langsam in der Regeneration. Schnell kommt es zu Infektionen, Entzündungen, blumenkohlartigen Tumornarben-Wucherungen und Bommeln in Lila und Rot. Es handelt sich dabei um Wulstnarben, die schwer heilbar sind. Das Ohr kann dauerhaft deformiert bleiben.

Schmuck in der Zunge oder an der Mundschleimhaut lässt Zähne splittern und brechen, drängt das Zahnfleisch zurück und kann zu schweren Abszessen führen. Auch Ess- und Sprechstörungen, Geschmacksverlust und Sabbern sind im Jackpot. Der krasse Mundgeruch, den ich eingangs am Beispiel des Fitnesstrainers beschrieben habe, ist das Resultat der unnatürlichen keimigen Nischen, die nicht zu reinigen sind und die überall da entstehen, wo ins Fleisch gebohrt wurde. Manchem an der Zunge Gepiercten war die Zunge schon so dick geschwollen, dass es zu Atemnot kam.

Für die können auch Piercingteile sorgen, die unvermittelt in die Speiseröhre oder lebensgefährlich in die Atemwege gepurzelt sind.

Genitalpiercings können beim Geschlechtsverkehr Kondome zum Reißen bringen, wobei das noch fast das kleinste Übel ist. Wenn man es bemerkt, kann man ja ein neues überziehen. Männer stechen sich gern Stifte durch die Eichel oder bohren sich einen Ring durch die Harnröhre und den Penis. Das Stechen ist oft eine sehr blutige Angelegenheit. Einer meiner jungen Patienten hatte sich ein solches »Prinz Albert«-Piercing durch den Penis stechen lassen. Er berichtete, es sei zunächst ein geiles Gefühl mit Dauererregung gewesen. Doch nach einiger Zeit sei das Gefühl mehr und mehr abgestumpft, habe sich sogar ins Gegenteil verkehrt. Das war so nicht geplant, also musste der Ring wieder raus. Was blieb, war der Stechkanal. Urin und Sperma nutzen seither zwei Ausgänge: die Harnröhre und den Seitenausgang über Prinz Albert. Und dann war da noch jener Patient, ein Klempner, der die Schmerzen eines Piercings offenbar umgehen wollte, dennoch aber nicht auf einen schön dekorierten Penis verzichten wollte. Er fand sich zur Hautkrebsvorsorge ein und warnte mich vor, ich solle mich nicht erschrecken, wenn er nun gleich seine Hose ausziehen würde, da er keinen Schlüpfer drunter trage. Ich beruhigte ihn, dass ich nicht erschräke und er sich wegen der Vorsorge ja ohnehin frei machen müsse. Als die Hose fiel, baumelte jedoch vor meinen Augen etwas, was ich so nicht erwartet hätte. Sein Penis trug eine breite durchsichtige Manschette aus Silikon mit Noppen und Stacheln. Ich war fachlich so im Rausch auf der Suche nach pathologischen Veränderungen, dass mein Gehirn an alles dachte, nur nicht an dekoratives Sexspielzeug eines kreativen Rohrverlegers! Mein Gehirn begann stattdessen, Differenzialdiagnosen abzuprüfen. War das ein Wundverband? Eine Penisprothese? Und dann hörte mein Gehirn meinen Mund fragen: »Was ist das?«

Der Patient erklärte freimütig, dass dies zum Vergnügen der Frau gedacht sei. Und in diesem Moment merkte ich, dass ich da sprichwörtlich auf dem Schlauch gestanden hatte. Ich setzte sodann die Hautkrebsvorsorge professionell fort und versuchte, nicht an den Stacheln hängen zu bleiben. Meine Helferin, die offenbar sofort verstanden hatte, dass sich hier jemand für den Arztbesuch extra hübsch gemacht hatte, lobte im Anschluss meine vermeintlich gespielte Naivität und Besorgtheit über den Zustand des Penis. Ich verriet ihr nicht, dass meine Ahnungslosigkeit echt gewesen war.

TEIL IV

Melodien für Millionen oder warum wir auf unseren Körper **HÖREN** sollten

20 Gestörter Schlaf

Rhonchopathie – das klingt wie Röcheln und irgendwie auch gefährlich und trifft damit ganz gut, worum es geht. Rhonchopathie ist der medizinische Begriff für »Schnarchen«. Doch steht *-pathie,* was Leiden und Krankheit bedeutet, wirklich für einen krankhaften Zustand?

Ja und nein! Unter Medizinern gelten kurze sanfte Rasselgeräusche als unbedenklich. Wird das Schnarchen aber ausdauernder und lauter und nähert sich auf der Dezibelskala einer kräftigen Motorsäge an, dann schauen die Ärzte genauer hin. Der Dauerkrach in der Nacht stresst nämlich nicht nur die große Liebe auf der anderen Bettseite, sondern gefährdet auch die Gesundheit des Verursachers. Schnarcher und Co-Schnarcher wachen morgens wie gerädert auf, sie fühlen sich müde und wenig leistungsfähig.

Etwa ein Drittel aller Deutschen schnarcht. Das passiert, wenn der Luftstrom im Atemweg auf eine Engstelle trifft und das Gewebe an dieser Stelle anfängt zu vibrieren wie zwei Blätter Papier, zwischen die man pustet. Die Luft passiert auf dem Weg zur Lunge die Nase, die Rachenmandel und kurz darunter die beiden Gaumenmandeln. Wenn ein Infekt die Mandeln vergrößert hat oder Polypen im Weg sind, schnarchen sogar schon Kinder. Ähnliches geschieht, wenn jemand allergisch auf Staub, Tierhaare oder Pollen reagiert und die Nasenschleimhaut geschwollen ist. Auch die Nasenscheidewand mit ihren Nasenmuscheln kann für heftige Geräusche verantwortlich sein, wenn sie von Geburt an oder nach einer Verletzung stark verkrümmt ist, spornartige Ausbeulungen trägt oder die Nasenmuscheln schlicht zu groß ausfallen.

Bei jedem Menschen kommt es im Liegen zu einer leichten Vergrößerung der Schwellkörper in den Nasenmuscheln. Und dann ist da natürlich noch dieses Riesending in unserem Mund, die Zunge. Dieser Muskelklops rutscht nachts gern mal nach hinten in den Schlund und versperrt ihn. Das hat mit der normalen Entspannung unserer Muskulatur während des Schlafs zu tun. So entsteht eine Engstelle oder ein Verschluss, der beim Atmen wahlweise für heftige Vibrationen oder Atemnot sorgen kann. Verstärkt wird das alles, wenn man auf dem Rücken schläft, denn da wirkt zusätzlich die Schwerkraft.

Ein »schlapper Schlund« wird durch mehrere Faktoren gefördert. Dazu gehören Schlafmittel und Alkohol – jeder kennt das berühmte »Ein-Gläschen-zu-viel-Schnarchen« – und das Rauchen. Auch Übergewicht und Doppelkinn freuen den Schnarchteufel, der sich hier mitsamt dem Körperfett auf den Atemschlauch setzt und so die Atemwege von außen verengt. Während wir diese Faktoren mit etwas gutem Willen und Disziplin noch beeinflussen könnten, klappt das beim nächsten Faktor nicht: Das Älterwerden steigert nämlich die Betriebsamkeit im nächtlichen Sägewerk erheblich. Denn mit den Jahren wird nicht nur unsere Haut schlaff, den Rachen trifft es ebenso. In jungen Jahren schnarchen noch deutlich mehr Männer, doch wenn ab der Menopause bei Frauen der Östrogenspiegel sinkt und das Gewebe allgemein saftloser wird, dann stehen auch die Damen den männlichen Schnarchern in nichts mehr nach. Aus dem nächtlichen Solo wird nun immer öfter ein Duett …

Ist Schnarchen nur peinlich oder eine Krankheit?

Nachts atmen wir normalerweise durch die Nase. Wenn es da aber eng wird oder die Nase komplett verstopft ist, öffnet der Schnarcher unbewusst den Mund, um der Luft eine Umleitung »durch das große Tor« zu ermöglichen. Das hilft bei der Luftzufuhr, bedeutet aber auch, dass die Nase als Filter und Lufterwärmer ausfällt. Deshalb haben Mundatmer ein höheres Infektionsrisiko. Die Mundschleimhäute trocknen aus, viele Betroffene leiden unter Parodontose und Mundgeruch. Schnarchen reizt die Schleimhäute außerdem auch ganz mechanisch, sie schwellen an, weshalb der Schnarcher nachts mit Durst und morgens mit Halsschmerzen aufwacht. Ein Teufelskreis.

Schnarchen ist außerdem richtig anstrengend. Und das nicht nur für den Menschen auf der anderen Bettseite. Der Körper muss ständig gegen die Engstelle, gegen den Atemwiderstand anatmen. Sie können das gut nachempfinden, wenn Sie einfach mal versuchen, im Wachzustand ein paar Minuten aktiv zu schnarchen. Die gesundheitlichen Folgen können erheblich sein. Das gilt besonders für jene Schnarcher, die nicht einfach nur Lärm machen, sondern unter Atemaussetzern leiden. Diese sogenannte *Schlaf-Apnoe* ist purer Stress für den Körper. Die Folgen sind fast immer hoher Blutdruck und ein gesteigertes Schlaganfallrisiko. Bei einer solchen Schlaf-Apnoe werden Phasen des lauten Schnarchens plötzlich von Stille und Atemlosigkeit unterbrochen. Der Sauerstoffmangel im Blut fühlt sich für den Körper wie Ersticken an. Vor lauter Panik weckt sich das Gehirn selbst, um aktiv nach Luft zu schnappen, und das Dutzende Male pro Nacht. Der Schläfer wird sich daran am nächsten Tag nicht mehr erinnern, sein Körper aber schon: Die nächtlichen Aufweck-Attacken führen zu einer Ausschüttung der Stresshormone Adrenalin und Cortisol, und diese wiederum sind verantwortlich für starkes nächtliches Schwitzen, Konzentrationsstörungen, Diabetesneigung, Impotenz, Libidoverlust, Depression, Übergewicht, Herzrasen, Herzrhythmusstörungen und eine verkürzte Lebenserwartung.

Beobachtet man im Schlaflabor Schnarchpatienten mit Atemaussetzern, spielen sich oftmals dramatische Szenen ab, deren Anblick kaum zu ertragen ist. Man wird Zeuge eines Fast-Erstickungstodes, bei dem sich die Betroffenen winden, aufbäumen und um Luft ringen. Und das zigfach in der Nacht – purer Stress für Körper und Geist. Dabei liebt und braucht unser Gehirn nichts mehr als die regelmäßige Wiederholung der immer gleichen vier

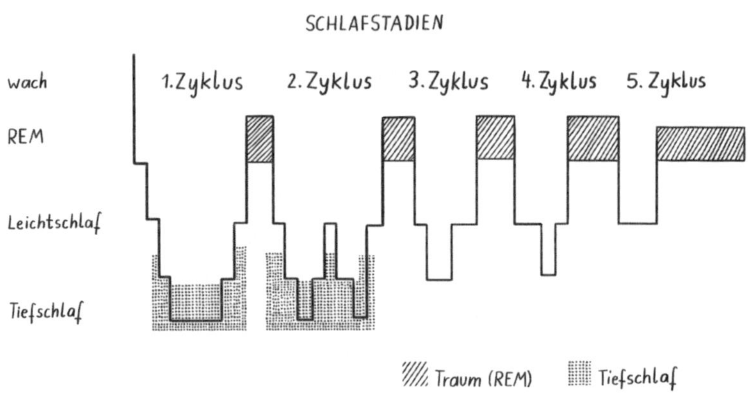

Schlafphasen, die jede für sich etwa 90 Minuten dauert: Leichtschlaf, Tiefschlaf, Traumschlaf (REM-Schlaf), Wachsein. Wie bei einem Zirkeltraining passiert das während einer durchschnittlichen Schlafdauer von acht Stunden vier bis sechs Mal. Wenn diese Phasen immer wieder unterbrochen werden, bleibt das nicht ohne Folgen.

Was aber tun?

Wenn Sie fürchten, ein Schnarcher zu sein, oder Ihnen Ihr Partner selbiges jeden Morgen vorhält, ist das Wichtigste eine gute Diagnostik. Um herauszufinden, ob Sie nun ein »Alterssäger« sind, unter Polypen oder Allergien oder eben an den gefährlichen Atemaussetzern leiden, müssen Sie verschiedene Fachärzte aufsuchen, die sich speziell mit dem Schlaf beschäftigen: einen Schlafmediziner, einen HNO-Arzt, einen spezialisierten Zahnarzt und manchmal einen Neurologen. Idealerweise findet man sie in interdisziplinären Zentren für Schlafmedizin vereint. Nach einem Diagnosegespräch und einer körperlichen Untersuchung erfolgt die sogenannte ambulante Polygrafie. Ein Gerät zum Umschnallen misst nachts zu Hause wichtige Körperparameter. Zum Abschluss erfolgt eine Nacht im Schlaflabor. Untersucht wird, ob der Körper gegen ein Atemhindernis anatmen muss oder das Gehirn schlicht vergisst, den Befehl zum Weiteratmen zu geben; ob der Sauerstoffgehalt im Blut absinkt und der Herzschlag ansteigt, wie oft man aufwacht, ob man überhaupt in den Tief- oder Traumschlaf sinken kann, ob man sich abnorm viel bewegt und ob Rücken- oder Seitenlage einen Einfluss auf das Schnarchen haben.

Ist die Ursache geklärt, gibt es verschiedene therapeutische Maßnahmen: Bei Atemaussetzern kann über spezielle Masken – die allerdings gewöhnungsbedürftig sind – zusätzlich Sauerstoff aus Raumluft mittels Überdruck verabreicht werden; eine spezielle Zahnschiene (Unterkiefer-Protrusionsschiene) kann den Kiefer nach vorne ziehen und die zurückfallende Zunge aus dem Schlund holen.

HNO-Hindernisse wie Polypen können wegoperiert, andere gelasert werden. Bei Allergien sind auch Kortisonspray und Antihistaminika kurzfristig hilfreich, auf Dauer sollte jedoch die Allergie mit einer Hyposensibilisierung behandelt werden, auf abschwellende Nasensprays- oder -tropfen gehe ich weiter unten ein. In jedem Fall können Sie sich Duftöle sparen.

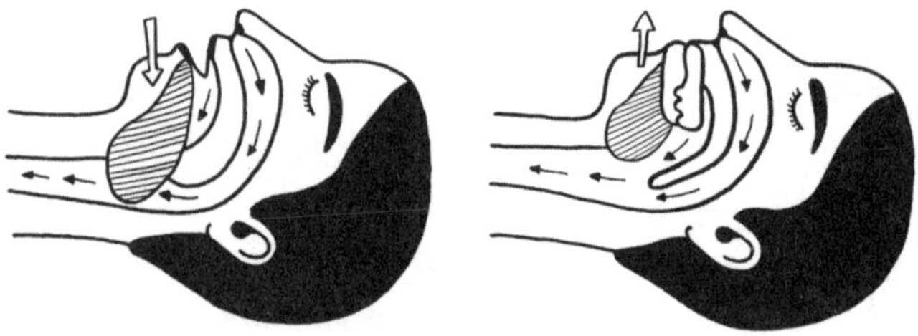

Ein Nasenpflaster kann bei gestörter Nasenatmung helfen. Da auch zurückfließende Magensäure Schnarchen auslösen kann, sollten Sie Ihr Zwerchfell mit Pilates und Joggen trainieren, was die Magenöffnung verengt, eventuell den Oberkörper etwas erhöht lagern und in schweren Fällen mit Säureblockermedikamenten den Magen (möglichst nur kurze Zeit) behandeln.

Schlafhygiene

Schlafhygiene ist nicht der Fachbegriff dafür, wie sauber man beim Schlafen gewaschen ist, sondern, das, was man selbst tun kann, um einen guten Schlaf zu haben. Hier eine Reihe wissenschaftlich belegter Ratschläge:

- Bewegen Sie sich regelmäßig. Sportliche Betätigung macht körperlich angenehm müde.
- Verzichten Sie vor dem Zubettgehen auf Alkohol. Er lässt die Schlundmuskeln verstärkt erschlaffen, das Schnarchen wird schlimmer.
- Reduzieren Sie Übergewicht, dann drückt die Körpermasse nicht die Atemwege zu.

- Wie viele Körperfunktionen ist auch der Tag-Nacht-Rhythmus ein Zwangscharakter und liebt die verlässliche Wiederholung. Achten Sie deshalb auf feste Schlafzeiten. Nacht- und Schichtarbeit und regelmäßige Langstreckenflüge können richtig krank machen.
- Blaues Licht stört den Schlaf. Entfernen Sie alle Lichtquellen. Auch vor dem Zubettgehen auf Handy oder iPad verzichten (oder Bildschirm auf Nachtmodus stellen), es stört die Bildung des Schlafhormons Melatonin und verzögert das Einschlafen.
- Zwei Stunden vor dem Zubettgehen hilft das Tragen einer Blaulichtfilterbrille, um Melatonin ansteigen zu lassen und das Gehirn zu beruhigen.
- Ein kühles Schlafzimmer und warme Füße (Kuschelsocken!) helfen beim Einschlafen. Am besten vor dem Zubettgehen noch warm duschen (ohne Seife ☺). So werden die Hautgefäße erweitert, Wärme wird abgegeben und der Körper kommt schneller auf niedrige Schlaftemperatur.
- Das Abendessen sollte schon ein paar Stunden her sein. Leichte Abendmahlzeiten lassen besser schlafen.
- Bei kreisenden Gedanken und Sorgen legen Sie sich Schreibzeug ans Bett. Notieren Sie die Themen fur den nächsten Tag, denn dann kann man sie zur Nacht loslassen.
- Versuchen Sie nach Möglichkeit, auf Schlaftabletten zu verzichten. Sie können abhängig machen, den natürlichen Schlafrhythmus stören und am nächsten Tag einen Kater verursachen. Es lohnt ein Versuch mit Melatonin 0,5–1 mg eine Stunde vor dem Schlafengehen, um den Tag-Nacht-Rhythmus einzutakten.
- Nahrungsergänzungsmittel können den Schlaf ebenfalls verbessern: Wichtig sind die Aminosäuren Tryptophan und Glycin am Abend. Aus ihnen bildet unser Körper das Schlafhormon Melatonin. Auch Mikronährstoffe und Mineralien wirken schlafför-

dernd: Vitamin D, B-Vitamine, Vitamin C und E, Magnesium, Kalium, Zink, Calcium, Eisen (vorher Blutcheck).

- Ein Kräutertee vor dem Schlafengehen ist ein schönes Ritual, und nutzen Sie die Naturapotheke: Grüner Tee (Theanin), Hopfen, Baldrian, Melisse, Johanniskraut, Passionsblume, rote Datteln (Jujube) und auch Sauerkirsche mit natürlichem Melatonin sind bewährte sanfte Schlafhelfer. So auch Grüne Minze, Koriander und die ayurvedischen Klassiker Galgant, Terminalia arjuna, Winterkirsche (Ashwagandha) und Nabelkraut.
- Sinkt bei Frauen in der Menopause der Progesteronspiegel, entfällt der Beruhigungseffekt dieses Hormons. Bei schweren Schlafstörungen kann der Frauenarzt mit Hormontherapie helfen. Das Hormon sollte dann am Abend eingenommen werden.

Sabbern im Schlaf

Zum Thema »Hygiene« und Schlaf passt natürlich noch das peinliche Sabbern. Im Flugzeug und Zug sieht man sie, diese beneidenswerten Menschen, die in aller Öffentlichkeit ein so großes Urvertrauen aufbringen können, dass sie vor allen Leuten einfach einschlafen können, ohne Angst davor zu haben, überfallen, verletzt oder beklaut zu werden oder dabei einfach wenig intelligent auszusehen. Letzteres wird mit höherer Wahrscheinlichkeit passieren als die anderen erwähnten Dinge. Denn manchmal rinnt diesen Urschläfern ein Speichelfaden aus dem Mundwinkel, das Kinn sinkt ab und klappt nach hinten, und die mitunter lauten, schnarchenden, pustenden und grunzenden Atemgeräusche sind auch nicht wirklich charmant.

Sabbern im Schlaf passiert vielen Menschen. Besonders solchen mit verstopfter Nase, weil sie eine Hausstaubmilben-, eine Pollenallergie oder einfach Schnupfen haben. Sie werden dann zu Mundatmern, und die Speichelseen ergießen sich nach außen.

Viele Leute mit verstopfter Nase greifen dann zu abschwellenden Nasentropfen. Das ist langfristig allerdings keine gute Lösung. Die Wirkweise solcher Tropfen oder Sprays ist nämlich so, dass die Blutgefäße sich in der Nasenschleimhaut zusammenziehen. Wenn die Wirkung nachlässt, kommt es oft erst recht zu einem verstärkten Anschwellen, weshalb der Anwender geneigt ist, wieder zum Spray zu greifen. Auf Dauer führen solche Nasentropfen zu einer zerstörten ausgedünnten und nicht mehr heilbaren trockenen Nase, die sogar eine Stinknase werden kann. Dann riecht es aus der Nase nach süßlich fauligem Aas, weil dort Stinkbakterien siedeln, ohne dass der Betroffene es merkt.

Abschwellende Nasentropfen machen süchtig. Keinesfalls sollte man sie länger als eine Woche anwenden. Besser wäre es, eine vermutete Allergie direkt beim Arzt untersuchen und behandeln zu lassen und im Bedarfsfall strapazierte Nasenlöcher mit (Meer-) Salzsprays oder Spülungen zu befeuchten und sie damit ebenfalls sehr sanft ohne Suchtfaktor abzuschwellen.

Stressige Lebensphasen fördern Sabbern, aber auch ernstere Krankheiten können dahinterstecken. Also wer viel sabbert, sollte ruhig mal mit dem Arzt reden.

Schlafsex

Richtig heikel und womöglich auch strafrechtlich relevant ist jedoch die Sexsomnie: Patienten, die wegen Schlafstörungen, auch wegen Schlafapnoe zum Arzt kommen, leiden überdurchschnittlich häufig an *Parasomnien*. Das sind Schlafstörungen wie Schlafwandeln, Nachtangst, Albträume, Einnässen, Fressattacken oder Sexsomnie.

Damit wir unsere Träume im Schlaf nicht ausagieren, fährt der Organismus unsere Muskulatur in eine Art Stand-by-Modus herunter; sie erschlafft während der Traumphase, und nur unsere Augen bewegen sich schnell hin und her, weshalb dieser Zeitraum als »Rapid-Eye-Movement-Phase« (REM) bezeichnet wird. Das ist der Schongang unseres schlafenden Körpers. Wäre der gestört, brächten wir uns in Gefahr, besonders, wenn wir schlafend und nichts raffend das Bett verließen, um die geträumten Geschichten direkt auszuleben. Das passiert manchmal und ist dann krankhaft.

In der Nicht-REM-Schlafphase befindet man sich eigentlich im Tiefschlaf, träumt keine Geschichten, hat aber so was wie Gedanken und eine aktive Muskulatur. Aus diesem Grund kann ein Schlafwandler sich bewegen, laufen, sich anziehen, das Fenster öffnen oder auf die Toilette gehen. Dabei ist es durchaus möglich, dass man den Kleiderschrank mit dem Klo verwechselt. Die Augen sind geöffnet, obwohl das Gehirn zum größten Teil noch schläft. Man ist also keineswegs im Vollbesitz seiner geistigen Fähigkeiten und wird sich später an nichts erinnern.

Auch die Sexsomnie tritt in der traumfreien Phase des Schlafs auf. Es handelt sich dabei aber nicht um das Ausagieren erotischer Träume. Berichte von Bettpartnern und Aufzeichnungen aus Schlaflabors zeigen, wie Betroffene nachts masturbieren, dabei manchmal auch die Chipstüte leeren, Nacht für Nacht Sex mit ihrem wachen Partner haben, ohne dass sie sich am nächsten Morgen daran erinnern. So beschwerte sich ein Schlafsexler bei seiner Frau, dass sie nie mit ihm schlafen würde. Sie war empört und informierte ihn, dass es doch schließlich Nacht für Nacht dazu käme. So flog sein Leiden überhaupt erst auf. Auch vulgärer Sextalk kommt vor, ebenso wie dominanter oder gewaltsamer Sex. Etwas, wofür sich Sexsomniker sehr schämen, wenn sie anderntags davon erfahren. Und das Nichterinnern ist dann keine Ausrede, denn Hirnstrommessungen beweisen eindeutig, dass die Betroffenen sich im Schlafmodus befinden. Dieses Phänomen wird besonders bei Menschen mit Schlafapnoe beobachtet. Eine Behandlung mit Antischnarchschienen oder Atemmaske kann deshalb auch gegen die Sexsomnie helfen. Da die meisten Menschen vor Scham schweigen, ist dieses Krankheitsbild noch relativ wenig erforscht. Auf der anderen Seite sind Patienten, die es lange nicht gewagt haben, darüber zu sprechen, oft erleichtert und seelisch entlastet, wenn sie eines Tages vom Arzt oder durch gleichfalls Betroffene erfahren, dass sie nicht allein sind mit ihrem Problem. Also weg mit diesem Tabu.

21 Symphonien des Grauens: vom Kotzen, Schmatzen und anderen Körpergeräuschen

Fast jeder kennt diesen Moment, wenn in die konzentrierte Stille laut und für jeden hörbar plötzlich unser Gedärm zu uns – und oft leider nicht nur zu uns – spricht. Können wir dann wenigstens sagen: »Entschuldigung, ich habe nicht gefrühstückt«, sind wir noch gut dran. Magenknurren, wenn der leere Magen also nur Luft umwälzt, ist sozial einigermaßen akzeptiert, teilnahmsvoll sagen die Anwesenden: »Oh, dann müssen Sie jetzt aber schnell mal was essen!«

Wenn es aber so ein inneres Blubbern, Blähen oder Föhnen ist, wird es unangenehm. Denn hier hören wir dem anderen ja beim Verdauen seines Essens zu, dem Hin- und Herbewegen seines Darminhaltes und natürlich auch dem Freiheitsruf eingehaltener Blähungen. Der Betroffene spürt es kommen, was alle gleich mit anhören müssen. Manch einer bewegt sich dann ganz plötzlich auf dem Stuhl hin und her, räuspert sich oder hustet und schafft so gewissermaßen eine akustische Ablenkung, um die inneren Winde möglichst übertönen zu können. Je nach Heftigkeit der folgenden Geräuscheruption kann dieses nervöse geräuschvolle Gebaren tatsächlich ablenken – oder gerade für Aufmerksamkeit der Umgebung sorgen.

Tja, wir sind eben doch nicht nur Geist, sondern, und in solchen Momenten vor allem, auch Körper. In diesem Fall sogar Klangkörper: Der Hohlraum unseres Magens und der Gedärme klingt mal tief und mal hoch, wie ein Gitarrenkörper. Kleine schnelle Schwingungen produzieren hohe Töne, langsame tiefe. Und Säfte gluckern und plätschern. Dieses vielstimmige Konzert ist aber nichts im Vergleich zu jenen Geräuschen, die die schicke Frau in der Flugzeugreihe schräg vor Ihnen produziert. Ihr ist leider so wahnsinnig schlecht, dass sie in die eilig aus dem kleinen Netz am Vordersitz geklaubte Tüte reihert. Die Kotzgeräusche, aber auch der beißende Gestank, der sich rasch über die Sitzreihen legt, verursachen augenblicklich weitere Übelkeit – bei den Umsitzenden. Sensiblere Seelen kotzen gleich mit oder ringen zumindest mit einem heftigen Brech-und Würgereiz.

Sprengstoff im Magen

Dieser Drang zum Mitkotzen-Müssen ist ein interessantes Phänomen und wieder mal ein Relikt aus der Steinzeit: Hatte einer aus dem Clan sich eine Lebensmittelvergiftung zugezogen (durch Gammelfleisch-Mammut oder Ähnliches), war die Wahrscheinlichkeit hoch, dass die anderen ebenfalls davon gegessen hatten. Schließlich war der Tisch nicht immer übervoll gedeckt, da hieß es reinhauen, wenn's was gab. Den Gierigsten erwischte es natürlich als Ersten, aber auch die anderen trugen nun möglicherweise Sprengstoff in Magen oder Darm. Da lohnte es sich, schon mal vorsorglich das Zeug auf Verdacht wieder loszuwerden. Raus damit!

Erbrechen ist also ein Schutzreflex. Aber was genau passiert da eigentlich? Also: Erst muss man tief einatmen; dadurch zieht sich das Zwerchfell wie der elastische Riemen einer Steinschleuder nach unten. Die Speiseröhre verkürzt sich, der Magenschließmuskel erschlafft, und der Kehlkopfdeckel dichtet die Atemwege ab, damit da nichts reinkommt. Und dann knallt das Zwerchfell samt sich zusammenziehender Bauchmuskeln den Mageninhalt in Richtung Mund. Die Speiseröhre weitet sich und – peng!

Oft kommt auch Galle mit, denn während der vorangegangenen Übelkeit hat der Dünndarm den zersetzten Nahrungsbrei schon nicht mehr in Richtung Po-Loch, sondern wieder nach oben, zurück in Richtung Magen verfrachtet. Er hat einfach seine Wellenbewegungen in die andere Richtung laufen lassen. Und da die Gallenflüssigkeit zu Verdauungszwecken in den oberen Dünndarm gespritzt wird, kommt sie beim Intensivkotzen mit raus, bestens am grünlich gelben Farbton zu erkennen.

»Master of desaster« ist das Brechzentrum im Hirnstamm in Verlängerung des Rückenmarks. Es springt auf ganz verschiedene Reize an, die wiederum aus den unterschiedlichsten Ecken kommen: Der Magen-Darm-Trakt schlägt Alarm, wenn es zu voll ist, nicht recht vorwärtsgeht, etwas den Weg nach unten verlegt, sich böse Erreger oder Gifte breitmachen, das vegetative Nervensystem die Vorwärtsverdauung unterlässt, wenn die Bauchspeicheldrüse entzündet ist oder ein Magen- oder Zwölffingerdarmgeschwür besteht. Auch das Großhirn informiert über psychische Regungen wie Ekel, Brechsucht oder widerliche Gerüche. Und auch die Migräne, eine Störung im Gleichgewicht des Gehirnstoffwechsels mit fehlregulierten Botenstoffen und entzündlichen Veränderungen vor Ort, führt oft zu Übelkeit und Erbrechen. Natürlich hat auch das Gleichgewichtsorgan im Ohr einen heißen Draht zum Brechzentrum und versaut uns die Kreuzfahrt bei Wellengang. Giftsensoren im Hirnstamm registrieren außerdem Medikamente, Alkohol und Drogen, gesteigerten Druck durch eine Gehirnerschütterung oder einen Tumor. Nicht zu vergessen auch die Hormone, die in der Schwangerschaft Zugriff auf den Reflex haben.

Gute Kotzer zielen direkt in Tüte oder Klo. Schlechte Kotzer explodieren in alle Richtungen, selbst über die Nase werden unverdaute Erbsen wieder ausgetrieben. Wer schon mal laut ins Klo geröhrt hat, wenn Zeugen in der Nähe waren, weiß, wie peinlich sich das anfühlt. Noch schlimmer ist es, wenn man ins Auto von Freunden gekotzt hat. Der Gestank wird sie trotz aufwendiger Putzarbeiten noch monatelang an den lustigen kleinen Ausflug mit Ihnen erinnern.

Vom Hass aufs Schmatzen der anderen: Misophonie

Doch müssen es gar nicht immer aufdringliche Kotzgeräusche sein, die uns aus dem Lot bringen. Manchmal sind es die kleinen dezenten Schmatz- und Kaulaute, die uns tief berühren. Es gibt Leute, die kauen so geräuschvoll wie Pferde, die Gras zermalmen. Das klingt auf eine besondere Art appetitanregend. Manchmal findet man die Kaugeräusche anderer aber unfassbar lästig. Manche Menschen leiden darunter so stark, dass man diese Missempfindung mit einer Diagnose belegt hat: *Misophonie*. Das bedeutet Hass auf Geräusche wie etwa auf Schmatzen, Kauen, Atmen, Schlucken und Schnäuzen oder – ganz übel – das Klappern einer schlecht sitzenden Prothese.

Wer von Misophonie betroffen ist, wird von seinen Mitmenschen in den Wahnsinn getrieben. Er zieht sich zurück und isst lieber allein. Die Ursache dafür ist wenig erforscht. Psychische Gründe, eine Fehlleitung der Selbstwahrnehmung und eine regional veränderte Hirnaktivität wurden entdeckt.

Normalerweise sind gerade Kaugeräusche Musik in den Ohren eines Essenden. Untersuchungen in Altenheimen zeigten, dass den Bewohnern ihr eher lasches, zerkochtes Essen gleich besser schmeckte, wenn ihnen Crunchy-Kaugeräusche vorgespielt wurden. Eine andere Untersuchung belegte: Wer beim Essen einen lauten Actionfilm oder überhaupt Fernsehen sieht, lauscht nicht auf seine Kaugeräusche. Mit der Folge, dass man automatisch mehr futtert. Lärm und Fernsehen verleiten zum ungehemmten Fressen. Wer schlank bleiben will, hört also lieber still in sich hinein und erfreut sich an den Tönen, die er selbst produziert.

Flatus vaginalis – der Vaginalfurz

Der Moment, wenn die grazile elfenhafte Balletttänzerin im Spreizsprung vom Boden abhebt und sich lautstark der Rückstoß aus ihrem Po meldet – es gibt kaum etwas Peinlicheres. Oder stellen Sie sich Folgendes vor: Eine Yogastunde, die Matten liegen dicht an dicht, leise indische Klänge erfüllen den Raum. Sie fließen in den herabschauenden Hund, atmen tief in sich hinein und voll-

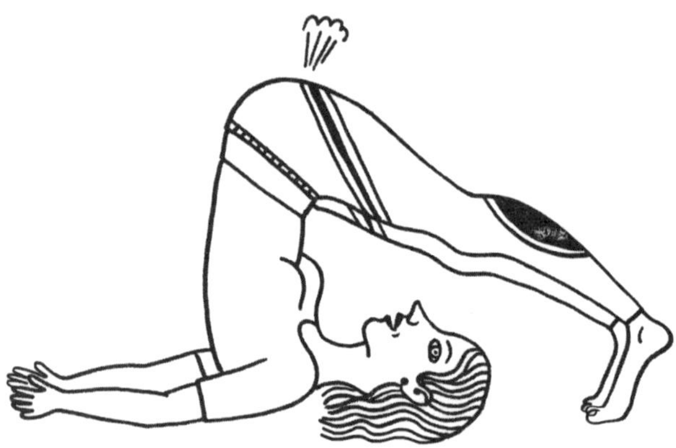

führen wenig später den Yoga-Pflug. Die Übung heißt ätherisch-indisch »Halasana«. Sie dient der inneren Ruhe, wirkt harmonisierend und ausgleichend. Das Bild, das Sie und all die anderen fleißigen Yoga-Eleven abgeben, ist insofern harmonisch, als die Becken aller sich von den Matten gehoben haben und nach oben ragen, während die Beine schräg nach unten hinter den Kopf geführt werden. Da plötzlich entfährt Ihrer Mattennachbarin mit lautem, ungehemmtem Knattern ein Donnerfurz. Sie läuft sofort rot an, allerdings nicht vor Anstrengung. Immerhin, der mächtige Furz bleibt geruchsfrei. Es war ein Vaginalfurz, ein *Flatus vaginalis*. Für die Umwelt hört er sich exakt wie der Kollege aus dem Anus an. Der Experte weiß: Ein Furz aus der Vagina lässt sich nicht kontrollieren, denn da gibt es keinen Schließmuskel wie im Gesäß, der zumindest theoretisch ungewollte Pupse verhindern könnte.

Was war passiert? Durch das Anheben ihres Beckens über den Kopf hat die Vagina ihrer Mattennachbarin Luft angesaugt. Und die musste schlichtweg wieder raus. Dasselbe passiert Frauen mitunter beim Sex, wenn das Becken nach oben schwenkt und ein eifriger Penis einem Kolben gleich Luft in die Vagina hineinpumpt. Ändert sich die Beckenposition, knattert es einfach los. Ist Frau sehr geistesgegenwärtig, kann sie sich überlegen, ob sie dem Liebhaber schnell die Ohren zuhält (denn sie fühlt es kommen), laut hustet oder mit treuherzigem Blick erklärt, dass es sich da jetzt wirklich nicht um einen Po Pups gehandelt hat.

Unabhängig davon, ob einem nun beim Yoga oder dem Liebesspiel ein Vaginal- oder tatsächlich ein Anal-Furz entfleucht ist: Ein trainierter Beckenboden kann so manche Flatulenz entschärfen. Ärzte bieten inzwischen sogar Laserstraffung des Beckenbodens für Frauen an, die besonders häufig von Vaginal-Pupsen geplagt werden. Wer beim Sex Blähungen hat, muss sich mitunter sehr auf den Beckenboden konzentrieren, gut, wenn er dann trainiert ist, um nicht die Schmach zu erleben, die es für die meisten Versehnspupser bedeutet, wenn ihnen einer entfleucht. Aus irgendeinem Grund sind Darmwinde und Furzgeräusche nicht sexy. Andererseits sollte einem bei der Liebe ja nichts peinlich sein. So ist eine geschwätzige Vagina kein »Dirty Talk«, und sie schweigt eben auch manchmal nicht in der Yogastunde.

Nachwort: Darüber spricht man doch!

Sehen, hören, fühlen, riechen, schmecken – wir nehmen unsere Lust und unsere Leiden mit allen Sinnen wahr. Und nichts davon muss uns ernsthaft peinlich sein. Das wollte ich Ihnen mit diesem Buch zeigen.

Oft werde ich gefragt, ob mir das nichts ausmacht, wenn ich als Ärztin mit so vielen intimen Details und Geschichten meiner Patienten konfrontiert werde, wenn ich nässende Hautausschläge, Pickel und Pusteln, eiternde Abschürfungen oder übel riechende Wunden behandele. Und jedes Mal antworte ich: Nein. Genau deshalb bin ich Ärztin geworden. Schon als Kind war ich fasziniert von den Geschichten, die über meinen verstorbenen Großvater erzählt wurden, der ebenfalls Hautarzt war.

Er ist der Vater meiner Mutter, und wenn die beiden gemeinsam durch die Straßen ihrer Stadt spazierten, begegnete er häufig seinen Patienten. Manche Frauen waren so glücklich über ihre Heilung, dass sie in aller Öffentlichkeit ihre Blusen lüpften oder gar den Rock, nur um meinem Großvater zu zeigen, wie schön und gesund es da an durchaus delikaten Hautstellen wieder aussieht.

Als Arzt wusste er für jedes Problem eine Lösung, und wenn nicht, dann versuchte er, eine zu finden. Er hat die Dinge beim Namen genannt, auch die vermeintlich beschämenden.

Je genauer wir Ärzte fragen und zuhören, je tiefer wir uns einfühlen, desto mehr erfahren wir und desto größer ist die Wahrscheinlichkeit, dass wir die Ursache eines Leidens schnell finden und dann entsprechend behandeln können. Aber das funktioniert natürlich nur, wenn man wirklich miteinander spricht.

Vielleicht werden Sie jetzt sagen, das kann ich mir beim Arzt ja alles noch vorstellen, aber zu Hause, unter Freunden oder gar in größerer Runde? Wie soll man da über Hämorrhoiden, über Mundgeruch oder Geschlechtskrankheiten und sexuelle Vorlieben reden und vor allem, warum? Überschreiten wir da nicht Grenzen, die wir eigentlich beachten sollten, verletzen wir da nicht andere Menschen durch zu viel Offenheit?

Ich empfehle ein einfaches Experiment. Setzen Sie sich auf der nächsten Party an einen Tisch mit mehreren Freunden, Bekannten oder vielleicht auch Unbekannten und stellen Sie eine offene Frage mit einem für Sie tabubesetzten Inhalt. Einer in der Runde wird bestimmt antworten und frei assoziieren. Und die anderen werden nachziehen. Garantiert. Es wird sich ein inspirierendes Gespräch entwickeln über das, was Sie gerne herausfinden wollen. Eine gute Einstiegsfrage wäre: Hat das und das schon mal jemand von euch gehört? Oder hat es jemand gar selbst erlebt?

Und dann kann es weitergehen mit diesen Fragen: Was habt ihr dagegen gemacht? Was hat der Arzt gemacht? Welche Gefühle hattet ihr dabei?

Ehrliches Interesse und Nicht-darüber-lustig-Machen sind die besten Motoren für ein gutes offenes Gespräch, auch über tabubesetzte Themen.

Ich mache das gelegentlich selbst. Bei einem sommerlichen Grillabend saßen wir einmal in munterer Frauenrunde an einem Tisch. Ich erzählte von einem Buch, das sexuelle Fantasien wissenschaftlich analysiert und in Kategorien eingeordnet hat. Es entspann sich ein Gespräch darüber, ob das ein Thema ist, über das man offen redet oder lieber nicht. Manche Frauen waren eher zurückhaltend und wollten das Thema lieber aus ihrem Leben verbannen. Sie würden niemals darüber nachdenken, und die Fantasien ihres Partners wollten sie schon gar nicht erfahren, andere berichteten in schillernden Farben, wie sie es selbst gewagt haben, eigene Fantasien auch mal in die Tat umzusetzen.

Als die Männer der Party spürten, dass da an dem Damentisch eine besonders angeregte Atmosphäre herrschte, kamen sie immer näher und wollten zuhören. Das war der Frauenrunde dann aber doch zu indiskret, und wir wechselten das Thema. Monate später trat einer der Ehemänner auf einer Veranstaltung an mich heran und sagte: »Ich weiß nicht genau, was ihr an diesem Sommerabend miteinander beredet habt, aber ich möchte dir danken, meiner Frau und uns hat das sehr gutgetan.« Und er grinste verzückt. Das war geglückte »Paar- und Partytherapie« im Kampf gegen Sprachlosigkeit und innere Verspannung ...

Wenn also ein Tabugespräch gelingt, werden Sie schnell merken, wie befreiend das Gefühl sein kann, nicht mehr allein zu sein mit seinen Wünschen, Problemen oder Beschwerden. Viele Nöte lassen sich dann lindern oder behandeln, auch ohne dass man unbedingt zum Arzt muss. Sie werden Menschen finden, denen Ähnliches passiert ist und die ganz sicher wertvolle Tipps parat haben. Nur, man muss eben darüber sprechen, sonst kämpft und leidet jeder für sich allein.

»Reden ist Silber, Schweigen ist Gold«, sagt man. In diesem Fall ist es genau umgekehrt!

Dank

Ich danke meinem Mann, Dr. Elio Adler, für seine Liebe und Unterstützung. Fachlich hat er mich als Zahnarzt und Experte für zahnärztliche Schlafmedizin bei den entsprechenden Kapiteln beraten. Danke an meine großartigen Söhne Noah und Liam für ihre Geduld und die tollen Ideen. Danke an meine Eltern Dr. Elvira Grözinger, Prof. Dr. Karl Erich Grözinger und meine Schwiegermutter Dr. Katharina Adler für das kritische Probelesen und ihre stete Hilfe. Ihr seid eine tolle Familie!

Danke an meinen Freund Uwe Madel, der dieses Buch mit auf den Weg gebracht und auf vielfältige Weise entscheidend geprägt hat. Danke an den Journalisten Andreas Püschel, der viele Texte redigiert und bereichert hat.

Danke an Katja Spitzer für ihre Zeichnungen, die so ästhetisch, kunstvoll, klar und auf einzigartige Weise humorvoll sind.

Danke an Katrin Kroll, die kluge, kompetente und herzliche Literaturagentin bei der Agentur Eggers, die dieses Buchprojekt von Anfang an unterstützt und aktiv begleitet hat.

Heike Gronemeier danke ich für ihr wundervolles und engagiertes Lektorat, ihren Humor und ihren Sinn für Struktur.

Margit Ketterle, der Verlagsleiterin Sachbuch, und Stefan Meyer, dem Programmleiter Sachbuch und Cheflektor bei Droemer Knaur, danke ich sehr für ihr Vertrauen und dafür, dass sie nun das zweite Buch mit mir durchgezogen haben. Danke dem gesamten Power-Team bei Droemer mit Katharina Ilgen, Dr. Esther von Bruchhausen, Kerstin Schuster, Markus Röleke, Susanne Hirtreiter, Johannes Schermaul, Isabelle Materne, Sandra Hacke und dem Fotografen Thomas Duffé für ihre Arbeit rund um dieses Buch!

Und ich möchte mich sehr bei allen meinen fantastischen Kollegen bedanken, die mir mit ihrer Expertise beratend zur Seite gestanden haben: Dr. Sybille Görlitz-Novakovic, Gynäkologin; Dr. Anja Masuhr, Internistin und Infektiologin; Prof. Dr. Dietmar Jacob, Chirurg und Proktologe; Dr. Ansgar Pett, Gynäkologe; Dipl.-Psych. Frank W. Pilgram, Psychoanalytiker; Prof. Dr. rer. soc. Anne-Maria Möller-Leimkühler, Psychiatrische Soziologin; Dr. Harald Müller-Pawlowski, Pneumologe und Schlafmediziner; Dr. Max Wagner, Urologe; Dr. Jeannette Aryee-Boi, Dermatologin; Dr. Dirk Wildemeersch, Gynäkologe; Heiko Lehmann, Allgemeinmediziner und Osteopath, Dr. Michael Feld, Allgemeinarzt und Schlafmediziner. Ein Dankeschön für die hilfreichen Tipps und Inspirationen an: Prof. Dr. Michael Tsokos, Rechtsmediziner; Kerstin Kreis, Ärztin mit Tätigkeitsschwerpunkt Venenheilkunde, Lasermedizin und Schmerztherapie; Dr. Markus Bock, Arzt und Neurowissenschaftler; Prof. Dr. Stephanie Krüger, Psychiaterin und Psychotherapeutin; Dr. Volker von Baehr, Laboratoriumsmediziner; Dr. Michael Birow, Radiologe und Neuroradiologe; Dr. Matthias Manke, Orthopäde; Priv. Doz. Dr. Frank Christoph, Urologe; Jan Martensen, Lehrer und Künstler; Justus von Widekind, Kommunikationsberater; Arkadiusz Łuba, Literaturwissenschaftler und Journalist; Catherina Burkhardt, Leistungssportlerin, Pilates- und Yoga-Trainerin. Bei Rita Schmitt und Tobias Hoffmann bedanke ich mich für unsere langjährige vertrauensvolle produktive Zusammenarbeit. Danke an mein gesamtes starkes Praxisteam für die Treue und verlässliche Mitarbeit, nur so habe ich die Möglichkeit, neben der Praxis zu schreiben.

Die Haut ist wie eine Leinwand, die unser Leben sichtbar macht

Dr. med. Yael Adler

Haut nah

Alles über unser größtes Organ

Die Haut beschäftigt uns täglich: Pflege, Alterung, Allergien, Anti-Aging, Sonne... Sie ist knapp zwei Quadratmeter groß und schützt uns davor, zu überhitzen. Sie umhüllt alles, was wir in uns tragen, ist ein hochsensibles Kommunikationsmittel. Keine Erregung, kein Sex – ohne unsere Haut. Die Ärztin Dr. med. Yael Adler rückt unserer Haut zu Leibe und erklärt alles, was man über sie wissen will. Sie scheut dabei auch nicht vor Pusteln, Falten, Fußkäse und anderen Tabus zurück. Anschaulich und unterhaltsam erzählt sie, warum Sex schön macht, Männer keine Cellulite bekommen, und warum in unserer Haut ganz schön viel Hirn steckt.
Für einen nützlichen Praxisteil hat Yael Adler zahlreiche Rezepturen versammelt; bewährte und meist selbst herzustellende Cremes, Badezusätze und Lotionen.

»Ein sinnliches Sachbuch über die Haut und ihre Zipperlein, das man lesen kann, ohne dass es gleich überall zu jucken beginnt. Absolut empfehlenswert!«
Deutschlandfunk

DROEMER